Verena Dreißig
Interkulturelle Kommunikation im Krankenhaus

Verena Dreißig (Dr. paed.) ist Ethnologin und Pädagogin. Ihre Forschungsschwerpunkte liegen im Bereich der Migrationsforschung und der Region des Nahen und Mittleren Ostens. Zur Zeit ist sie für das Labyrinth Kindermuseum Berlin in einem Ausstellungsprojekt über verschiedene Kulturen tätig. Kontakt: verena30@gmx.net

Verena Dreißig

Interkulturelle Kommunikation im Krankenhaus

Eine Studie zur Interaktion zwischen Klinikpersonal und Patienten mit Migrationshintergrund

[transcript]

Gedruckt mit freundlicher Unterstützung der Hans-Böckler-Stiftung.

Bibliografische Information der Deutschen Bibliothek
Die Deutsche Bibliothek verzeichnet diese Publikation in der Deutschen Nationalbibliografie; detaillierte bibliografische Daten sind im Internet über http://dnb.ddb.de abrufbar.

Umschlaggestaltung: Kordula Röckenhaus, Bielefeld
Lektorat & Satz: Verena Dreißig
Druck: Majuskel Medienproduktion GmbH, Wetzlar
ISBN 3-89942-392-5

Gedruckt auf alterungsbeständigem Papier mit chlorfrei gebleichtem Zellstoff.

Besuchen Sie uns im Internet: http://www.transcript-verlag.de

Bitte fordern Sie unser Gesamtverzeichnis und andere Broschüren an unter info@transcript-verlag.de

INHALT

Vorwort

Bei diesem Buch handelt es sich um eine Dissertation, die unter demselben Titel an der Erziehungswissenschaftlichen Fakultät der Universität zu Köln im Jahre 2004 eingereicht und für die Veröffentlichung nur leicht verändert wurde. Gutachter waren Prof. Dr. Georg Auernheimer (Allgemeine und Interkulturelle Pädagogik) sowie Prof. Dr. Erwin Orywal (Völkerkunde), beide Universität Köln. Der Tag der mündlichen Prüfung war der 15. Juni 2005. Die Promotion wurde mit dem Prädikat „magna cum laude“ abgeschlossen.

Während des dreijährigen Prozesses, in dem ich an meiner Dissertation arbeitete, haben mich viele Menschen begleitet und mir dabei geholfen, diese Arbeit fertig zu stellen.

Zuallererst möchte ich mich bei den Mitarbeiterinnen und Mitarbeitern der beiden Krankenhäuser bedanken, in denen ich die Untersuchung durchgeführt habe – ganz besonders bei denjenigen, die sich für ein Interview bereit erklärten. Ohne ihre freundlich-entgegenkommende Unterstützung und aktive Mithilfe hätte diese Arbeit nie entstehen können! Herzlich danke ich auch den beiden ‚Experten‘, mit denen ich Interviews führen durfte, sowie den Leitern der beiden Krankenhäuser, welche mir den Zugang zum Forschungsfeld ermöglichten.

Prof. Dr. Georg Auernheimer danke ich für die Betreuung dieser Arbeit. Er hat mir während des gesamten Forschungsprozesses viele wichtige und nützliche Hinweise und Ratschläge geben können.

An meinen Zweitbetreuer Prof. Dr. Erwin Orywal konnte ich mich jederzeit vertrauensvoll mit Fragen oder Problemen wenden. Er scheute weder Zeit noch Mühe, um mir bei Schwierigkeiten zu helfen. In seiner engagierten Art hat er mir viele Wege weisen können.

Meiner ‚Vertrauensdozentin‘ Prof. Dr. Heidrun Kaupen-Haas möchte ich hiermit herzlich für die positive Unterstützung und die motivierenden Telefonate danken, die ich mit ihr geführt habe.

Meinen drei Mitstreiterinnen von der „Empirie-AG“ – Susan Bittkau-Schmidt, Nesrin Çalağan und Sabine Reilmann – danke ich von ganzem Herzen für die vielen gemeinsamen Stunden, die wir über unser ‚Material‘ diskutierend verbrachten.

Den Mitgliedern der AG „Inside Medical Institutions“ um Prof. Dr. Manfred Zaumseil (Arbeitsbereich Klinische Psychologie und Gemeinde-psychologie/FU Berlin) danke ich vielmals für die offene und freundliche Aufnahme in ihrem Kreis und die spannenden und gewinnbringenden Diskussionen.

Meinem Vater Wolfgang Dreißig danke ich für sein nie versiegendes Interesse an meiner Arbeit, für die wichtigen Anregungen und die große Unterstützung bei der Fertigstellung der Arbeit.

Außerdem halfen mir durch Gespräche, Kritik, Anregungen, Korrekturlesen, Hilfe bei der grafischen Gestaltung, Motivationsarbeit und/oder seelischen Beistand: Bernd Eickhoff, Ute Günther, Bettina Henzler, Matthias Koch, Jutta Krahn, Holger Michael, Pamela Moucha und Sarah Schmidt. Vielen Dank Euch allen!

Zum Schluss bin ich der Hans-Böckler-Stiftung zu tiefstem Dank verpflichtet für die *großzügigste* Unterstützung materieller und ideeller Art über mehr als drei Jahre hinweg und ihr beständiges freundliches Interesse an meinem Fortkommen. Ohne den zusätzlichen generösen Druckkostenzuschuss hätte dieses Buch nicht gedruckt werden können.

0 EINLEITUNG

Interkulturelle Beziehungen – wirtschaftlicher, politischer und sozialer Art – haben im Zeitalter der Globalisierung vermehrt an Bedeutung gewonnen. Besonders tragen dazu die Zunahme und Beschleunigung internationaler Migrationsbewegungen und eine erhöhte Mobilität bei. Auch in und aus Deutschland sind hohe Wanderungsbewegungen zu verzeichnen: Gebürtige Deutsche verlassen ihr Heimatland und wandern in andere Länder aus; und umgekehrt wandern Menschen aus anderen Staaten nach Deutschland ein (Wanderungssaldo 2002: +219.288[1]). Deutsche Institutionen werden dadurch vermehrt von Klienten mit ‚fremden' kulturellen Hintergründen aufgesucht – so auch die Institution Krankenhaus.

Vor diesem Hintergrund stellt sich heute stärker denn je die Frage, wie interkulturelle Beziehungen am besten zu gestalten seien. Immer wieder ist zu hören, dass gerade die Beziehungen zwischen Menschen aus verschiedenen Kulturen zu den besonders gefährdeten gehören, und dass die Kommunikation miteinander spezifische Schwierigkeiten berge. In Bezug auf die Institution Krankenhaus scheint eine besondere Notwendigkeit zu bestehen, sich dieses Themas anzunehmen: Zugewanderte Patienten fühlen sich im Vergleich mit deutschen Patienten häufiger gesundheitlich eingeschränkt als diese; zugleich ist ihr Zugang zur Gesundheitsversorgung schlechter als der der Allgemeinbevölkerung (z.B. Razum, Geiger et al. 2004: A2882). Zudem sind sie insgesamt unzufriedener mit psychosozialer Betreuung und medizinischer Aufklärung im Krankenhaus als deutsche Patienten (z.B. Borde 2002: 294). Dabei spielen, wie Razum, Geiger et al. (2004) annehmen, Kommunikationsprobleme eine große Rolle.

Zu den Zielen dieser Arbeit gehörte es, herauszufinden, ob interkulturelle Beziehungen tatsächlich zu den besonders schwierigen und gefährdeten zu zählen sind – und wenn ja, woraus die besonderen Gefährdungen interkultureller Kommunikation bestehen. Zunächst einmal soll jedoch schlicht danach gefragt werden, wie, d.h. entlang welcher Regeln und Muster, die Akteure im Krankenhaus – Pflegende und Ärzte auf der einen, zugewanderte Patienten auf der anderen Seite – überhaupt miteinander kommunizieren. Im Zentrum des Forschungsinteresses steht dabei die Frage, welche Rolle die Kultur dabei spielt. Schon aus dem Wort ‚inter*kultur*elle Kommunikation' lässt sich ja im Grunde eine Position ableiten: Dass nämlich die unterschiedlichen kulturellen Hintergründe von Menschen für kommunikative Missverständnisse oder

1 Migrationsbericht der Beauftragten der Bundesregierung für Migration, Flüchtlinge und Integration 2004: 8.

Schwierigkeiten verantwortlich seien. Aber ist dem wirklich so? Und welche anderen Faktoren könnten darüber hinaus eine Rolle spielen?

Meine persönliche Motivation, mich des Themas anzunehmen, speiste sich aus Neugierde auf das ‚Feld' Krankenhaus (in Zusammenhang mit interkulturellen Fragestellungen). Am Krankenhaus reizte mich besonders die Tatsache, dass es in der Gesundheitsversorgung um existenzielle Themen geht und die Menschen hohen Belastungen ausgesetzt sind. Im Gegensatz zu anderen Orten, an denen interkulturell kommuniziert wird – einem Fußballverein, einem Lebensmittelladen oder dem Arbeitsamt – ist das Krankenhaus ein Ort, in dem sich Konflikte ballen, existentielle Krisen ausgefochten werden. Menschen sind bedroht von teils schwerer Krankheit, Tod, Verlust eines geliebten Menschen, und tragen entsprechende Ängste mit sich herum. In solchen Zusammenhängen treten interkulturelle Problematiken schärfer hervor, und dies macht die Thematik in meinen Augen zwar schwierig und prekär, aber gleichzeitig auch so besonders spannend und lohnenswert.

Als Ethnologin und (interkulturelle) Pädagogin liegen mir insbesondere Zugänge nahe, in denen die Kultur eine große Rolle spielt: Interkulturelle Pädagogik, Migrationsforschung, Ethnologie und Kulturwissenschaften. Diese Ansätze sind in dieser Arbeit besonders stark vertreten. Um auch dem medizinischen Feld gerecht zu werden und die Untersuchung interdisziplinär zu gestalten, habe ich mich bemüht, auch Ansätze aus der Medizinsoziologie, der Krankenhausforschung, den Pflegewissenschaften und dem Forschungsgebiet ‚Public Health' soweit wie möglich zu berücksichtigen.

Methodisch bin ich ethnologischen sowie allgemein sozialwissenschaftlichen Zugängen verbunden. Zentral ist für diese Arbeit die, originär ethnologische, Methode der teilnehmenden Beobachtung, welche sich zur Erforschung der Interaktion zwischen den einzelnen Akteuren besonders eignet; außerdem führte ich qualitative Interviews durch, um mehr über die Hintergründe kommunikativen Handelns der Akteure zu erfahren. Genauere Informationen zum methodischen Vorgehen sind dem Methodenteil (Kapitel 2) zu entnehmen.

Bei der Konzeption des Forschungsprojektes wurde qualitativen Methoden der Vorzug vor quantitativen Zugängen eingeräumt. Die Erforschung von Kommunikation und Interaktion[2] – und damit ist nicht die Untersuchung dessen gemeint, was *über* Kommunikation gedacht oder gesagt wird, sondern *wie* de facto kommuniziert wird – ist mit quantitativen Methoden schwer zu bewerkstelligen. Das liegt daran, dass für das kommunikative Handeln zwei Größen von immenser Wichtigkeit sind, die schwer mess-, geschweige denn quantifizierbar sind. Es sind dies der soziale Sinn kommunikativen Handelns sowie ihr Kontext bzw. die Situation, in der etwas geschieht. Im Gegensatz zu quantitativen Ansätzen haben qualitative Forschungszugänge den Vorteil, Sinn und Kontext mit zu erfassen. Da beide Größen jedoch im Auge des

2 Zur Unterscheidung von „Interaktion" und „Kommunikation", siehe die Terminologie S. 5ff.

Betrachters liegen, hat dies zur Folge, dass die Forscherin oder der Forscher damit auch ihre bzw. seine Subjektivität mit einbringt, was von naturwissenschaftlich orientierter Seite häufig kritisiert wird. Gegen den Einwand, ‚Subjektivität' sei in der Wissenschaft nicht tragbar, führt Lamnek (1995) zu Recht an, dass auch die angebliche ‚Objektivität' quantitativer bzw. naturwissenschaftlich ausgerichteter Sozialforschung so nicht bestehe, da „die Hypothesen bereits vorab formuliert werden und damit die Vorurteile des Forschers in die Konzeption des Gegenstandsbereichs einfließen, bevor dieser sich in seiner Eigenart entfalten kann" (1995,1: 9-19).[3]

Beide Ansätze unterscheidet zudem der Umgang mit Hypothesen. In der naturwissenschaftlich orientierten Forschung werden diese vor Beginn der Forschung aufgestellt und anschließend überprüft; in den qualitativen Sozialwissenschaften dagegen werden Hypothesen nach und nach, im Laufe des Forschungsprozesses gebildet, um sich am Ende zu einer Theorie zu verdichten. Dies war auch in der vorliegenden Arbeit der Fall; das heißt, die Hypothesen entwickelten und veränderten sich beständig.

So begann ich das Dissertationsprojekt nach der Lektüre einschlägiger Studien mit der Annahme, zugewanderte Patienten würden eine Gruppe darstellen, mit der Klinikmitarbeiter auf eine ganz besondere Art und Weise kommunizieren. Dabei würden unterschiedliche ‚krankheitsgebundene Konzepte' eine große Rolle spielen. Schon nach kurzer Zeit der Beobachtung im Krankenhaus wurde mir jedoch klar, dass zugewanderte Patienten vom Personal – entsprechend besonderer, typischer Muster – zunächst einmal *als Patienten* behandelt werden. Erst in zweiter Linie werden zugewanderte Patienten *als Einwanderer* behandelt. Insofern ist der institutionelle Kontext – die Art und Weise, wie Klinikpersonal und Patienten generell miteinander umgehen – von sehr großer Bedeutung für die Interaktion auch zwischen zugewanderten Patienten und Krankenhauspersonal. Dem wurde Rechnung getragen, indem zunächst ein Modell der im Krankenhaus *allgemein* üblichen Interaktion entworfen wird (Kapitel 3.3), bevor darauf aufbauend in Kapitel 3.4 auf jene Spezifika eingegangen wird, die für die Interaktion des Personals mit *zugewanderten* Patienten typisch sind. Analog dazu wird im Theorieteil nicht nur auf die Themen ‚Kultur', interkulturelle Kommunikation, Einwanderer und das Forschungsgebiet ‚Migration und Gesundheit' eingegangen (1.1 bis 1.4), sondern auch auf theoretische Konzepte einer allgemeinen Arzt-Patienten- bzw. Pflegende-Patienten-Interaktion (siehe 1.5). Weiterhin fiel mir im Laufe des Forschungsprozesses auf, dass auch strukturelle und gesellschaftliche Einflüsse eine große Rolle spielen. Diesen wurde in Kapitel 3.5 Rechnung getragen.

---

3 Vgl. auch den Ratgeber „So lügt man mit Statistik" (Krämer 1991).

Zur Kapitelaufteilung

In *Kapitel 1* werden der Forschungsstand in einzelnen relevanten Bereichen und aus verschiedenen Perspektiven referiert sowie zentrale theoretische Konzepte und Begriffe geklärt. Dabei stellen die ersten beiden Abschnitte, in denen es um den in dieser Arbeit verwendeten Kulturbegriff und Theorien interkultureller Kommunikation geht, gewissermaßen die Ausgangsbasis dar, von der aus die Thematik betrachtet wird. Sie dienen der eigenen Standortbestimmung. Unter 1.2 wird das zentrale theoretische Modell erläutert, welches auf diese Arbeit angewandt wird. Die Kapitel 1.3 bis 1.6 dienen dazu, andere wichtige Themengebiete, die in der Arbeit berührt werden (‚Migration und Gesundheit', Situation von Einwanderern und Krankenhausforschung), theoretisch zu untermauern.

In *Kapitel 2* wird ausführlich zur methodischen Vorgehensweise dieser Arbeit Stellung genommen.

Im Hauptteil der Arbeit – *Kapitel 3* – werden die empirischen Ergebnisse der Untersuchung detailliert dargelegt. Einführend wird anhand eines Fallbeispiels auf grundsätzliche Fragen eingegangen (3.1) und die zentralen Hypothesen und den Forschungsansatz dieser Arbeit (3.2) hingeführt. Abschnitt 3.3 enthält empirische Ergebnisse zur allgemeinen Interaktion zwischen Patienten und Krankenhauspersonal. Dazu gehören die Darstellung des zentralen Erwartungs- und Interessenkonflikts, der zwischen Klinikmitarbeitern und Patienten besteht und von mir als solcher ausgemacht wurde, sowie der Art und Weise, wie die eine ‚Partei' durch die jeweils andere aus der Perspektive unterschiedlicher Interessen wahrgenommen wird. Außerdem werden weitere typische Interaktionsmuster und Strategien beschrieben, die von beiden Seiten angewendet werden, um bestimmte, rollenspezifische Interessen durchzusetzen.

Der eigentliche Kern der Arbeit besteht aus Abschnitt 3.4, in dem anhand des unter 1.2 erläuterten theoretischen Modells mehrere Einflussfaktoren auf die Interaktion zwischen zugewanderten Patienten und Klinikmitarbeitern benannt werden. Dazu gehören sprachliche Verständigung, unterschiedliche Machtverhältnisse, kulturelle Differenzen sowie Zuschreibungen bestimmter Kulturmuster. Damit verknüpft werden die Rollen anderer Akteure im Krankenhaus beschrieben: die der Angehörigen zugewanderter Patienten sowie die von Mitpatienten und externen Dolmetschern. Gesondert wird auch auf die Rolle von Klinikmitarbeitern mit Migrationshintergrund eingegangen.

Gesellschaftliche Rahmenbedingungen werden in Abschnitt 3.5 diskutiert. Dabei ist die Frage leitend, welche allgemeingesellschaftlichen Tendenzen und Probleme die Institution Krankenhaus durchdringen und wie damit die Interaktion der Akteure miteinander beeinflusst wird. Drei zentrale Rahmenbedingungen konnten ausgemacht werden: Die gegenwärtig stark dominierenden Sparmaßnahmen und der daraus entstehende Zeitdruck auf das Klinikpersonal; bestimmte soziale Probleme und auch Ressourcen, die von Patienten aus ihrem Leben ins Krankenhaus ‚hineingetragen' werden; sowie die zunehmende Tendenz zur Multikulturalisierung der Gesellschaft, welche im Krankenhaus u.a. sichtbar wird durch die Einstellung bikultureller Mitarbeiter und die vermehrten interkulturellen Kontakte. Wie sich die Krankenhauswirklichkeit dadurch verändert, wird im letzten Abschnitt von 3.5 dargestellt.

In *Kapitel 4* werden die theoretischen und besonders empirischen Ergebnisse zusammengeführt und diskutiert. Darauf aufbauend werden Empfehlungen für die Verbesserung der Kommunikation mit zugewanderten Patienten ausgesprochen (siehe *Kapitel 5*).

Zur Terminologie

Der Begriff „Ausländer" ist ein rechtlicher Terminus. Er bezeichnet Menschen, die nicht Deutsche im Sinne des Grundgesetzes sind und weicht in Teilen vom landläufigen Begriff der „Migranten" ab. So werden eingebürgerte Deutsche und Spätaussiedler zwar oft als „Migranten" aufgefasst, da sie in ihrem Leben über größere Distanzen migriert sind, jedoch aufgrund ihrer deutschen Staatsangehörigkeit nicht als „Ausländer".[4] Ich bevorzuge die Begriffe *„Einwanderer"* und *„Immigranten"*, da diese sich nicht am rechtlichen, sondern am Migrationsstatus orientieren. Gleichzeitig vermitteln sie nicht den Eindruck, die Person sei gerade in der Migration begriffen (wie es die Vokabel „Migrant/in" glauben machen könnte). Vielmehr können beide Termini mit einem dauerhaften Aufenthalt, wie er für die meisten „Ausländer" in Deutschland typisch ist,[5] assoziiert werden. Den Begriff „Ausländer" benutze ich nur in Fällen, in denen die Rede ist von der rechtlichen Situation, in Zusammenhang mit Statistiken. Als Adjektiv wird von mir die Vokabel *„zugewandert"* verwendet.

Der Begriff „Mitarbeiter mit Migrationshintergrund" erscheint mir zwar treffend, jedoch etwas sperrig. Ich bevorzuge den Ausdruck *„bikulturelle Mitarbeiter"*, da dieser die Idee vermittelt, dass die gemeinte Person über verschiedene kulturelle Hintergründe verfügt, auf die sie je nach Bedarf zurückgreifen kann. Als Gegensatz dazu verwende ich jedoch nicht den Terminus „monokulturelle Mitarbeiter", sondern die griffigere Vokabel *„deutsche Mitarbeiter"* – obwohl die Definition des „Deutschen", ebenso wie die des „Eingewanderten", einige Schwierigkeiten aufwirft (vgl. Heckmann 1992: 39ff.). Ebenfalls aus Gründen der Einfachheit wird neben dem Ausdruck *„türkisch-/italienisch-/...stämmige Patienten"* teilweise auch einfach von *„türkischen/ italienischen/ ... Patienten"* gesprochen, obwohl viele der gemeinten Personen nach jahrelangem Verbleib in Deutschland sicher nicht mehr über eine rein „türkische", „italienische" etc., sondern eine gemischte Identität verfügen mögen.

4 Migrationsbericht der Integrationsbeauftragten 2004: 85.

5 Ca. 60 Prozent aller Ausländer wohnen seit über 10 Jahren in Deutschland, ca. 80 Prozent seit mehr als 4 Jahren (Statistisches Bundesamt 2004).

Zum Unterschied zwischen den Begriffen *„interkulturell"* und *„multikulturell"* heißt es bei Rey-von Allmen (1991): „Multikulturell [...][eignet sich] für eine Zustandsbeschreibung für Situationen. [...] Im Unterschied dazu gibt interkulturell eine Dynamik, einen Prozess wieder. Der Terminus selbst bestätigt ausdrücklich das Vorhandensein von Interaktionen und Interdependenzen" (zitiert bei Hinz-Rommel 1994: 32). Um diese Interaktionen und Interdependenzen auszudrücken, verwende ich in der vorliegenden Arbeit das Wort „interkulturell".

Die Termini „Kommunikation" und „Interaktion" unterscheiden sich graduell voneinander, obwohl sie von manchen Autoren auch austauschbar verwendet werden. Unter *„Kommunikation"* ist der Prozess der Informationsübertragung sowie der intersubjektiven Verständigung zu verstehen. Darunter fällt auch der „Austausch von Erfahrungen, Wissen, Gedanken, Meinungen und Gefühlen durch Zeichensysteme" verbaler, para-verbaler und non-verbaler Art (Fuchs/Klima 1978: 179). Der Begriff der *Interaktion* ist etwas weiter zu fassen. Er bezeichnet „die durch Kommunikation vermittelten wechselseitigen Beziehungen zwischen Personen und Gruppen und die daraus resultierende wechselseitige Beeinflussung der Einstellungen, Erwartungen und Handlungen" (= handlungstheoretischer Interaktionsbegriff) (Peuckert 2001: 155). Damit ist auch die Fähigkeit gemeint, „die Erwartungen und möglichen Reaktionen des anderen zu antizipieren und bei der Steuerung des eigenen Handelns zu berücksichtigen" (ebd.). Dies setzt übergreifende Normen und institutionalisierte Rollenerwartungen voraus. Beim Terminus der Interaktion werden also die Bezogenheit aufeinander und die Wechselseitigkeit des Handelns stärker als bei der Kommunikation betont; und es spielen Erwartungen und Normen eine größere Rolle. In Fällen, in denen dieser Umstand hervorgehoben werden soll, wird von mir in der vorliegenden Arbeit daher von „Interaktion" gesprochen. In Zusammenhang mit Kultur hat sich der Terminus der *„interkulturellen Kommunikation"* als feste Begrifflichkeit etabliert und wird von mir entsprechend verwendet.

Zwischen *weiblichen und männlichen Formen* wird der Einfachheit halber nicht unterschieden, obwohl in der Regel beide Geschlechter gemeint sind. Die Begriffe „Ärztin" und „Arzt" bzw. „Krankenschwester" und „Krankenpfleger" werden im Plural zu „Ärzten" und „Pflegenden", alle zusammen zu „Klinikmitarbeitern" oder „Krankenhauspersonal". Hinweise zu den entsprechenden Abkürzungen, die im Text verwendet werden, finden sich in Anhang III.

1 Theoretische Konzepte und Forschungsstand

1.1 Zum Kulturbegriff

Der Begriff der Kultur begegnet uns im täglichen Leben sehr häufig, und zwar in wechselnder Semantik. Unter einer kulturellen Veranstaltung verstehen wir eine Oper, eine Lesung, ein Konzert o.ä.; in einem etwas anderen Kontext spricht man von ‚Freizeitkultur' oder ‚Fernsehkultur'. Auch bestimmte Institutionen scheinen mittlerweile über eine eigene Kultur zu verfügen (vgl. z.B. ‚Unternehmenskultur', ‚Organisationskultur'). Etwas altmodisch, aber immer noch präsent ist die Bedeutung von Kultur im Sinne von Kultiviertheit und Höflichkeit bzw. Benehmen. Und schließlich wird Kultur auch als Vokabel gebraucht, um die Prägung eines Menschen durch seine Zugehörigkeit zu bestimmten ‚Völkern', ‚Nationen', ‚Kulturkreisen' etc. und durch entsprechende Normen und Wertvorstellungen zu umschreiben (vgl. Reckwitz 2004: 3-8). Dies zeigt, dass der Kulturbegriff auch im Alltagsgebrauch sehr vielfältig verwendet wird und offensichtlich einen übergreifenden Terminus darstellt. Im folgenden Abschnitt soll es um Kultur als Terminus gehen, der die Prägung eines Menschen durch seine ethnische, nationale u.ä. Herkunft bezeichnet. Dabei wird in groben Zügen die Entwicklung des Kulturbegriffs nachgezeichnet und seine zentralen Bestandteile erläutert.

Als ein Vertreter des ‚traditionellen' Kulturbegriffs bezeichnet Goodenough, dessen Hauptschriften in den 60er und 70er Jahren erschienen, Kultur als eine Art „Programmierung", ein mentales System, das in den Köpfen der Individuen existiere und prinzipiell von Angehörigen anderer Kulturen erlernbar sei. Nur derjenige, der über Kenntnis der Regeln verfüge, kann laut Goodenough das Spiel „mitspielen". Das von den Teilnehmern zu erlernende Wissen bezeichnet er als „Kulturgrammatik" (Moosmüller 1997: 19). Dieses und daran anknüpfende Modelle werden heute vielfach kritisiert, denn Kultur wird darin als ein starres, geschlossenes System betrachtet, in dem Individualität, kultureller Wandel und auch Widersprüchlichkeiten keinen Platz finden. Zu einer Kritik solcher Konzepte schreiben Breidenbach/Zukrigl (2000): „Hält der türkische Gastarbeiter nach 20 Jahren Wolfsburg noch an den gleichen Werten fest wie einst in Anatolien? Wie deutsch ist ein Deutscher, der in Bangkok lebt und für eine amerikanische Firma arbeitet? Aber ebenso: Welche Übereinstimmungen bestehen zwischen dem Deutschland der 70er und der 90er Jahre? Heute üben wir Tai Chi, kochen mexikanisch, tanzen argentinischen Tango, verfolgen den Nikkei-Index und surfen im Internet. Multikulturelle Einflüsse sind selbstverständlicher Teil unseres Alltagslebens geworden. Diesen Vernetzungen und Vermischungen wird unser historisch gewachsener Kulturbegriff [i.S. von Goodenoughs Kulturbegriff] nicht gerecht" (2000: 21). Tatsächlich ist die Zuordnung verschiedener Denk- und Handlungsmuster zu einer bestimmten Kultur in Goodenoughs Sinne oft keineswegs so einfach. Starre Muster kultureller Zugehörigkeit brechen nicht erst in unserer zunehmend vernetzten Welt auf, sondern sind vielmehr seit jeher Zuschreibungen und Konstruktionen ausgesetzt.

Maßgeblich für eine erste Kritik am ‚traditionellen' Kulturbegriff Goodenoughs und anderer war der Ethnologe Clifford Geertz, der mit seinem Aufsatz „Dichte Beschreibungen" (1973) den so genannten Cultural Turn[1] in den Sozialwissenschaften einleitete. Geertz definiert Kultur als nicht objektiv zu bestimmende Variable, sondern vielmehr als einen vom Betrachter abhängigen Terminus. Kultur fasst er als „keine Instanz, der gesellschaftliche Ereignisse, Verhaltensweisen, Institutionen oder Prozesse kausal zugeordnet werden können. Sie ist ein Kontext, ein Rahmen, in dem [Zeichen] verständlich [...] beschreibbar sind" (1999: 21). Nach Geertz besitzt Kultur (auch) symbolischen Charakter. Sie wird von Menschen selbst hergestellt und ist demnach kein statisches, geschlossenes System, sondern ein stets sich wandelndes Konstrukt. Aufbauend auf Geertz' interpretativem Paradigma entstanden in den 80er Jahren verschiedene Schulen, die bestimmte Aspekte seines Ansatzes hervorhoben oder überspitzten, andere dagegen vernachlässigten oder auch kritisierten.

So betonen Vertreter der Postmoderne insbesondere die Vielfalt und Widersprüchlichkeit von Kultur(en) in einer globalisierten Welt. Statt Anspruch auf universelle Deutung und Gültigkeit der Zuschreibung von ‚Kultur' zu erheben, gehen sie von einer radikalen Relativität und Subjektivität des Kulturbegriffs aus. Dieser unterliege grundsätzlich der jeweiligen Deutung durch das Individuum – auch der Forscherin oder des Forschers, die/der mit Kultur Zusammenhängendes untersucht. Einen einheitlichen Kulturbegriff kann es aus postmoderner Sicht demnach nicht geben.

Schweizer (1996) steht den Ansätzen postmoderner Vertreter kritisch gegenüber, grenzt sich aber auch von Geertz' interpretativem Paradigma ab. Seines Erachtens vernachlässigen beide Schulen die soziale Einbettung von Kultur, indem sie „das soziale Gefüge, in dem Überzeugungen entstehen, verbreitet werden und ihre Wirkung entfalten, nicht ausreichend analysieren" (1996: 57). Dieses zu berücksichtigende soziale Gefüge besteht nach Schweizer aus ökonomischen, sozialen, politischen und anderen Rahmenbedingungen, welche von den Akteuren ihrerseits beständig generiert und reproduziert werden. Eine völlige Subjektivierung lehnt er also zu Recht ab und postuliert,

1 Schweizer (1993) spricht analog zum ‚traditionellen' Kulturbegriff vom Kulturbegriff der „analytischen Anthropologie"; der häufig verwendete Terminus „Cultural Turn" wird von ihm als „interpretative Wende" bezeichnet.

dass Rahmenbedingungen oder auch der Kontext ‚kulturelles' Denken und Handeln mit beeinflussen.

Auch Vertreter der so genannten Cultural Studies betrachten Kultur – ähnlich wie von Schweizer empfohlen – als eine stark vom Kontext abhängige Variable. Jede Wahrnehmung, jede Erfahrung ist kontextgebunden und entsteht in einem komplexen Netz aus gesellschaftlichen, sozialen, institutionellen, politischen u.a. Bedingungen. Für die Einordnung eines kulturellen Phänomens ist also der (z.B. ökonomische, historische, Macht-) Kontext von großem Belang. „Dabei ist der Kontext nicht einfach ein Rahmen, der soziale Praktiken, die sich innerhalb der Grenzen ereignen, beeinflusst und bestimmt. Vielmehr konstituieren die Praktiken und Identitäten erst den Kontext" (Winter 2003: 208). Demnach wird auch der strukturelle Kontext von Kultur nicht bloß als gegeben verstanden, sondern als von den Akteuren interaktiv hergestellt.

Ein weiteres Merkmal der Schule der Cultural Studies ist, dass für sie Kultur als „a whole way of life"[2] betrachtet wird, durch und mit dem Menschen ihr Alltagsleben definieren und organisieren – wobei Kultur nicht als ein vom Alltag abgegrenzter Bereich betrachtet wird. Typisch für die Cultural Studies ist die Beschäftigung mit alltagsweltlichen Phänomenen, da angenommen wird, dass Kultur von ihren Repräsentanten täglich aufs Neue reproduziert und hergestellt wird. Entsprechend wird Kultur von Vertretern der Cultural Studies nicht eng auslegt – also beispielsweise gebunden an eine Nationalkultur –, sondern als holistisches Konzept betrachtet. Kultur kann sich in einer Vielzahl möglicher Lebensweisen manifestieren. „Dieser Zugang macht es möglich, die Heterogenität und Fragmentierung kultureller Phänomene, die Vieldeutigkeit von Bedeutungen und ihre Produktions- und Rezeptionsbedingungen zu thematisieren" (Lutter/Reisenleitner 1998: 10). Entsprechend vielfältig sind – ähnlich der postmodernen Sichtweise – die Widersprüche, die sich zwischen den einzelnen Kulturen, aber auch innerhalb einer Kultur auftun können.

Zu den Zielen von Vertretern der Cultural Studies gehört es, auch und besonders auf aktuelle Herausforderungen einzugehen. Der politische Anspruch der Cultural Studies ist nicht zu übersehen. Eines der wichtigsten Ziele besteht in der Offenlegung von Machtverhältnissen bzw. der Beziehung zwischen Kultur und Macht: „Its [Cultural Studie's] constant goal is to expose power relationships to examine how these relationships influence and shape cultural practices" (Sardar 1998: 9). Denn: „It can […] help us to understand the mechanisms of cultural power and find ways and means to resist them" (Sardar 1998: 170).

Insgesamt kann festgehalten werden, dass es, wie es Hinz-Rommel (1994) ausdrückt, „keine allgemein gültige Wahrnehmung [von Kultur] geben" kann (1994: 39). Kultur unterliegt einem ständigen Wandel, weist in sich Wider-

2 Der Ausdruck „whole way of life" stammt von Raymond William, einem der Gründer der „British Cultural Studies".

sprüchlichkeiten auf und ist stark vom jeweiligen Kontext und von der individuellen Deutung abhängig. Dies soll jedoch nicht dahingehend missverstanden werden, dass es sich bei Kultur um ein vollständig konstruiertes Gebilde handelt. In diesem Zusammenhang wird von Auernheimer (2000) – analog zu Thomas' (1996) Begriff der „Kulturstandards" – auf die Existenz kulturspezifischer „Codes" oder „Scripts" hingewiesen, nach denen jeweils gehandelt und kommuniziert wird. Diese verweisen auf bestimmte verinnerlichte Wertorientierungen, Rollenvorstellungen und Normen (2000: 4) (siehe 1.2).

Ganz ähnlich bietet auch die Theorie der neueren kognitiven Anthropologie Anhaltspunkte dafür, wie und warum auf bestimmte Art und Weise gehandelt wird. Angelehnt an die psychologische Forschung, betonen Vertreter dieser Schule die Wichtigkeit von verinnerlichten Normen und Motiven für das individuelle Handeln. Dabei liegt „die primäre Motivation individuellen Handelns […] im Bestreben, Gratifikationen zu maximieren, die sich durch das Erreichen kulturspezifisch positiv bewerteter Ziele ergeben" (Orywal 2002: 121). Handlungen werden auch kulturspezifisch legitimiert und entsprechende Strategien und Interessen verfolgt. Dies bedeutet jedoch nicht, dass keine Handlungsspielräume bestünden, im Gegenteil: „Die Mitglieder von Kulturen [treten] nicht als monolithische kognitive Einheit auf; Abweichungen sind möglich bzw. Kulturen bieten in einem unterschiedlichen Grad alternative Denk- und Handlungsmodelle an" (Orywal 2002: 120).

Im Sinne oben erwähnter Definitionen bezeichne ich Kultur als kontextabhängig, als bis zu einem gewissen Grade subjektiv und ‚hergestellt', als dynamisch, als motivations-, erwartungs- und interessengeleitet sowie als (teilweises) Konstrukt, das gewisse Handlungsspielräume zulässt. Für meine Arbeit bedeutet dies, dass bei der Analyse kulturbezogener Interaktion

- der Kontext bzw. die gesellschaftlichen, sozialen, politischen und institutionellen Rahmenbedingungen kulturellen Handelns berücksichtigt werden (siehe 3.3 und 3.5),
- Machtverhältnisse offengelegt werden (siehe 3.4),
- ich davon ausgehe, dass der Kulturbegriff subjektiv ist und von den Akteuren (auch) produziert wird. Daher wurde nach der kulturellen Selbst- und Fremddefinition der Akteure gefragt. Die meisten der befragten Akteure beziehen Kultur auf eine Nation, eine Region oder ein religiöses Einflussgebiet (= „deutsche Kultur", „türkische Kultur", „mediterrane Kultur", „muslimische Kultur" etc.).[3] Dem folgend, wird jeweils kenntlich gemacht, worauf sich die Aussagen der Befragten beziehen (siehe 3.4.3 und 3.4.4),
- dass kulturspezifische Scripts die Interaktion steuern, was bei interkultureller Kommunikation zu Erwartungsdivergenzen führen kann, und dass ent-

3 Vgl. Auernheimer (2002b), der auf die Schwierigkeit aufmerksam macht, den Kulturbegriff vom Alltagsverständnis mit seinen „äußerst fragwürdigen Konnotationen" abzugrenzen (2002b: 93).

sprechend Motive, Erwartungen, Interessen und Strategien eine Rolle spielen (siehe 3.3.1 und 3.3.6),
- dass innerhalb eines bestimmten kulturellen Rahmens individuelle Handlungsspielräume bestehen (siehe 3.3.5).

Die Definition von Kultur als übergreifenden Terminus bietet den Vorteil, dass damit eine *breite* Analyse interkultureller Kommunikation möglich ist, in der nicht nur kulturspezifische Scripts und Standards Berücksichtigung finden, sondern auch andere Faktoren, wie z.B. die Subjektivität kulturellen Denkens, Handelns und Fühlens, oder der strukturelle Kontext bestimmter Interaktionssituationen. Die hier aufgeführten Eigenschaften von Kultur finden sich auch im zentralen theoretischen Konzept der vorliegenden Arbeit, dem Modell interkultureller Kommunikation nach Auernheimer (2002a, 2000) wieder, auf das im folgenden Abschnitt eingegangen werden soll.

1.2 Interkulturelle Kommunikation

Interkulturelle Kommunikation ist ein Thema, das insbesondere in den letzten zehn Jahren in Deutschland stark rezipiert und kontrovers diskutiert wurde. Die Kernfrage lautet dabei, welche Faktoren die Entstehung von Missverständnissen zwischen Angehörigen unterschiedlicher Kulturen beeinflussen.

Einen wichtigen Grundstein der Diskussion legte 1959 der amerikanische Ethnologe Edward T. Hall mit seiner Veröffentlichung „The Silent Language" (dt. 1973), in der er kulturelle Unterschiede als Hauptgrund für interkulturelle Fehlverständigung ausmacht. Nach Hall werden kulturelle Missverständnisse in erster Linie aus einem je nach Kultur unterschiedlichen Umgang mit Raum und Zeit sowie durch Unterschiede im Gruppenverhalten und in den Sozialbeziehungen hervorgerufen. Beispielsweise bevorzugen nach Hall US-Amerikaner eine größere räumliche Distanz zu ihren Nächsten als Lateinamerikaner; wenn also US-Amerikaner und Lateinamerikaner miteinander kommunizieren, treten laut Hall bei ersteren aufgrund der ungewohnten Nähe schnell entweder sexuelle oder feindselige Gefühle auf (1973: 184-185).

Ähnlich wie Halls Ausführungen fußt auch die Theorie interkultureller Kommunikation des Niederländers Geert Hofstede (1980) auf einer Betonung kultureller Unterschiede. Gestützt auf eine empirische Studie – er verwendete Fragebögen, die von IBM-Mitarbeitern in 53 verschiedenen Ländern[4] beantwortet worden waren, entwickelte er das Konzept der „vier kulturellen Dimensionen", die für interkulturelle Missverständnisse verantwortlich seien: geringe vs. große Machtdistanz, „Kollektivismus" vs. „Individualismus", schwache vs. starke Unsicherheitsvermeidung und „Feminität" vs. „Maskuli-

4 Eigentlich 50 Ländern sowie den Länderregionen Westafrika, Ostafrika und arabischen Ländern (Hofstede 1980: 38, 40).

nität“[5]. Jedes der 53 Länder bekam bezüglich der einzelnen Dimension einen Rang zugewiesen. So treten nach Hofstedes Untersuchung (West)-Deutsche eher „maskulin“, d.h. selbstbewusst und bestimmt auf (Platz 9/10), während sich Niederländer eher „feminin“-kooperativ und bescheiden verhalten (Platz 51) (1980: 103). In Hinsicht auf ihre Neigung zum Individualismus belegen die USA Platz 1; ganz hinten auf der Skala (Positionen 47/48) liegen Pakistan und Indonesien, wo also ein besonders großer Kollektivismus vorherrscht (1980: 69). Hofstedes These lautet, dass, je größer die Differenzen in Bezug auf diese vier Dimensionen zwischen den einzelnen Ländern bzw. Kulturen sind, desto größer auch die Schwierigkeiten in der Kommunikation zwischen Angehörigen dieser Kulturen.

In der Folgezeit entstand eine Vielzahl von Arbeiten, die direkt auf den Konzepten von Hall und/oder Hofstede basierten. Exemplarisch seien hier zwei neuere Arbeiten erwähnt.

Kartarı (1997) untersucht in seiner Arbeit „Deutsch-türkische Kommunikation am Arbeitsplatz“ die interkulturelle Kommunikation zwischen deutschen Meistern und türkischen Arbeitern in einem deutschen Industriebetrieb. Schwierigkeiten zwischen beiden Parteien führt er auf unterschiedliche – „türkische“ bzw. „deutsche“ – Kommunikationsstile zurück. Hintergrund dieser Differenzen bilden nach Kartarı unterschiedliche Konzepte bezüglich der Variablen Direktheit-Indirektheit, Exaktheit-Ausführlichkeit, Personenabhängigkeit-Rollenabhängigkeit sowie Rationalität-Intuitivität, die Kartarı in Anlehnung an Hall, Hofstede sowie Kluckhorn/Strodtbeck entwickelt. Außerdem stellt er eine Reihe para- und nonverbaler Zeichen vor, die in der deutschen und türkischen Kultur unterschiedlich benutzt werden und leicht Anlass zu Missverständnissen bieten könnten. Beispielsweise wird die Handbewegung des Herbeiwinkens bei Türken mit den Fingern nach unten ausgeführt, was von Deutschen häufig als Geste des Keine-Bedeutung-Beimessens missverstanden wird. Ähnlich bedeutet das Berühren der Schläfe mit dem Zeigefinger „Ich denke“, während Deutsche darin die Bedeutung „Bist du verrückt?“ sehen (1997: 143-144). Auch das Schweigen hat bei Deutschen nach Kartarı eine gänzlich andere Funktion als bei Türken: Diese setzen Pausen bewusst als rhetorisches Mittel und zur Betonung der hierarchischen Position ein, während jene den Sinn eines solchen Schweigens häufig missdeuten und Türken in deren Augen „ins Wort fallen“ (1997: 159-162).

In dem Versuch einer Art Objektivierung kultureller Unterschiede untersucht Moosmüller (1997) in seiner Arbeit „Kulturen in Interaktion“, was deutsche und US-amerikanische Firmenentsandte in Japan über ihre japanischen Mitarbeiter denken und umgekehrt. Diese Vorgehensweise erlaubt ihm einen Vergleich zwischen dem Verhältnis Japaner-Deutsche und Japaner-Amerikaner. Auch er zieht zur Analyse seiner Daten den Ansatz Hofstedes

5 Mit der Kategorie Feminität/Maskulinität ist die Art gemeint, wie jemand auftritt: bescheiden, kooperierend und freundlich (= „feminin“) oder aber bestimmt, selbstbewusst und fordernd (= „maskulin“).

heran. Kulturelle Differenzen, die Schwierigkeiten im alltäglichen Umgang miteinander bedingen, äußern sich für ihn in Differenzen bezüglich der allgemeinen Machtdistanz zwischen Personen, in unterschiedlichen Beziehungen zum Kunden, in der Art des Umgangs mit Informationen, der Weise, in der Arbeiten geplant und durchgeführt werden, sowie in einer unterschiedlichen Handhabung zwischenmenschlicher Beziehungen.

Diese Art von Ansätzen – Streeck (1985) bezeichnet sie als „Theorie der kommunikativen Kodes", Hinnenkamp (1989) spricht von „kontrastiver Pragmatik", Luchtenberg (1999) von „Interferenzhypothese", Bukow/Llaryora (1988) von „Kulturdifferenzhypothese" – ist vielfach kritisiert worden. Die Einwände, aus denen heraus laut Streeck (1985) in den 80er Jahren die „Theorie der ethnischen Grenzen" entstand, seien hier kurz nachgezeichnet.

Zum ersten ist der Kulturbegriff, der implizit hinter diesem Kulturdifferenzmodell steht, ein recht statischer, unbeweglicher. Wie unter 1.1 diskutiert, wird Kultur heute meist als kontextabhängig, wandel- und aushandelbar angesehen. Wenn aber Kultur tatsächlich eine aushandelbare Größe darstellt, so ergibt sich daraus, dass Individuen offensichtlich der eigenen Kultur weit weniger ausgeliefert und auch weniger in ihrem kulturellen Handeln determiniert sind als von den Anhängern des kontrastiven Ansatzes behauptet. Damit unterliegen Menschen offenbar weniger stark den ‚Gesetzen' der eigenen Kultur als bis dahin angenommen. Vielmehr sind sie als Handelnde zu betrachten, die zwar von der eigenen Kultur beeinflusst werden, diese aber im Gegenzug auch selbst gestalten.

Als ein Zeichen dafür, dass Kultur menschliches Handeln nicht unbedingt determiniert, sondern bestenfalls beeinflusst, nennt Streeck (1985) die Existenz so genannter „metakommunikativer Reparaturmöglichkeiten". Zur ‚Reparatur' kommunikativer Fehlschläge sind, wie die Untersuchungen Hinnenkamps (1989) bestätigen, vielfältige Strategien vorhanden, die eine erfolgreiche Kommunikation auch unter schwierigen Bedingungen möglich machen. „Das wie immer geartete ‚Nicht-Funktionieren' der Kommunikation [ist] immer bis zu einem gewissen Grade vereitelbar bzw. wo nicht, reparierbar und damit ‚neutralisierbar'" (1989: 58). Hinnenkamp zeigt dies in seiner konversationsanalytischen Arbeit zum Gesprächsmanagement zwischen Deutschen und Türken anhand zweier Beispiele. So verfügt in beiden von ihm angeführten Fällen der deutsche Muttersprachler über eine große Palette von Strategien, um Missverständnisse in der Kommunikation mit einem radebrechenden Interaktionspartner nachträglich auszugleichen: Wiederholungen, Reformulierungen, Ja-Nein-Fragen, Rückversicherungs-fragen, reduziertes Sprechtempo, Hervorhebungen usw. (1989: 57-95).

Interessant sind in diesem Zusammenhang auch die Ergebnisse einer Studie der Amerikaner Erickson/Shultz (1975, 1982), in der die Beratungs-situation zwischen amerikanischen Studenten und Beratern unterschiedlicher ethnischer Herkunft untersucht wurde. Es stellte sich heraus, dass Studenten am besten und ausführlichsten von Tutoren der eigenen ethnischen Gruppe beraten werden, hingegen schlechter, sofern Studenten und Berater verschiedenen ethnischen Kategorien zuzuordnen sind (Streeck 1985: 116). Allerdings schien die primäre Identifizierung entlang der Linien ethnischer Zugehörigkeit nicht zwangsläufig zu sein: „Die Autoren konnten […] feststellen, dass die Beratungsergebnisse anders ausfielen, wenn Berater unterschiedlicher ethnischer Herkunft den Prozess des ‚co-membershipping' nicht abbrachen, sondern im Gespräch (zufällig) zu anderen Identifikationen fortschritten, die beiden gemeinsam waren, so z.B. sportliche Zuordnungen" (Roth 2002: 535-536). Offensichtlich scheinen also andere Formen der Identität neben der kulturellen einen beträchtlichen Einfluss auf interkulturelle Verständigungsprozesse auszuüben.

Aus der Existenz von Reparaturmöglichkeiten wie auch anderen möglichen Identifikationen als nur der kulturellen zieht Streeck kritisch Rückschlüsse im Hinblick auf mögliche Gründe kultureller Missverständnisse: „Angesichts der Tatsache, dass metakommunikative Reparaturmöglichkeiten für solche Fehlschläge im Prinzip vorhanden sind, kann diesen keine Zwangsläufigkeit innewohnen: deshalb muss der Fehlkommunikation zwischen den Mitgliedern ethnischer Gruppen, die im Kontakt miteinander leben, eine gewisse *Funktionalität* [Hervorhebung der Autorin] zukommen. Fehlkommunikation, ja die Existenz bzw. das Fortbestehen verschiedener Kodes selbst, [sind] Mittel der Aufrechterhaltung von Abgrenzungen, über die sich ethnische Gruppen und ethnische Identität allererst konstituieren" (1985: 104).

Die Funktionalität von Fehlkommunikation ist nun Basis der „Theorie der möglichen Irrelevanz von Ethnizität" (vgl. Streeck 1985: 114ff.). Interkulturelle Missverständnisse werden hierbei als Mittel zum Zweck des Machterhalts bzw. zur Aufrechterhaltung des Status Quo gesehen. Den Faktoren Ethnizität und Kultur wird dabei eine nurmehr marginale Position zugebilligt. Für Bukow/Llaryora (1988) beispielsweise stellt sich der Faktor ‚Kultur' als prinzipiell belanglos dar. Anhand des Beispiels der (strukturell ähnlichen) Vater-Mutter-Kind-Beziehungen in Italien, der Türkei und Deutschland machen sie deutlich, dass zwischen den drei Ländern Kulturunterschiede wenn überhaupt, so bestenfalls oberflächlich sichtbar vorhanden seien. Damit folgen sie einem universalistischen Kulturmodell, das kulturelle Unterschiede nur als verschiedene Ausprägung ein- und derselben allgemein menschlichen Kultur ansieht. Nach Auffassung Bukow/Llaryoras werden ethnische Minderheiten durch die (von der Mehrheit geprägten) Gesellschaft weitgehend, wenn nicht gar vollständig konstruiert. Durch diese Konstruktion bzw. „Ethnisierung" erlange „[der autochthone Bürger] die alltägliche Herrschaft über den Fremden" (1988: 71). Diese Herrschaft ist nach Bukow/Llaryora das zentrale Ziel der Kulturalisierung bzw. Ethnisierung von Konflikten. „Auf der Statuslinie ‚ethnische Zugehörigkeit' besetzen die Einheimischen nach ihrer eigenen Definition die hohen Positionen und schreiben den ethnisch fremden Gruppen die tiefen Positionen zu […]. Machen sich auch die Einwanderer diese Perspektive zu eigen, so sind die Grundlagen für eine Neofeudalisierung der Gesellschaft […] geschaffen" (Hoffmann-Nowotny in Bukow/Llaryora 1988: 72).

M.E. ist es tatsächlich dringend notwendig, davon abzurücken, Kultur als einzigen Einflussfaktor auf interkulturelle Kommunikation zu betrachten und, wie weiter oben gefordert, auch Dimensionen wie Macht und Herrschaft zu berücksichtigen. Mit ihrem Modell, in dem sie den Faktor Kultur radikal ausklammern, scheinen mir Bukow/Llaryora jedoch über das Ziel hinauszuschießen; Positionen, die den Faktor Kultur als vollkommen irrelevant bezeichnen, halte ich für überzogen, da sie die Eingebundenheit des Menschen in m.E. durchaus vorhandene kulturelle Bezüge negieren.[6] Dies schließt aber nicht aus, die erwähnten Macht- und Herrschaftsverhältnisse in die Analyse interkultureller Kommunikation mit einzubeziehen. Dies tut Auernheimer (2002a, 2000) in seinem mehrdimensionalen Ansatz, der im Folgenden vorgestellt wird.

Auernheimers „Vier-Dimensionen-Modell" interkultureller Kommunikation

Auernheimers (2002a, 2000) so genanntes „Vier-Dimensionen-Modell" erwies sich als theoretische Grundlage der vorliegenden Arbeit als besonders praktikabel. Auernheimer schlägt insgesamt vier verschiedene Faktoren vor, die interkulturelle Kommunikation entscheidend beeinflussen:

- Machtasymmetrien,
- Kollektiverfahrungen,
- Selbst- und Fremdbilder, sowie
- die Differenz der Kulturmuster.

Der Faktor Kultur stellt dabei, wie zu erkennen ist, nur eine der vier Dimensionen interkultureller Kommunikation dar. Wichtig zu erwähnen ist, dass die vier Einflussfaktoren nach Auernheimer nur analytisch zu trennen und zumindest zum Teil voneinander abhängig sind.

Was sich hinter diesen Dimensionen genau verbirgt, soll im Folgenden näher beleuchtet werden. Um die Stoßrichtung von Auernheimers Argumentation zu unterstützen, werden z.T. ähnliche Ansätze hinzugezogen und entsprechend erörtert.

Zunächst verweist Auernheimer auf die Existenz grundlegender *Machtasymmetrien* in interkulturellen Beziehungen, welche auf der Ungleichheit des

6 Die Allgemeingültigkeit des von den Autoren angeführten Beispiels lässt sich durch ein Gegenbeispiel entkräften. Ich verweise in diesem Zusammenhang auf matrilokale Verwandtschaftssysteme, z.B. des südlichen Afrikas, in denen der biologische Vater in der Erziehung seiner Kinder einen weit geringeren, wenn nicht gar vernachlässigenswerten Stellenwert einnimmt gegenüber dem ältesten mütterlichen Onkel der Kinder (vgl. z.B. Richards 1954). Die Existenz eines von Bukow/Llaryora vorgeschlagenen universalen „Vater-Mutter-Kind-Dreiecks" (1988: 36) kann deshalb in Frage gestellt werden. Zur Anfechtbarkeit der euro-amerikanischen Vorstellung von Vaterschaft als „Eckpfeiler" jeder genealogisch organisierten Gruppe, vgl. auch Hauser-Schäublin (1991: 308).

rechtlichen und sozialen Status' sowie dem Wohlstandsgefälle zwischen In- und Ausländern oder Menschen der so genannten „Ersten" und „Dritten Welt" basieren – man denke dabei an die unterschiedliche ‚Wertigkeit' beispielsweise US-amerikanischer und pakistanischer Immigranten. Diese interkulturellen Machtasymmetrien können sich noch verstärken, wenn andere Rollen, die von den interagierenden Personen eingenommen werden – zum Beispiel berufliche – ebenfalls hierarchisch organisiert sind: „Macht kann sich auf den institutionellen Status gründen, auf soziale Beziehungen oder auf Zugang zu Informationen. Eine nicht zu vernachlässigende Variante ist die diskursive Macht, aufgrund derer jemand bestimmen kann, was Thema sein darf und was Tabu ist. So gesehen, nimmt z.B. ein Sozialarbeiter eine Machtposition gegenüber seinen Klienten ein" (2000: 2). Nach Auernheimer haben Statushöhere mehrere Privilegien: Zuerst einmal verfügen sie über Definitions- und Deutungsmacht: „Der Mächtige definiert die Situation [...] und weist die Rollen zu [...]. Dergleichen geschieht selbstverständlich nicht explizit sprachlich, sondern meist nonverbal wie viele Beziehungsdefinitionen, oft auch schon vorneweg institutionell" (2002a: 7). Für den Statusunterlegenen ergeben sich hieraus subtile Zwänge, denen er nur schlecht entrinnen kann und die mehr oder weniger unabwendbar dazu führen, dass er die – meistens implizit vermittelte – Beziehungsdefinition des Überlegenen akzeptieren muss (2000: 2).

Deutlich weist Auernheimer auf zwei Varianten einer paternalistischen Haltung hin, die Mehrheitsangehörige gerne gegenüber Einwanderern einnehmen: „die fürsorgliche Bemutterung und die herablassende Bevormundung" (2002a: 9). Diese Haltung habe zur Folge, dass Minderheitenangehörige oder Vertreter von Dritte Welt-Ländern – aufgrund von Erfahrungen wie Ohnmacht, Unterlegenheit etc. – verständlicherweise eine Neigung zu generalisiertem Misstrauen, Überempfindlichkeit, Aggressivität, Verweigerung, Überkorrektheit und/oder Rückzugstendenzen bis hin zur „erlernten Hilflosigkeit" (ebd.) entwickeln können.

Zur Untermauerung der These, dass Machtverhältnisse die Interaktion zwischen Mehr- und Minderheitsangehörigen sowie zwischen Angehörigen von „Erste"- und „Dritte Welt"-Ländern stark beeinflussen, seien beispielhaft drei Arbeiten angeführt:

Der Konversationsanalytiker Hinnenkamp (1985) legt in seiner Arbeit zum Gesprächsmanagement zwischen „Deutschen" und „Türken" (in Deutschland) dar, dass Sprache schnell als Machtinstrument missbraucht werden kann, sobald sich die Gelegenheit dazu bietet – beispielsweise in Form eines Gegenübers, das die fremde Sprache nur unzureichend beherrscht. Anhand eines exemplarischen Transkripts („Hier is nix Türkei fahren") zeigt er, wie sich angesichts einer in fehlerhaftem Deutsch vorgebrachten Frage für den deutschen Muttersprachler die Regeln der Höflichkeit schnell erübrigen; der Statusunterlegene muss dabei die Rollenzuweisung des deutschen Muttersprachlers akzeptieren (1985: 96 ff.).

Tertilt (1996) berichtet in seiner ethnographischen Studie über eine Bande türkischer Jugendlicher in Frankfurt, die „Turkish Power Boys". Er kann zeigen, wie die Neigung der Jugendlichen zu Delinquenz (durch Jacken- und Straßenraub) und teilweise sinnloser Gewalt sich in erheblichem Maße aus Gefühlen der Benachteiligung und der Ohnmacht gegenüber ihrer diskriminierenden Lebenssituation speist. Opfer des Jackenraubs sind fast immer deutsche Jungen, die sich „die teuren Jacken leisten konnten" (1996: 222). In den Gewaltausbrüchen der türkischen Jugendlichen wie auch in ihrem ausgeprägten Abgrenzungs- und Abschottungsverhalten gegenüber ‚den Deutschen' sieht Tertilt den Versuch, sich der als „ungastlich und diskriminierend" (1996: 243) empfundenen Gesellschaft selbstbewusst gegenüberzustellen.

Machtverhältnisse spielen nach Dettmar (1996) auch in der wirtschaftlichen Zusammenarbeit zwischen Nigerianern und Europäern (in Nigeria) eine beachtliche Rolle. Als Ausdruck solcher Dominanzbeziehungen ist beispielsweise der Umstand zu sehen, dass nigerianischen Mitarbeitern, auch den hochqualifizierten, innerhalb von Joint Venture-Unternehmen regelmäßig ein untergeordneter Status gegenüber europäischen Arbeitnehmern zugewiesen wird. Nigerianische Mitarbeiter interpretierten dies, wie Dettmar zeigt, als Akt einer rassischen Kategorisierung und lehnen sich gegen die solchermaßen vorgegebenen Rollen auf – u.a. durch die Anwendung einer Reihe von Strategien, wie z.B. mangelndes Engagement, Boykott, Illoyalität und Streiks. Dies verstärke, so Dettmar, wiederum „die Vorurteile und Verbitterung der ‚Weißen' gegenüber ‚Schwarzen' und veranlasst sie erst recht dazu, nur ‚Weiße' in vertrauenswürdige Managementpositionen einzustellen" (1996: 108).

Unter der Dimension der *Kollektiverfahrungen* versteht Auernheimer die Tatsache, dass Menschen häufig weniger als Individuen denn als Mitglieder einer Gruppe wahrgenommen werden. Dies verdeutlicht er an einem Beispiel, nach dem bei einer Reise nach Israel oder Polen ein Deutscher wahrscheinlich stärker nach seiner Volkszugehörigkeit wahrgenommen werde als sein französischer Reisebegleiter. „In jedem Fall bestimmen frühere oder aktuelle Kollektiverfahrungen die gegenseitige Wahrnehmung und Verhaltenserwartung" (2000: 2). Ebenso würden Beziehungen zwischen ehemals kolonialisierten Ländern und den vormaligen Kolonialmächten stark von Kollektiverfahrungen aufgrund der Geschichte mitbestimmt (ebd.). So sieht Dettmar (1996) in der kolonialen und postkolonialen Geschichte, die sie als „Ausdruck historischer und wirtschaftlicher Dominanzbeziehungen" bezeichnet (1996: 105), einen von mehreren Einflussfaktoren auf die heutigen deutsch-nigerianischen Wirtschaftsbeziehungen.

Eng mit Kollektiverfahrungen zusammen hängen nach Auernheimer Selbst- und Fremdbilder bzw. *Vorurteile und Stereotype*[7]. Stereotype definiert

7 Die Begriffe „Vorurteil", „Stereotyp", „Zuschreibung" und „Selbst- und Fremdbilder" sollen in der vorliegenden Arbeit nicht voneinander abgegrenzt gebraucht werden.

Auernheimer unter Rückgriff auf die Sozialpsychologie als „vereinfachtes und standardisiertes Bild einer Fremdgruppe bzw. eine vorgefasste Idee über die Merkmale einer Gruppe […], welche die Wahrnehmung und Würdigung individueller Merkmale verhindert" (2003: 84). Stereotype Vorstellungen über Menschen einer bestimmten ‚ethnischen' Herkunft entstammen teils der Geschichte, teils sind sie den aktuellen gesellschaftlichen Diskursen geschuldet: „Unsere Stereotypen und Vorurteile [sind] nicht rein individueller Natur, sondern [speisen] sich aus gesellschaftlichen Diskursen. Die Fremdbildkonstruktionen greifen dabei meist, zum Beispiel beim Islam, auf historisch ältere Diskursstränge zurück" (2002a: 4). Entsprechende stereotype Selbst- und Fremdbilder prägen nach Auernheimer unsere Erwartungen an Interaktionspartner und beeinflussen damit die Interaktion.

Als psychologisches Motiv für die Entstehung von Vorurteilen nennt Auernheimer neben einem Mangel an Selbstwertgefühl das allgemein menschliche Bedürfnis nach Verhaltenssicherheit und Orientierung. Diese können individuell schwanken, eine gewisse Tendenz zur Vorurteilsbildung fasst er jedoch als jedem Menschen zu Eigen auf (2003: 84-85). Ebenso wie Auernheimer weist auch Dollase (1996) darauf hin, dass es eine völlige Vorurteilsfreiheit nicht geben kann, da Menschen auf Orientierungen und Strategien zur Reduktion von Komplexität angewiesen sind, und eine Los-lösung davon ein nicht zu erfüllendes Ideal darstellt. Nach Dollase schwingt bei dem Versuch, die Ursachen „asozialer Emotionen" (wie er Vorurteile nennt) aufzuklären, „stets die Idee mit, man könne ein Gemeinwesen grundsätzlich ohne asoziale Gefühle produzieren (kausalorientierte Überwindungsstrategie). Diese Strategie wird ergänzt durch eine symptomorientierte Überwindungsstrategie, bei der nicht nach den Ursachen asozialer Emotionen, sondern nach Möglichkeiten ihrer produktiven Überwindung bzw. Beherrschung gesucht wird" (1996: 121). Dies könne nicht gelingen, da es „auch den nichtpathologischen Zeitgenossen und -genossinnen nicht [gelingt], nur Gefühle zu produzieren, die mit diesen Normen in Einklang stehen." (1996: 122-123)

Bei der Dimension der *kulturellen Differenz* handelt es sich um eben jene von den Vertretern des kontrastiven Ansatzes so betonten unterschiedlichen Kulturmuster. Aus der Sicht Auernheimers sind hier so genannte „Scripts" (bzw. „Drehbücher") leitend, nach denen kommuniziert wird. Diese seien uns normalerweise nicht bewusst, weil alle Personen sie kennen, die zur gleichen Kulturgruppe, zum gleichen Milieu oder zur selben Institution gehören. Sie werden nicht thematisiert, bestimmen aber (unbewusst) unsere Normalitätserwartungen; sobald diese Normalitätserwartungen nicht erfüllt werden, kommt es zu Irritationen (2002a: 6). Eng damit zusammenhängend werden von Auernheimer Rollenerwartungen angesprochen, die je nach Kultur ebenfalls divergieren können. Als Beispiel nennt er die in vielen Kulturen übliche Redewendung, zu Anfang eines Gesprächs nach dem Befinden zu fragen („How are you?"), ohne dass erwartet wird, dass vom Interaktionspartner tatsächlich etwas über das Befinden gesagt wird; dies könne bei einem Kulturwechsel missverstanden werden (2003: 116).

Zur Anwendung von Auernheimers „Vier-Dimensionen-Modell“ auf diese Arbeit

Das oben erläuterte Modell interkultureller Kommunikation von Auernheimer soll als theoretische Grundlage dieser Arbeit fungieren – mit der Einschränkung, dass die Kategorie der „Kollektiverfahrungen“ wegfallen muss, da sie empirisch auf Basis der verwendeten Methoden sehr schwer zu ermitteln ist – auch wenn sie unstreitig die interkulturelle Kommunikation mit beeinflusst.

Bereits die Unterscheidung zwischen „kulturellen Stereotypen“ und „Kulturmustern“ birgt gewisse Tücken, sobald diese operationalisierbar gemacht werden soll, handelt es sich doch um das Problem, ‚Konstruktion‘ und ‚Wirklichkeit‘ auseinander zu halten. Die Schwierigkeit, diese beiden Dimensionen voneinander zu trennen, soll anhand dreier Beispiele aus dem empirischen Material deutlich gemacht werden:

Kulturelle Differenzen sind sehr klar erkennbar, wenn es um Rituale geht z.B. Totenrituale, wie sie im Krankenhaus an Verstorbenen praktiziert werden. 7Unterschiede zwischen ‚türkischen‘ und ‚deutschen‘ Totenritualen sind deutlich sichtbar und erfassbar: Beim türkischen Totenritual wird der oder dem Toten ein Messer auf die Brust gelegt und ihre bzw. seine Zehen zusammengebunden. Bei einer Kontrastierung mit Ritualen, die an deutschen Verstorbenen praktiziert werden, kann daher leicht von unterschiedlichen Kulturmustern bzw. dem Vorliegen kultureller Differenz ausgegangen werden.

Schwieriger gestaltet sich die Einordnung der These, türkische Patienten erhielten tendenziell mehr Besuch als deutsche. Ob diese Annahme wirklich den Tatsachen entspricht, d.h. ob tatsächlich andere Kulturmuster bestehen, oder ob es sich dabei um Zuschreibungen handelt, lässt sich ggf. noch durch entsprechende Zählungen der Besucher herausfinden. Wie verhält es sich aber mit der Behauptung, ‚deutsche‘ und ‚türkische‘ Patienten würden Schmerzen unterschiedlich empfinden und ausdrücken? Schmerz ist eine höchst subjektive, schwer messbare Empfindung, und auch der Ausdruck von Schmerz kann nur schwer kategorisiert werden – die Lautstärke des Schreiens oder die Pulsfrequenz zu messen, würde wohl in die Irre führen.

Diesbezüglich kann also eine ‚saubere‘, ‚objektive‘ Trennung der kulturellen Zuschreibungen von den ‚tatsächlich bestehenden‘ Kulturmustern nicht ohne weiteres vorgenommen werden. Diese Schwierigkeit ist nicht auszuräumen; jedoch werde ich mich bemühen, die angestellten Beobachtungen und Interviewzitate, auf welchen die Zuordnung zu einer der beiden Kategorien basiert, so ausführlich wie möglich darzustellen und kenntlich zu machen, worauf meine jeweilige Zuordnung basiert (siehe 3.4.3 und 3.4.4).

Das für die vorliegende Arbeit modifizierte „Vier-Dimensionen-Modell“ Auernheimers wird – nach der Diskussion weiterer möglicher Faktoren, die die gegebene Thematik möglicherweise beeinflussen (siehe 1.4), in der Darstellung der Hypothesen (3.2) nochmals aufgegriffen und diskutiert.

1.3 Exkurs: Zur Situation von Einwanderern in Deutschland

Da es in dieser Arbeit um die Interaktion des Klinikpersonals mit zugewanderten Patienten geht, soll an dieser Stelle auf die Lage von Einwanderern in der Bundesrepublik Deutschland seit 1960 eingegangen werden.

In der Geschichte der Einwanderung nach Deutschland sind verschiedene Phasen zu identifizieren, in denen bestimmte Gruppen einwanderten. Bis Ende der 60er Jahre wurden Anwerbeabkommen mit Italien, Griechenland, Spanien, der Türkei, Marokko, Portugal, Tunesien und Jugoslawien vereinbart. In der Folge migrierten Bürger dieser Staaten als so genannte „Gastarbeiter" in die Bundesrepublik Deutschland, um hier zu arbeiten. Den Zuwachs der ausländischen Wohnbevölkerung spiegeln demographische Statistiken. So ist der Anteil von Ausländern[8] in Deutschland seit 1960 kontinuierlich gestiegen: 1961 machten Menschen mit ausländischer Staatsbürgerschaft einen Anteil von nur 1,2 Prozent der Wohnbevölkerung aus, 1973 bereits einen Anteil von 6,4 Prozent. In den Jahren nach dem „Anwerbestopp" (1973) stieg der Anteil der Wohnbevölkerung weiterhin, hauptsächlich aufgrund von Maßnahmen der Familienzusammenführung. Seit 1993 ist der Anteil von Ausländern an der Gesamtbevölkerung nur leicht angestiegen (von 8,5 % auf 8,9 % [2002]).[9] Dabei ist hervorzuheben, dass in städtischen Ballungsräumen der Anteil von Ausländern größer ist als in ländlichen Gebieten. In den fünf größten deutschen Städten betrug er im Jahr 2002 zwischen 13 % (Berlin) und 23,5 % (München).[10]

In den 90er Jahren migrierten zunehmend auch Spätaussiedler und jüdische Zuwanderer aus osteuropäischen Ländern in die Bundesrepublik. Im selben Zeitraum suchten Bürgerkriegsflüchtlinge aus dem damaligen Jugoslawien in Deutschland Schutz; die meisten von ihnen sind inzwischen wieder zurückgekehrt. Nachdem Deutschland in den 80er und frühen 90er Jahren als Staat zu bezeichnen gewesen war, der verglichen mit anderen Staaten überdurchschnittlich vielen Menschen Asyl gewährte, so wurde 1993 das deutsche Asylrecht beschnitten, so dass in der Folge immer weniger Asylsuchende nach Deutschland migrierten und ein Bleiberecht erhielten. Der überwiegende Teil der in Deutschland lebenden Ausländer verfügt über einen festen Aufenthaltstitel (ca. 6,3 Mio. von insgesamt ca. 7,3 Mio. ausländischer Staatsangehöriger[11]) und lebt seit über zehn Jahren in Deutschland (2003: ca. 60 %).[12]

Die meisten Ausländer in Deutschland sind türkische Staatsangehörige (26,6 %). Es folgen mit großem Abstand Serben und Montenegriner (8,6 %), Italiener (8,4 %), Griechen (5,0 %) und Polen (4,2 %) (alle Zahlen bezogen

8 Zur Unterscheidung der Begriffe „Ausländer" vom Terminus „Migranten", „Immigranten" und "Einwanderer": siehe Einleitung.
9 Migrationsbericht der Integrationsbeauftragten 2004: 146.
10 Statistisches Bundesamt 2003.
11 Migrationsbericht der Integrationsbeauftragten 2004: 87-88.
12 Statistisches Bundesamt 2004.

auf 2001).[13] EU-Staatsangehörige machten im Jahr 2001 einen Anteil von insgesamt 25,7 Prozent der ausländischen Wohnbevölkerung aus;[14] die kürzlich erfolgte EU-Erweiterung wird deren Anteil langfristig noch erhöhen.

Vor diesem Hintergrund kann von einer großen Heterogenität von Ausländern bzw. Immigranten in Deutschland gesprochen werden – sowohl in Bezug auf ihre Herkunft als auch auf die Modalitäten der Einwanderung, Aufenthaltsstatus und Aufenthaltsdauer, ihr Bildungsniveau und ihre sozioökonomische Lage. Kutschke (2001) weist deswegen zu Recht darauf hin, der Begriff „Migrant" täusche eine Homogenität vor, die es de facto nicht gebe (2001: 92).

Zur sozioökonomischen Lage von Einwanderern

Im Vergleich zu deutschen Staatsbürgern sind ausländische Staatsangehörige vermehrten sozialen und ökonomischen Risiken ausgesetzt. So ist ihre wirtschaftliche Lage insgesamt schlechter als die von Deutschen: 1995 war der Anteil der Ausländer, die über ein monatliches Nettoeinkommen von unter 1400 DM verfügten, fast doppelt so hoch wie der deutscher Staatsangehöriger (Ausländer: 10 %, Deutsche: 5,8 %). Dabei öffnet sich die Einkommensschere zwischen deutschen und ausländischen Arbeitsnehmern immer stärker.[15] Die Arbeitslosigkeit unter ausländischen Arbeitnehmern ist mit 16,4 Prozent, gemessen an der allgemeinen Arbeitslosenquote (West) von 7,8 Prozent, mehr als doppelt so hoch.[16] Dies ist z.T. darauf zurückzuführen, dass Einwanderer insgesamt einen vergleichsweise schlechten Bildungserfolg zu verzeichnen haben und häufig keine abgeschlossene Schulausbildung vorweisen können. So steht ein Anteil von 8 Prozent deutscher Schulabsolventen ohne Hauptschulabschluss einem Prozentsatz von fast 20 Prozent ausländischer Absolventen ohne Schulabschluss gegenüber. Über die allgemeine Hochschulreife verfügten 1999 25,5 Prozent der deutschen Schulabsolventen, aber nur knapp 10 Prozent aller ausländischen. Ein Trend zur Angleichung der Bildungsabschlüsse zwischen ausländischen und deutschen Absolventen zeichnet sich nur minimal ab.[17]

Zudem sind Einwanderer verschärft Rassismus und Fremdenfeindlichkeit in der deutschen Aufnahmegesellschaft ausgesetzt. Die Zahl der Straftaten mit erwiesenem oder vermutetem rechtsextremem Hintergrund erreichte im Jahr 2000 mit 15.951 einen Höhepunkt. Dabei gab es diesbezüglich einen Schwerpunkt in den neuen Bundesländern (= 2,21 Gewalttaten pro 100 000 Einwohner, gegenüber 0,95 in den alten Bundesländern); die Rate der fremdenfeindlichen Gewalttaten steigt auch in einigen westlichen Bundesländern – mögli-

13 Bericht der Integrationsbeauftragten 2002: 391.
14 Bericht der Integrationsbeauftragten 2002: 390.
15 Bericht der Integrationsbeauftragten 2002: 315.
16 Bericht der Integrationsbeauftragten 2002: 312.
17 Bericht der Integrationsbeauftragten 2002: 182.

cherweise auch aufgrund eines veränderten Anzeigeverhaltens –, ebenso wie auf gesamteuropäischer Ebene an.[18]

In Bezug auf Diskriminierungen – für die jedoch keine einheitliche Definition existiert – wurde durch Befragungen in Antidiskriminierungsbüros, Erhebungen und Gutachten festgestellt, dass diese von Einwanderern schwerpunktmäßig in Behörden und in Lebensbereichen mit hoher sozioökonomischer Konkurrenz, z.B. bei der Wohnungssuche, erlebt wird.[19] Meinungsumfragen zeigen zudem, dass Diskriminierung unter Immigranten als großes Problem angesehen wird: „In Nordrhein-Westfalen nannten 91 Prozent der befragten türkischstämmigen Einwohner ‚Ausländerfeindlichkeit' als wichtiges politisches Thema; 42 Prozent der Jugendlichen ausländischer Herkunft fühlten sich als ‚Ausländer' benachteiligt"[20].

Auf die starken Auswirkungen von Fremdheitserfahrungen und Diskriminierung auf interkulturelle Kommunikation wurde bereits in anderen Zusammenhängen hingewiesen (siehe das Stichwort „Machtasymmetrie" in Abschnitt 1.2).

1.4 Interaktion zwischen Klinikpersonal und zugewanderten Patienten aus der Perspektive des Forschungsgebiets ‚Migration und Gesundheit'

Das Forschungsgebiet ‚Migration und Gesundheit' bezeichnet einen interdisziplinären Bereich, der sich aus mehreren Fächern speist. Dies äußert sich unter anderem in der Vielfalt der Fragestellungen und Zugänge. Drei Kernthemen lassen sich isolieren: (1) Die Gesundheitsberichterstattung, in der bereits mehrfach gezeigt wurde, dass Immigranten in Deutschland stärker von Armut, Krankheit und mangelhafter medizinischer Versorgung betroffen sind als Einheimische (z.B. Brucks/Wahl 2002, David/Borde 2001, Weilandt 2000), (2) Arbeiten, in denen das ‚andere' Krankheitsverständnis von Einwanderern aus medizinethnologischer Perspektive beleuchtet wird (z.B. Hörbst 1997), sowie (3) Arbeiten, in denen untersucht wird, wie die Beziehungen und die Interaktion zwischen zugewanderten Patienten und Gesundheitspersonal sich gestalten und welche Missverständnisse und Störungen auf diesem Gebiet entstehen. Innerhalb dieser drei Bereiche lässt sich die vorliegende Arbeit leicht der dritten Kategorie zuordnen. Im Folgenden sollen Forschungsansätze der letzten Jahre erörtert werden, welche sich mit der Interaktion zwischen den genannten Akteuren und den Ursachen für entsprechende Störungen befassen.

Ähnlich wie auf dem Gebiet der Interkulturellen Kommunikation wurde lange Zeit die ‚andere' Kultur von Immigranten als zentrale Kategorie ver-

18 Bericht der Integrationsbeauftragten 2002: 237-238.
19 Bericht der Integrationsbeauftragten 2002: 239
20 Ebd.

wendet, um fehlgeschlagene Kommunikation zwischen zugewanderten Patienten und Gesundheitspersonal zu erklären. Regelmäßig tauchten in den Deutungsschemata ausschließlich kulturelle Differenzen – wie andere Familienstrukturen und Geschlechterrollen, ein anderer Umgang mit Schmerz, andere Essensgewohnheiten und ausgeprägte Schamgefühle seitens der Patienten – auf (z.B. Graebe 2001, Voigt 1999, Schilder 1998, Becker, Wunderer et al. 1998, Menzel 1997).

In den letzten Jahren ist jedoch ein tendenzielles Abrücken von einseitig kulturalistischen Deutungen zu beobachten (vgl. Domenig 1999, Habermann 1999a, 1997). Unterschieden in Krankheitsverständnis, -erleben und -ausdruck von Patienten sowie kulturell geprägten Verhaltensweisen wird gegenwärtig – zumindest im Hinblick auf die Verständigung im Krankenhaus – nicht mehr die größte Bedeutung zugestanden. Doch welche Erklärungsmöglichkeiten werden anstelle der Kultur angeboten?

In fast allen mir bekannten Arbeiten wird auf die besondere Schwierigkeit der sprachlichen Verständigung in Krankenhaus und ärztlicher Praxis hingewiesen und dies meist als gravierendstes Problem dargestellt (z.B. Voigt 2002, Brucks/Wahl 2002, Kutschke 2001, Salman 2000, Habermann 1999a). Insbesondere die Vermittlung krankheitsspezifischer Informationen und die Qualität der medizinischen Aufklärung werden durch sprachliche Verständigungsschwierigkeiten auf eine harte Probe gestellt (Borde 2002: 350). Zugewanderte Patienten, die die deutsche Sprache schlecht oder gar nicht beherrschen, werden von Mitarbeitern häufig als Belastung wahrgenommen. Beachtenswerterweise stellt auch aus Sicht der zugewanderten Patienten die schwierige sprachliche Verständigung ein großes Hindernis dar. In einer umfangreichen Studie Bordes, in der u.a. die Zufriedenheit von türkischen Patientinnen der Gynäkologie mit medizinischer Aufklärung und Information durch die Ärzte untersucht wird, äußern sich diese Patientinnen beispielsweise besonders häufig unzufrieden über die mangelhafte sprachliche Verständigung (2002: 300).

Neben sprachlichen Schwierigkeiten wird in den letzten Jahren vermehrt auf Vorurteile und stereotype Erwartungshaltungen hingewiesen, welche die Interaktion zwischen zugewanderten Patienten und Gesundheitspersonal beeinflussen und teilweise beeinträchtigen. So machen Eberding/von Schlippe (2001) in ihrer Analyse der gesundheitsbezogenen Beratung von Immigranten insbesondere fehlerhafte Erwartungsstrukturen bzw. „Mythen“ über die jeweils andere Seite dafür verantwortlich, dass es nicht zu einer kooperativen Beratung zwischen Beratern und Klienten kommen kann. Die Autoren zeigen exemplarisch anhand von drei Beispielen, wie fatal sich vorurteilsgeprägte Erwartungen auswirken können. So kann beispielsweise die Erwartung seitens der Berater, dass Migrantenpatienten ohnehin wenig Deutsch verstünden, dazu führen, dass diese von ihnen sprachlich massiv unterfordert werden, indem sie nurmehr „Tarzanisch – Ich Tarzan, du Jane“ sprächen (2001: 273). Um den am Gespräch Beteiligten Peinlichkeiten und Ärger zu ersparen, nicken die Klienten, wie dargestellt, daraufhin oft freundlich, was wiederum von den

Beratern als Zeichen des Einverständnisses und des Verstehens gedeutet wird – dies wiederum auch in Fällen, in denen inhaltlich nicht alles verstanden wurde (ebd.).

Auch Aspekte von Diskriminierung und Ausländerfeindlichkeit werden in mehreren Arbeiten als Kommunikationsbarrieren hervorgehoben – besonders in solchen, in welchen die *Sicht der Patienten* untersucht wurde. So beschreiben Dreut et al. (1997), wie Patienten aus anderen Kulturen die Behandlung in einem deutschen Krankenhaus wahrnehmen: Viele von ihnen geben an, aufgrund von Vorurteilen der anderen Seite in eine Sonderrolle gedrängt zu werden, die ihnen nicht behage. Andere berichten, von Ärzten nicht ernst genommen, beschimpft oder offen aggressiv behandelt worden zu sein. Zu ähnlichen Ergebnissen kommt Borde (2002) in ihrer Untersuchung der Zufriedenheit ‚türkischer' Patientinnen in einem Berliner Krankenhaus. Die Äußerungen der türkischen Patientinnen zeigen, dass Diskriminierung und Fremdenfeindlichkeit von ihnen deutlich wahrgenommen werden. Dies bezeugen Äußerungen wie „Man wird gar nicht wahrgenommen, wenn man kein Deutsch kann" oder „Man wird schlechter behandelt, wenn man kein Deutsch kann" (2002: 314).

Borde berichtet ebenfalls über das Gefühl einiger türkischer Patientinnen, von Mitarbeitern abweisend, als „Bürger zweiter Klasse", ausländerfeindlich oder schlechter als deutsche Patientinnen behandelt zu werden (2002: 302).

Interessant dabei ist, dass in der Studie auch einige ältere deutsche Patientinnen sich über die von ihnen stark empfundene „Diskriminierung durch die Ärzte" wie folgt beklagen: „Ältere Frauen [werden] von den Ärzten nicht für voll genommen" (ebd.). Borde fand zudem heraus, dass auf der anderen Seite Krankenhausmitarbeiter die Angst vor Diskriminierung vieler zugewanderter Patienten – die sie durchaus wahrnehmen – für überzogen halten: „Das Klinikpersonal nimmt bei Patientinnen nicht-deutscher Herkunft häufig eine subtile Angst oder offen ausgesprochene Vorwürfe im Hinblick auf ausländerfeindliche Diskriminierungen im Krankenhaus wahr. In den Gruppendiskussionen wurde deutlich, dass sich die MitarbeiterInnen größtenteils darüber einig sind, dass solche Ängste und Vorwürfe unbegründet sind. Im Gegenteil lautet die Interpretation im Allgemeinen, dass es sich vielmehr um ‚eine vorweggeschickte Argumentation der Ausländerfeindlichkeit' handele, die vor allem dann zu Tage trete, wenn auf ‚überzogene Erwartungshaltungen' nicht eingegangen werden könne" (2002: 335).

In seiner Studie zu Pflegeerfahrungen bei Migranten fand Kutschke (2001) heraus, dass die zentrale Kategorie, nach der Migranten ihre Erfahrungen als Patienten im Krankenhaus deuten, das Thema Anderssein und Fremdheit ist und andere Kategorien, wie Religion oder Tradition, dominiert: „In den Interviews wurde deutlich, dass die Befragten sich auffallend häufig als ‚anders' gegenüber Deutschen beschreiben und glauben, auch so von Deutschen gesehen zu werden. [...] Mehrfach äußerten sich Interviewpartner, dass sie sich diskriminiert fühlen. Die Aufnahmegesellschaft wird als ablehnend und ausgrenzend empfunden. Gleichberechtigung als Grundlage für eine funktionierende Integration wird vermisst" (2001: 94).

An diesen Beispielen ist erkennbar, dass gegenseitige Bilder und Zuschreibungen der Akteure über die jeweils andere Gruppe das kommunikative Geschehen im Krankenhaus offensichtlich zu einem beträchtlichen Teil mitbestimmen: Zugewanderte Patienten nehmen an, dass das Personal in einer bestimmten Weise von ihnen denkt, und umgekehrt haben Mitarbeiter bestimmte Vorstellungen über ausländische Patienten sowie deren Vorstellungen über sie.

Eine methodische Kritik dieser Ansätze

Festzuhalten ist, dass innerhalb des interdisziplinären Forschungsgebiets ‚Migration und Gesundheit' bisher viele Anstrengungen unternommen wurden, um herauszufinden, welche Themen in der Interaktion zwischen Gesundheitspersonal und zugewanderten Patienten für die Akteure relevant und u.U. problematisch sind, und welche Wahrnehmungen und Einstellungen diesbezüglich bestehen. Allerdings ist über die Art und Weise, *wie* de facto kommuniziert wird und ihre Mechanismen noch zu wenig bekannt – aus dem Grunde, dass die Methodik des Interviews, die in fast allen Forschungsprojekten das Hauptinstrument darstellte, sich nicht zur Erforschung von Kommunikation bzw. Interaktion eignet, sondern allenfalls zur Erfassung von deren *Wahrnehmung* bzw. Einschätzung durch die Beteiligten. Zur Erhebung der face to face-Interaktion sind andere Methoden, z.B. die teilnehmende Beobachtung oder die Konversationsanalyse, geeigneter und haben einen anderen Erkenntniswert (siehe 2.4).

So verwundert es nicht, dass die Ergebnisse einer der wenigen Studien, die mit der Methode der Beobachtung und der Konversationsanalyse arbeiteten, in eine ganz andere Richtung gehen als die anderer, interviewbasierter Arbeiten. Brucks et al. (1987) sind meines Wissens nach die Einzigen im (deutschsprachigen) Forschungsgebiet ‚Migration und Gesundheit', die die Methode der teilnehmenden Beobachtung über einen längeren Zeitraum anwendeten und Interaktionssituationen auf Tonband mitschnitten. Sie kamen schon 1987 zu erstaunlichen Ergebnissen: Sie konnten zeigen, dass die Interaktion zwischen Arzt und Patient in ärztlichen Praxen[21] grundsätzlich je nach Schichtzugehörigkeit[22] differiert: Patienten aus Schichten mit niedrigerem sozialen Status werden von Ärzten weniger ernst genommen als Patienten der Mittelschicht. Patienten aus niedrigeren Schichten verhalten sich nach Erkenntnis der

21 Die Forschungsergebnisse von Brucks et al. (1987) beziehen sich auf die ambulante Gesundheitsversorgung, nicht die im Krankenhaus.

22 Brucks et al. unterscheiden im Hinblick auf Schichtzugehörigkeit bzw. soziale Lage zwischen drei verschiedenen Gruppen: 1. un- und angelernte Arbeiter (= „niedriger sozialer Status"), 2. qualifizierte Arbeiter und Angestellte in unteren beruflichen Positionen, 3. qualifizierte Angestellte, Beamte und Selbständige in kleinen Betrieben bzw. Geschäften (= „Mittelschicht") (1987: 24-25).

Autoren dem Arzt gegenüber passiver und werden von diesem im Gespräch stärker ‚geführt', was zu größeren Missverständnissen und eher vordergründigen, schablonenhaften Behandlungsmaßnahmen führt. Dieses Phänomen stellt sich für Brucks et al. *kulturübergreifend* dar: Zugewanderte ähneln diesbezüglich deutschen Patienten derselben sozialen Schicht. Da viele türkische und andere Einwanderer aus niedrigeren Schichten stammen, ergibt sich nach Brucks et al. daraus, dass diese – ebenso wie die Ärzte – nicht aus ihrer kulturellen, sondern aus ihrer Schichtzugehörigkeit heraus agieren und viele kommunikative Schwierigkeiten zwischen zugewanderten Patienten und Ärzten auf diese Weise zustande kommen.

Insgesamt bedarf es auf dem Forschungsgebiet ‚Migration und Gesundheit' größerer Anstrengungen, mittels angemessener Methoden die de facto bestehende Interaktion zwischen den Beteiligten zu erfassen, um daraus Handlungsempfehlungen ableiten zu können. Diese Ergebnisse könnten die subjektiv empfundenen Schwierigkeiten interkultureller Kommunikation, welche durch Interviews mit den Akteuren bereits erfasst wurden, sinnvoll ergänzen. Die vorliegende Arbeit versucht, diese methodische Lücke zu füllen und damit auch zu inhaltlich zu neuen Erkenntnissen zu gelangen.

1.5 Interaktion zwischen Patienten und Klinikpersonal aus krankenhaussoziologischer und diskursanalytischer Sicht

Institutionen bzw. Organisationen[23], so Höflich (1984), zeichnen sich dadurch aus, dass sie die Handlungsmöglichkeiten des Individuums subtil beschränken. „Dadurch […], dass Organisationen, etwa in Form der zeitlichen und räumlichen Gestaltung und Verknüpfung von Arbeitsvollzügen, Situationen strukturieren, legen sie das Verhalten und Handeln in bestimmten Situationen fest" (1984: 21). Auf der anderen Seite existieren – wie in anderen Lebenslagen auch – in Institutionen Spielräume für das menschliche Handeln. Dabei fasst Höflich diese Spielräume nicht einfach als gegeben auf, sondern als von den Akteuren in Interaktion hergestellt (1984: 25).

Als exemplarisch für die jeweils unterschiedliche Betonung der Pole Handlungszwang und Handlungsfreiheit bezeichnet Vogd (2003a) die krankenhaussoziologischen Klassiker von Goffman (1961) und Glaser/Strauss (1965): „Während die Goffmansche Arbeit eher die Allmacht der Institution Krankenhaus herausstellte und die Selbstinszenierung der Betroffenen als Reflex auf die unvermeidbare Unterwerfung pointierte, verlagerte sich bei Glaser und Strauss die Aufmerksamkeit eher auf die Freiheitsgrade der interaktiven Dynamik. Macht erschien hier nicht mehr als etwas Statisches,

23 Die Begriffe „Institution" und „Organisation", die manche Soziologen voneinander unterscheiden, werden von mir austauschbar verwendet.

sondern wurde selbst zu einem Prozess, der interaktiv hergestellt wird" (2003a: 44).

In seiner eigenen Arbeit über ärztliche Entscheidungsprozesse im Krankenhaus kann Vogd (2003a) beide Ansätze – die starke Beeinflussung des Individuums durch institutionelle Zwänge, und die der individuellen Handlungsfreiheit – miteinander verknüpfen: Er zeigt, wie die Akteure einerseits unter dem Einfluss mächtiger, institutionenspezifischer Logiken und Anweisungen agieren; da diese Logiken einander jedoch oft widersprechen – insbesondere sind hierbei ärztliches Ethos und ökonomisch-administrative Rationalität zu nennen –, sind sie gezwungen, „eigenverantwortlich widersprüchliche Anweisungen zu balancieren und einen Mittelweg in den organisatorischen und ärztlichen Interessenkonflikten zu finden" (2003a: 243). Dies Letztere impliziert, dass die bestehenden Handlungsspielräume von Ärzten offenbar kreativ genutzt und umgesetzt werden.

In der Institution Krankenhaus treffen typischerweise verschiedene Perspektiven aufeinander: Die der Institutionenvertreter – im Krankenhaus Pflegende und Ärzte –, und die der Klienten bzw. Patienten. Hermann (2005) beleuchtet in ihrer Arbeit die divergierenden Logiken bzw. „Welten", welche im Krankenhaus aufeinanderprallen – was jedoch nicht ausschließt, dass trotz der Unterschiedlichkeit der Interessen zu gemeinsamen „Arrangements" gefunden werden kann.

In Bezug auf die unterschiedlichen Perspektiven und Rollen, welche die Interaktion der Akteure im Krankenhauskontext beeinflussen, ist eine starke Machtasymmetrie zwischen dem Personal (besonders Ärzten) und Patienten vorhanden. Diese ergibt sich daraus, dass

- der Arzt meist über erheblich mehr Wissen in Bezug auf Abläufe, Zielsetzungen und interne Regeln der Institution verfügt als der Klient bzw. Patient,
- der Arzt auf dem medizinischem Gebiet Experte ist, und der Patient Laie,
- der Arzt in der Hierarchie ganz oben steht und Hilfe gewährt, während der Patient dagegen ein Hilfe Suchender ist,
- der Arzt prinzipiell handlungsfähig, der Patient eher handlungsunfähig ist,
- beide unterschiedlich emotional in das Geschehen involviert sind (vgl. Siegrist 1978).[24]

Bei der Analyse dieser Machtverhältnisse hat sich seit den 80er Jahren insbesondere die Diskurs- oder Konversationsanalyse[25] hervorgetan. Lalouschek (1995) fasst die Ergebnisse der in diesem Kontext entstandenen Studien folgendermaßen zusammen:

24 Zur unterschiedlichen emotionalen Involvierung bemerkt Vogd (2003a): „Während die existenzielle Bedrohung für den Kranken zur Außeralltäglichkeit gehört, ein krisenhaftes Ereignis darstellt [...], gehört für den Mediziner selbst der Umgang schwerster Krankheit zur alltäglichen Routine" (2003a: 135).

25 Die Diskursanalyse wird in der Literatur häufig mit Gesprächs-, Konversations- oder Dialoganalyse gleichgesetzt.

- „ÄrztInnen übernehmen den aktiven Redepart, eröffnen und beenden die Gespräche, stellen die Fragen, bestimmen den thematischen Ablauf, PatientInnen übernehmen den reaktiven Part, beantworten Fragen, akzeptieren die ärztlichen Entscheidungen,
- ÄrztInnen beanspruchen quantitativ mehr Redezeit als PatientInnen,
- ÄrztInnen unterbrechen Initiativen und Erzählversuche von PatientInnen häufig, oft noch vor einem erkennbaren Inhalt,
- Typische ärztliche Fragen sind geschlossene Fragen, die den PatientInnen keine Möglichkeit zu eigenständigen Schilderungen geben,
- ÄrztInnen setzen von sich aus wenig Initiativen zu Informationen und zusätzlichen Erklärungen zu Diagnose und Therapie" (1995: 17).

Exemplarisch soll dazu die Arbeit Blieseners (1982) vorgestellt werden, welcher sich mit „Patienteninitiativen“, d.h. Fragen von Patienten und deren Formen der Abweisung durch Ärzte während der Visite befasst. Bliesener kann zwölf verschiedene Strategien der Ärzte isolieren, die diese anwenden, um nicht auf Patienteninitiativen eingehen zu müssen und dadurch das Gespräch nach eigenem Gutdünken zu steuern oder abzukürzen. Dazu zählt er Strategien wie „Zermürbung“, „Hinhalten“, „Leerlaufen lassen“, „Verunsicherung“, „Einschüchterung“, „Ablenkung“ und „Sich rausreden“ (1982: 196).

Das Verdienst diskursanalytisch orientierter Einzelstudien besteht darin, dass die unstreitig existente Machtasymmetrie in der Arzt-Patienten-Beziehung und deren Implikationen für das kommunikative Handeln schonungslos offen gelegt wurde. Zu kritisieren ist jedoch, dass in diskurs-analytischen Arbeiten diese Machtasymmetrie gerne übertrieben worden ist, indem die Handlungsmacht und –freiheit der Ärzte einseitig fokussiert wurde. Diese Perspektive erscheint insofern verkürzt, als dass damit das strategische Handeln *der Patienten* praktisch völlig ausblendet wird. Statt beide als – ungleiche – Interaktions*partner* zu betrachten, richtete sich der Blick von Diskursanalytikern vielmehr einseitig auf das Handeln des Arztes. Dabei stehen den Patienten bei näherer Betrachtung durchaus Handlungsmöglichkeiten und -strategien zu Gebote – auch wenn diese wegen des geschilderten Machtgefälles natürlich sehr viel weniger Reichweite besitzen müssen als die der Ärzte.

Zwei neuere Arbeiten, die sich mit der Interaktion zwischen *Pflegenden* und Patienten befassen, beziehen demgegenüber sehr wohl Patientenhandlungen in die Analyse mit ein – möglicherweise, weil hier das Machtgefälle weniger groß ist als in der Konstellation Arzt-Patient. Da es mir eher auf die Darstellung prinzipieller Modelle einer Interaktion zwischen Personal und Patienten ankommt, weniger jedoch auf eine professionstypische Passung, möchte ich beide Arbeiten unter dem Aspekt der Gegenseitigkeit kommunikativen Handelns vorstellen:

Darmann (2000) untersucht, welche Macht- und Druckmittel Pflegende und Patienten im Umgang miteinander anwenden, und an welchen Stellen sie über Handlungsautonomie verfügen. Darmann unterscheidet vier Kategorien von Macht- bzw. Druckmitteln:

- die zwingende und verweigernde Macht der Pflegekräfte (z.B. Missachtung der hygienischen Regeln, Verweigerung von Information),
- die Druckmittel der Patienten (z.B. „Der Patient als Kunde"),
- die Entscheidungsfreiheit der Pflegekräfte (z.B. Signalisieren von Gesprächsbereitschaft), sowie
- die Entscheidungsfreiheit der Patienten (z.B. Definition des Grades an Kooperation bei Pflegehandlungen).

Positiv erscheint mir an diesem Ansatz, dass Darmann mit diesem Modell Verhaltensweisen und Handlungsstrategien nicht nur der Krankenschwestern, sondern auch der Patienten im Blick hat. Dennoch gewinnt man bei der Lektüre dieser Studie den Eindruck, dass das kommunikative Handeln der Akteure einzig und allein auf Machtmaximierung auf Basis bestimmter Handlungsstrategien ausgerichtet sei. Dass dies nicht unbedingt so sein muss, zeigt die Arbeit Sachwehs (2000), welche sich mit der Interaktion zwischen Pflegenden und Patienten befasst. Zwar bezieht sich ihre Untersuchung auf die Institution Altenpflegeheim; wegen der Ähnlichkeit dieser Institution mit der des Krankenhauses möchte ich ihre Ergebnisse hier dennoch vorstellen.

Auch Sachweh beschreibt das Vorhandensein einer starken Machtasymmetrie zwischen den Beteiligten, welche von ihnen interaktiv hergestellt werde. Es werden jedoch negativ konnotierte Strategien („gesichtsbedrohende" Redestrategien und Secondary Baby Talk[26]) ebenso wie viele höfliche und „gesichtsschonende" Strategien verwendet. Außerdem stellt Sachweh fest, dass Pflegerinnen, je kränker und damit schweigsamer die zu Pflegenden/ Patienten sind, jene umso stärker versuchen, das Nichtvorhandene auszugleichen, beispielsweise indem sie selbst beide Gesprächsrollen übernehmen und ein ‚normales' Gespräch imitieren. Infolgedessen muss nach Sachwehs Modell eine prinzipielle Machtasymmetrie nicht zwangsläufig dazu führen, dass diese quasi missbraucht wird; sie kann auch fürsorglich oder kurativ gestaltet werden.

Insgesamt lässt sich feststellen, dass – sowohl für die Arzt-Patienten- als auch für die Pflegende-Patienten-Interaktion – folgende Aspekte von Belang sind:

- die Existenz grundsätzlich verschiedener Perspektiven der Akteure,
- eine prinzipielle Machtasymmetrie zwischen den Klinikpersonal und Patienten,
- die Existenz von positiv oder negativ konnotierten Handlungsstrategien, welche durch die Akteure produziert und aufrechterhalten und von *beiden* Parteien angewendet werden,
- der institutionelle Kontext, welcher die Interaktion der Akteure untereinander beeinflusst.

---

26 Secondary Baby Talk wird zwar laut Sachweh (2000) in der Literatur überwiegend negativ bewertet; die Autorin ist jedoch der Ansicht, dass ‚Babysprache' nicht pauschal abgewertet werden dürfe: „Manchen alten Menschen tut das Bemuttern tatsächlich sehr gut" (2000: 330).

Diese Aspekte habe ich bei der Entwicklung eines eigenen Modells einer Klinikpersonal-Patienten-Interaktion auf Basis divergierender Interessen und Erwartungen versucht zu berücksichtigen (siehe 3.3).

2 Methodische Vorgehensweise

2.1 Auswahl der Krankenhäuser und Stationen, Zugang zum Feld

Um den Blickwinkel durch die Konzentration auf ein Krankenhaus bzw. eine Station nicht allzu sehr einzuengen und verschiedene Krankenhäuser und Stationen miteinander kontrastieren zu können, wurde die Untersuchung in zwei verschiedenen Kliniken auf jeweils zwei Stationen durchgeführt. Das wichtigste Kriterium für deren Auswahl war die Frequentierung des Krankenhauses bzw. der Station durch möglichst viele Einwanderer. Ein Vergleich zwischen Häusern mit hohem vs. niedrigem Ausländeranteil wäre in jedem Fall interessant gewesen, Kliniken mit geringem Ausländeranteil wurden jedoch vermieden, da ich vermutete, dort zu wenige themenspezifische Informationen erhalten zu können.

Daher richtete ich Anfragen für eine Forschungsgenehmigung insbesondere an Krankenhäuser, die in Bezirken mit hohem Ausländeranteil lagen. Des Weiteren versuchte ich, durch die Auswahl der Stationen möglichst viele Immigranten mit einzubeziehen. Da laut Collatz (1999: 38) Patienten mit Migrationshintergrund in besonders hohem Maße Ärzte der Gynäkologie, der Kinderheilkunde sowie allgemeine und internistische Ärzte aufsuchen, beschränkte ich mich bei der Stationsauswahl auf Abteilungen der Gynäkologie, der Kinderheilkunde und der Inneren Medizin.

Die Kontaktaufnahme mit den Krankenhäusern erfolgte ungefähr ein Jahr vor Beginn der Erhebung in Form eines Schreibens an die Leiter von acht verschiedenen Krankenhäusern. In dem Schreiben stellte ich mein Projekt vor und bat um die Erteilung einer Forschungsgenehmigung. Von mehreren Krankenhäusern erhielt ich einen ablehnenden Bescheid; als Begründung wurde meistens angegeben, dass eine solche Studie zu viel Unruhe in die Stationen bringen und das Personal von der Arbeit abhalten würde. Mehrere Häuser zeigten sich jedoch aufgeschlossen und interessiert an meinem Projekt, und ich wurde zu Gesprächen und mündlichen Vorstellungen meines Projekts vor der jeweiligen Ärzteschaft gebeten. Nach teils kurzen, stellenweise aber auch sehr langwierigen Verhandlungen erhielt ich von insgesamt drei Häusern eine Forschungserlaubnis. Von diesen drei Häusern fiel ein Krankenhaus wegen Mangel an vergleichbaren (pädiatrischen) Stationen aus; übrig blieben zwei Krankenhäuser mit unter anderem jeweils einer internistischen und einer gynäkologischen Abteilung. Da der Chefarzt der gynäkologischen Abteilung eines Krankenhauses seine Zustimmung für das Forschungsprojekt verweigerte, fiel die Wahl leicht: Ich beschränkte mich auf vier Stationen innerhalb internistischer Abteilungen, die mir jeweils vom ärztlichen Leiter bzw. Chefarzt zugewiesen wurden.

Warum zeigten sich die Leiter gerade dieser Krankenhäuser und Stationen für das Forschungsprojekt offen? Von den Leitern wurde angegeben, man sei an den Forschungsergebnissen zur Verbesserung des Status Quo interessiert. Denkbar ist dabei, dass gerade diejenigen Krankenhäuser sich einer Erforschung stellten, bei denen es in diesem Bereich besonders wenige Schwierigkeiten gab; möglicherweise wurden auch Stationen von den leitenden Ärzten ausgewählt, die bezüglich der Thematik wenige Schwierigkeiten hatten. Sollte in dieser Forschungsarbeit also der Anschein der besonderen Qualität bzw. Reibungslosigkeit der Interaktion zwischen zugewanderten Patienten und Mitarbeitern entstehen, so ist es gut möglich, dass dieser Eindruck mit durch die Auswahl begründet ist und das tatsächliche Bild deutscher Krankenhäuser leicht verzerrt wurde.

2.2 Beschreibung der untersuchten Krankenhäuser

Die Untersuchung wurde in zwei Krankenhäusern der Regelversorgung mit 300 bis 600 Betten[1] durchgeführt. Beide lagen in großstädtisch geprägten Bezirken mit hohem Ausländeranteil (ca. 25 % resp. 19 %). Da die Nationalität der Patienten nicht in die offiziellen Krankenhausstatistiken eingeht, können keine soliden Angaben zum Ausländeranteil in den beiden Krankenhäusern gemacht werden. Eigene Zählungen an den Tagen, die ich auf den jeweiligen Stationen verbrachte, ergaben den in Tabelle 1 dargestellten Anteil von Einwanderern.

Auf allen untersuchten Stationen wurde das gesamte Spektrum der Inneren Medizin behandelt. Um den gesamten Aufnahme- und Behandlungsprozess von Patienten nachvollziehen zu können, beobachtete ich neben regulären Stationen drei Tage auf der zentralen Aufnahmestation eines Krankenhauses.

Von dem Personal, das ich während der Untersuchung auf den jeweiligen Stationen antraf, verfügten ca. 30 Prozent über einen Migrationshintergrund (siehe Tabelle 2).

1 Aus Gründen der Anonymität verzichte ich an dieser Stelle auf präzise Angaben, durch die die Krankenhäuser leichter zu identifizieren wären.

Tabelle 1: Anteil von Einwanderern in den untersuchten Krankenhäusern[2]

Station 1a	22,8 %
Station 1b	13,3 %
Gesamt Krankenhaus 1	**18,1 %**
Station 2a	10,34 %
Station 2b	8,85 %
Gesamt Krankenhaus 2	**9,59 %**

Tabelle 2: Anzahl der Mitarbeiter mit Migrationshintergrund auf den untersuchten Stationen

	Stat. 1a	Stat. 1b	Stat. 2a	Stat. 2b	**Gesamt**
Pflegende	8 von 21	6 von 19	10 von 21	4 von 10	**28 von 71**
Ärzte	3 von 11	5 von 14	3 von 14	0 von 3	**11 von 42**
Mitarbeiter (Pflegende, Ärzte)	11 von 32	11 von 33	13 von 35	4 von 13	**39 von 113**
Anteil der Mitarbeiter m. Migrationshintergrund	>30 %	30 %	>30 %	<30 %	**>30 %**

2 Diese Zählungen beanspruchen keine repräsentative Geltung, sondern sind als Versuch zu betrachten, zu ungefähren Angaben zu gelangen. Interessant ist in diesem Zusammenhang, dass der Anteil von zugewanderten Patienten von den meisten Mitarbeitern – in beiden Krankenhäusern – i.d.R. weit höher eingeschätzt wurde, als er sich gemäß meiner Zählungen darstellte, nämlich zumeist um die 30 Prozent. Zu beachten ist ferner die unterschiedliche Grundlage meiner Zählungen und Berechnungen des „Ausländeranteils" für Stadtbezirke: Während in demographischen Statistiken „Ausländer" als nicht-deutsche Staatsangehörige gefasst werden, wurden von mir Menschen als „Einwanderer" gezählt, die Deutsch nicht als Muttersprache sprachen. Das Kriterium der Muttersprache wählte ich, da ich nicht alle Patienten nach ihrer Staatsangehörigkeit fragen konnte bzw. wollte.

2.3 Methodische Leitlinien

In dieser Untersuchung wurde wesentlich den Leitlinien der „Grounded Theory“ von Glaser/Strauss (1967) gefolgt. Kernsatz der Methodologie von Glaser/Strauss ist die schrittweise Theoriebildung im Verlauf des Forschungsprozesses, anstatt einer bloßen Überprüfung ‚mitgebrachter‘ Hypothesen. Die qualitativen Hypothesen nach Glaser/Strauss werden aus zunächst vermuteten Kategorien entwickelt, im Verlauf des Forschungsprozesses so weit wie möglich bestätigt und wenn nötig modifiziert, bis sie, zunehmend integriert, verfestigt und zu einer übergreifenden Theorie ausgebaut, die Grundlage für den zentralen analytischen Bezugsrahmen bilden (vgl. Lamnek 1995,1: 122).

Umstritten ist das Glaser/Strauss'sche Postulat, möglichst unvoreingenommen, d.h. ohne Vorab-Hypothesen an das Untersuchungsfeld heranzugehen (ebd.: 117). Eine völlige Voraussetzungslosigkeit wird von vielen für nicht einlösbar und auch nicht für sinnvoll gehalten; es wird demgemäß zu einem pragmatischen Umgang mit diesem Gebot geraten.[3]

Ein anderer wichtiger Punkt der „Grounded Theory“ ist die Bildung von Vergleichsgruppen nach der Methode des „Theoretical Sampling“, um durch Streuung der Gruppen und Personen zu einer erhöhten Generalisierbarkeit zu gelangen. Die Vergleichsgruppen werden „auf der Basis bereits vorhandener, in der Anfangsphase des Forschungsprozesses entstandener theoretischer Vorstellungen ausgewählt und [...] für die Weiterentwicklung der [...] zentralen Theorie analysiert“ (ebd.). Die Auswahl verschiedener Krankenhäuser und Stationen sowie der jeweiligen Interviewpartner erfolgte demgemäß nach Kriterien, die auf Grund von damals bestehenden theoretischen Annahmen festgelegt wurden (Näheres dazu unter Abschnitt 2.8).

Die Beanspruchung von Repräsentativität, die direkte Übertragbarkeit der Ergebnisse sowie statistische Zusammenhänge bilden nicht das Ziel qualitativer Verfahren. Bei qualitativen Forschungsansätzen wird vielmehr nach möglichen *Typen* und *Mustern* (hier: der Kommunikation bzw. Interaktion) sowie nach wesentlichen und typischen Zusammenhängen gefragt.

3 In seinem Aufsatz „Hypothesen und Vorwissen in der qualitativen Sozialforschung“ diskutiert Meinefeld (2003) die „Idealisierung der ‚Unvoreingenommenheit‘ des Forschers“ (2003: 269) und kommt zu dem Schluss, dass die Dichotomie Voreingenommenheit – Unvoreingenommenheit zugunsten eines unverkrampften Umgangs mit ‚mitgebrachten‘ Hypothesen aufgegeben werden sollte.

2.4 Erhebungsverfahren

Um zu erforschen, *wie* kommuniziert wird, entschied ich mich für die Methode der teilnehmenden Beobachtung bzw. ethnographische Methode.[4] Um hingegen herauszufinden, *warum* auf diese Weise kommuniziert wird sowie Aufschlüsse über die Hintergründe des Handelns der Akteure – auch institutionelle Strukturen – zu erhalten, wählte ich Leitfaden-Interviews als Instrument, welche im Verlauf des Forschungsprozesses (siehe 2.5) durch Experten-Interviews ergänzt wurden.

Beide Verfahren – Beobachtung und Interviews – wurden von mir als wechselseitige Ergänzung verstanden. Um Aufschluss über Differenzen zwischen kommunikativem Handeln und der Wahrnehmung bzw. Deutung dieses Handelns zu erhalten, wurden Beobachtungen und Interviews miteinander kontrastiert. Dazu Lamnek (1995):

> Will man die Interaktion zwischen Arzt und Patient untersuchen, so würde man durch die Befragung von Ärzten sicherlich ein systematisch geschöntes Bild erhalten. Das Selbstbild des Arztes als ‚altruistischer Helfer' würde z.B. den Aspekt der Machtausübung gegenüber dem Patienten verdecken. Eine teilnehmende Beobachtung, etwa in einem Krankenhaus, würde sicherlich zu einem gültigeren Bild führen (1995, Bd. 2: 314).

Beide Erhebungsverfahren, teilnehmende Beobachtung und qualitative Interviews, werden in den Abschnitten 2.6 und 2.7 detaillierter erörtert.

2.5 Der Pretest

Die Erhebung wurde im Jahr 2002 durchgeführt und dauerte insgesamt zehn Monate. An ihrem Beginn stand ein knapp zweimonatiger Pretest, der dazu diente, die einzelnen Stationen kennen zu lernen und die anvisierten Methoden zu überprüfen. Es folgten eine kürzere Auswertung und sodann die Haupterhebung, die acht Monate in Anspruch nahm.

Die erste wichtige methodische Entscheidung, die während des Pretests zu fällen war, betraf meine Rolle gegenüber Mitarbeitern und Patienten. Da ich dem Personal auf den Stationen jeweils durch leitende Mitarbeiter vorgestellt wurde, die über meine Identität und mein Anliegen informierten, war meine Forscherrolle hier allgemein bekannt. Komplizierter gestaltete sich die Vorgehensweise gegenüber den Patienten. Zwei Wege boten sich an: Die offene Beobachtung, bei der ich mich deutlich als Forscherin präsentieren konnte,

4 Spittler (2001) weist in seinem Aufsatz „Teilnehmende Beobachtung als Dichte Teilnahme" darauf hin, dass der Ausdruck „Ethnographie" in der Ethnologie heute weniger gebräuchlich ist und eher auf den Schreibprozess verweist. Er verwendet daher den Begriff „teilnehmende Beobachtung" (2001: 2).

oder die verdeckte Beobachtung, die die Tarnung durch einen weißen (Personal-)Kittel voraussetzte. Leider überwogen bei der offenen Beobachtung die Nachteile.[5]

Zum einen war für eine offene Beobachtung eine Einverständniserklärung jedes einzelnen Patienten notwendig. Diese täglich noch vor Beginn der Beobachtungen einzuholen, wäre insbesondere angesichts der hohen Fluktuation der Patienten sehr zeitaufwendig gewesen. Auch informelle Befragungen und Interviews gestalteten sich schwierig, da viele Patienten auf mein Erscheinen in Alltagskleidung äußerst misstrauisch reagierten und entweder eine Befragung ablehnten oder zu großer Wortkargheit neigten.[6] Hinzu kam ein dem Thema ‚interkulturelle Kommunikation' inhärentes Sprachproblem. Mit vielen zugewanderten Patienten konnte ich mich nur schlecht verständigen, was sich natürlich nachteilig auf die Qualität der Befragungen auswirkte. Aus diesem Grunde entschloss ich mich nach Abschluss des Pretests dazu, verdeckt zu beobachten und auf Patientenbefragungen und -interviews zu verzichten. Um trotzdem einen Blick auf die Perspektive der Patienten zu erhalten, führte ich zusätzlich zwei Experten-Interviews mit Mitarbeitern einer Einrichtung durch, an die sich Einwanderer bei Schwierigkeiten im Gesundheitswesen wenden können.

Was ergibt sich aus dieser Konstellation? In den von mir angestellten Beobachtungen verhielten sich Patienten mir gegenüber wahrscheinlich authentischer als Mitarbeiter, da sie im Gegensatz zu diesen über mein Forschungsvorhaben nicht informiert waren. Informelle Befragungen an Patienten gestalteten sich schwierig, da mein Auftritt im Kittel zwangsläufig bewirken musste, dass Patienten mich als Repräsentantin des Krankenhauses betrachteten und sich womöglich nicht getrauten, offen Kritik an dieser Institution und ihren Vertretern zu äußern. Auf diese Weise blieb die Perspektive der Patienten eher unterbelichtet, während ich auf der anderen Seite einen guten Einblick in Sichtweisen und Deutungsmuster der Mitarbeiter erhielt. Dieses Ungleichgewicht birgt die Gefahr einer stärkeren Perspektivübernahme und Identifikation der Forscherin mit der Rolle der Mitarbeiter. Dies ist in der vorliegenden Arbeit in jedem Fall zu berücksichtigen. Durch den Einsatz von

5 Die Formulierung „leider" bezieht sich auf den Umstand, dass der offenen Beobachtung in der Literatur aus forschungsethischen Gründen häufig der Vorzug gegenüber der verdeckten Beobachtung eingeräumt wird. In meinem Artikel „Schwierigkeiten der offenen und verdeckten Beobachtung" (Dreißig 2003) setze ich mich ausführlich mit dieser Problematik sowie ihren rechtlichen Implikationen auseinander.

6 Herselmann (1995) berichtet in Bezug auf seine methodisch ähnlich angelegte Forschung in einem südafrikanischen Krankenhaus über ähnliche Erfahrungen: „In contrast with the doctors and nurses, selecting *patients* as informants was far more difficult" (1995: 22). Er führt diese Schwierigkeiten auf die große Fluktuation der Patienten sowie deren Unbehagen gegenüber einem fremden ‚weißen' und damit sozial höhergestellten ‚Arzt' zurück (1995: 22, 27).

Experten-Interviews hoffe ich jedoch, diese Asymmetrie bis zu einem gewissen Grad kompensiert zu haben.

2.6 Teilnehmende Beobachtung

Nach Habermann (1997) eignet sich gerade die Ethnologie besonders dazu, in den Pflegewissenschaften (und angrenzenden Disziplinen) eine Auseinandersetzung mit dem Fremden, Exotischen zu leisten. Ähnlich bemerkt Wiechens (1997): „Von allen geistes- und sozialwissenschaftlichen Disziplinen dürfte [...] die Ethnologie das größte Anregungspotential [zur Erforschung kultureller Phänomene und Prozesse] bereithalten. Als Wissenschaft vom kulturell Fremden berechtigt sie zu der Hoffnung, in einer immer komplexer und unübersichtlicher werdenden Welt mit ethnographischen Mitteln kulturelle Manifestationen und Interaktionen in ihrer jeweils spezifischen Deutungs- und Orientierungsfunktion zu analysieren“ (1997: 116-117).

In der Krankenhausforschung und angrenzenden Bereichen, wie Pflegewissenschaften und Medizinsoziologie, nimmt die ethnologische Methode der teilnehmenden Beobachtung bis heute einen eher untergeordneten Stellenwert ein. Zwar entstanden auf Grundlage der teilnehmenden Beobachtung zwei Klassiker der Medizinsoziologie: Erving Goffmans „Asyle“ (1961) und Glaser/Strauss' „Betreuung von Sterbenden“ (1965). In Deutschland gibt es jedoch, bezogen auf das Feld Krankenhaus, nur wenige Arbeiten, die sich auf diese Methode stützen. Hierzu gehören Engelhardt/Wirths „Kranke im Krankenhaus“ (1973), Vogds „Ärztliche Entscheidungsprozesse“ (2003a) sowie Hermanns „Arrangement der Hoffnung“ (2005)[7]. Insgesamt kann festgestellt werden, dass die Annäherung an das Feld Krankenhaus über die Methode der teilnehmenden Beobachtung (noch) äußerst selten geschieht.

Dies mag mit der Zeitaufwendigkeit und Umständlichkeit der teilnehmenden Beobachtung zusammenhängen. Spittler (2001) bezeichnet sie als „archaische Methode, die den Anschluss an die neuen methodischen Entwicklungen verpasst hat. [...] Statt wissenschaftlicher Kooperation haben wir es mit einem Einmann- oder Einfrauunternehmen zu tun. Statt elaborierte Beobachtungs- und Interviewverfahren zu benutzen, schaut der Forscher einfach zu oder unterhält sich mit den Leuten. Seine technische Ausrüstung ist gering. Das

7 Bei Siegrists (1978) Standardwerk „Arbeit und Interaktion im Krankenhaus“ und Darmanns (2000) „Kommunikative Kompetenz in der Pflege“ stellt die teilnehmende Beobachtung nur eine Methode unter vielen dar. Dem Krankenhaus ähnliche Felder bearbeiten Fengler/Fengler (1980), Koch-Straube (1997) und Pfeffer (1998). In Fengler/Fenglers auf ethnomethodologischer Forschung basierender Publikation „Alltag in der Anstalt“ wird die Interaktion zwischen Psychiatriepatienten und -personal dargestellt. Koch-Straube untersucht – mittels der Methode der Ethnopsychoanalyse – die Welt eines Altenpflegeheims („Fremde Welt Pflegeheim“). Pfeffer beleuchtet mit ihrer Arbeit „Brücken zwischen Leben und Tod“ die Innenwelt eines Hospizes.

Verfahren ist sehr zeitaufwendig, es gibt viel Leerlauf dabei, kurz: es ist ineffizient" (2001: 3).

Die teilnehmende Beobachtung bietet jedoch den entscheidenden Vorteil, Informationen aus erster Hand zu liefern, die nicht – wie dies z.B. bei Interviews mit den Akteuren selbst der Fall ist – durch die Wahrnehmung der interviewten Personen ‚verzerrt' werden. Bei der Erforschung von Kommunikation und Interaktion ist dies ein unschätzbarer Gewinn. Die Kommunikationssituation wird direkt, ungefiltert und mit allen Sinnen erfasst und miterlebt, wobei auch der Kontext der Situation nicht ausgespart bleibt (wie es bei der Konversationsanalyse häufig der Fall ist). Girtler bemerkt dazu: „Durch die zumindest annähernde Übernahme der Interpretationen der Mitglieder einer bestimmten Subkultur oder sozialen Gruppe [...] gelingt es, diese zu ‚verstehen' und deren Regeln zu ‚erklären'" (1992: 29).

Zudem bietet gerade die Zeitaufwendigkeit der Methode den Vorteil, dass die Forscherin oder der Forscher Zusammenhänge erkennen kann, die ihr/ihm bei kürzerem Kontakt mit dem ‚Feld' und seinen Akteuren eher verschlossen blieben. Ähnlich schreiben Stacks/Hocking (1992): "The longitudinal nature of participant-observation allows the researcher to see patterns of behavior rather than isolated instances (videotapes as opposed to snapshots); that is, the researcher can observe the changes of the participants over time, in differing contexts, and so forth" (1992: 168).

Bei der teilnehmenden Beobachtung auf den vier Stationen begleitete ich, bekleidet mit einem weißen Ärztekittel, Krankenschwestern oder Ärzte auf ihren Rundgängen durch die Patientenzimmer. Die Krankenschwestern begleitete ich während der Frühschicht ab 6.00 Uhr morgens, während der morgendlichen Übergabe und beim anschließenden Wecken der Patienten, bei Blutdruck- und Temperaturmessen, Körperpflege, Bettenmachen, Frühstückausteilen und anschließendem Einsammeln des schmutzigen Geschirrs. Mit den Ärzten verabredete ich meistens am Vortag einen Termin, zu dem der Beginn der Visite zu erwarten war[8] und begleitete sie dann während der Visite.

Während ich mich bei der Arztvisite auf das Dabeistehen beschränken und davon ausgehen konnte, von Patienten als Studentin im Praktischen Jahr o.ä. identifiziert zu werden, wäre dasselbe Verhalten bei der Begleitung der Krankenschwestern nicht opportun gewesen. Die Arbeit der Krankenschwestern ist eine sehr körperliche. Dieser Arbeitsweise passte ich mich an, indem ich einfach zu verrichtende Arbeiten übernahm, wie z.B. Betten machen, Nachttische abwischen, Getränke austeilen oder bei der Körperpflege assistieren. Währenddessen versuchte ich so viel wie möglich von der Interaktion zwischen Patientin oder Patient und Krankenschwester mitzubekommen. Dabei war es wichtig, den Krankenschwestern immer wieder deutlich zu machen, dass ich weder zu stark in die Interaktionen mit einbezogen werden

8 Der Arbeitstag der Ärzte in den beobachteten Krankenhäusern ist – im Gegensatz zu dem der Krankenschwestern – zu großen Teilen unstrukturiert. Jede Ärztin bzw. jeder Arzt teilt sich die eigene Arbeit nach Gutdünken ein, so dass die Visiten der verschiedenen Ärzte zu unterschiedlichen Zeiten beginnen.

wollte, noch ausschließlich zum Mitarbeiten gekommen war, sondern als Forscherin agierte.

Bei diesen Rundgängen und Visiten beobachtete ich die entstehenden Interaktionssituationen mit den Patienten – sowohl zugewanderten als auch deutschen. Ich beschränkte mich dabei nicht auf die Erfassung verbaler (sprachlicher) Kommunikation, sondern beobachtete auch nonverbale (körpersprachliche, gestische, mimische) und paraverbale Äußerungen (Stimmlage und Tonfall). Stichpunkte zur beobachteten Situation notierte ich entweder noch im Patientenzimmer oder auf dem Flur. Zwischendurch hielt ich mich an den für die Mitarbeiter vorgesehenen Orten – in Stationszimmer, Medikamentenraum, auch Kantine o.ä. – auf und beobachtete oder führte mit den Mitarbeitern Gespräche, in denen ich diese auf vorher erlebte Interaktionssituationen ansprach oder über themenrelevante Gebiete befragte. Dabei lehnte ich mich grundsätzlich an die im Leitfaden gestellten Fragen an (siehe Anhang I). Auch zu diesen Gesprächen verfertigte ich im Anschluss kurze Gedächtnisprotokolle. Diese dienten mir als Grundlage für ausführliche Feldnotizen, die ich am selben Tag zu Hause erstellte. Insgesamt entstanden auf diese Weise 73 Feldforschungsprotokolle.

2.7 Qualitative Interviews

Nach Hopf (2003) spielen qualitative Interviews eine wichtige Rolle in ethnographischen, auf teilnehmender Beobachtung basierenden Forschungsprojekten: „Sie dienen hier u.a. der Ermittlung von Expertenwissen über das jeweilige Forschungsfeld, der Erfassung und Analyse der subjektiven Perspektive der Beobachteten oder Erhebungen zu ihrer Biographie“ (2003: 350).

Um einerseits den Befragungsprozess und die Behandlung der Thematik steuern zu können, andererseits jedoch offen bleiben zu können für die Deutungen der Interviewpartner, wurde für die Interviews eine Mischung aus forscher- und subjektstrukturiertem Zugang in Form von Leitfaden-Interviews gewählt (vgl. Flick 1995b: 157-158).

Dabei handelt es sich sowohl bei den eigentlichen Leitfaden- als auch bei den Experten-Interviews um leitfadengestützte Interviews: Liebold/Trinczek (2003) machen darauf aufmerksam, dass es das Verfahren der Experten-Interviews als eine bestimmte Interviewform im Grunde gar nicht gibt; sie meinen, dass das Experten-Interview eigentlich ein Leitfaden-Interview – und damit also ein „leitfadengestütztes Experteninterview“ sei (2003: 1).

Insgesamt wurden 13 Leitfaden- und 2 Experten-Interviews zwischen 30 und 100 Minuten Dauer geführt. Aus einem als Einzelinterview geplanten Leitfaden-Interview wurde spontan und auf Wunsch der Interviewpartnerinnen ein Doppel-Interview, so dass ich mit insgesamt 16 Personen ein Interview führte. Die meisten Interviews fanden im Krankenhaus – in einem Arztzimmer oder einem anderen relativ ruhig gelegenen Raum – statt. Jeweils zwei Interviews wurden in meiner Wohnung, in der Wohnung der Interviewpartner und in einem Café in der Nähe des Krankenhauses durchgeführt. Die Experten-Interviews fanden beide in der Einrichtung statt, in der die Interviewpartner arbeiten. Alle Interviews wurden auf Tonband aufgenommen und vollständig transkribiert. Gesondert wurden Zustandekommen, Rahmenbedingungen und Verlauf der Interviews notiert.

Bei der Befragung der Krankenhausmitarbeiter mittels der Leitfaden-Interviews wurden – nach einer Aufnahme allgemeiner Daten – insgesamt drei Themenblöcke abgefragt:

- *Die Haltung gegenüber dem eigenen Beruf und Arbeitsplatz.* Mit diesen Fragen – z.B. zur beruflichen Zufriedenheit oder zur Kritik am Gesundheitssystem – sollte Aufschluss gewonnen werden über institutionelle, gesellschaftliche oder politische Rahmenbedingungen in der Interaktion mit Patienten.
- *Die Sicht auf Patienten allgemein.* Dieser Fragekomplex zielte auf die Erfassung genereller Schwierigkeiten in der Beziehung zu bzw. Kommunikation mit Patienten.
- *Die Sicht auf zugewanderte Patienten.* Hier wurde nach Besonderheiten in der Kommunikation mit zugewanderten Patienten gefragt.

Bei den Experten-Interviews standen Fragen nach denjenigen Schwierigkeiten im Vordergrund, aufgrund derer Immigranten die Einrichtung aufsuchen. Ziel dieser Interviews war die Darstellung der Probleme aus Patientensicht durch die ‚Experten' sowie deren Wahrnehmung und Deutung auf einer Meta-Ebene. In den Experten-Interviews wurden zwei Themenbereiche erfragt:

- die Einschätzung und Begründung der *kommunikativen Schwierigkeiten,* die zwischen zugewanderten Patienten und Klinikmitarbeitern entstehen, sowie
- die Sicht auf *strukturelle Bedingungen* (Arbeitsbedingungen, Gesundheitssystem u.a.).

Beide Leitfäden finden sich in Anhang I.

Die gestellten Fragen wurden vorab ausformuliert und ihre Reihenfolge festgelegt; jedoch wurden Abweichungen flexibel gehandhabt (vgl. Lamnek 1995, Bd. 2: 65). Beispielsweise wurde die Reihenfolge umgestellt, wenn ein/e Interviewpartner/in wünschte, das Interview wegen Zeitmangels vorzeitig abbrechen zu können; in diesem Fall wurden die wichtigsten Fragen (Komplex 3 der Leitfaden-Interviews) zuerst gestellt, gefolgt von Fragen zu Komplex 2.

2.8 Auswahl und Sampling der Interviewpartner

Bezüglich der Auswahl der Interviewpartner ergab sich das Problem, einerseits möglichst viele verschiedene Perspektiven berücksichtigen, andererseits durch die Auswahl auch die tatsächliche Situation im Krankenhaus abbilden zu müssen. So hätte die Auswahl einer Anzahl von Ärzten verschiedener Hierarchieebenen gegenüber einer ungefähr gleichen Anzahl von Pflegenden in unterschiedlichen Positionen der ersten Forderung entsprochen. Da aber auf einer Station sehr viel mehr Krankenschwestern als Ärzte beschäftigt sind, galt es, deren Überzahl in der Wahl der Interviewpartner entsprechend zu berücksichtigen. Diesbezüglich wurde versucht, einen Mittelweg zu beschreiten. Dabei muss bedacht werden, dass ich mich natürlich nach den auf der jeweiligen Station de facto anwesenden Personen und deren Bereitschaft und Verfügbarkeit richten musste.

Da vermutet wurde, dass die Sichtweisen der befragten Personen aufgrund bestimmter Kriterien voneinander differierten, wurden gemäß der Methode des „Theoretical Sampling“ Vergleichsgruppen gebildet. Für die Bildung dieser Vergleichsgruppen wurden folgende Kriterien als relevant erachtet:

- *der Beruf/Profession der Interviewpartner*, d.h. Zugehörigkeit zur Gruppe der Pflegenden oder der Ärzteschaft. Pro Station führte ich ein Interview mit einer Ärztin/Arzt und zwei Pflegenden.
- *die Position innerhalb der Hierarchie* im Krankenhaus. Hat diejenige Person eine Leitungsfunktion inne oder nicht? Mitarbeiter in leitender Position wurden entsprechend ihres Anteils seltener interviewt als andere.
- *Alter und Berufserfahrung* (Jahre ab Ausbildungsende). Im Krankenhaus überwiegt die Zahl der jüngeren Mitarbeiter, sowohl unter den Pflegenden als auch unter den Ärzten. Dies wurde bei der Wahl der Interviewpartner berücksichtigt.
- *Geschlecht.* Der Korpus der Pflegenden ist fast ausschließlich weiblich, der der Ärzteschaft – ausgehend von der Gesamtzahl aller Ärztinnen und Ärzte, die ich auf den jeweiligen Stationen antraf[9] – zu ungefähr 50 Prozent. Beide Tatbestände spiegeln sich in der Auswahl der Interviewpartner wider.
- *Migrationshintergrund der Mitarbeiter.* Dieses Kriterium wurde in Bezug auf die Thematik dieser Arbeit als besonders wichtig erachtet. Während meiner Feldforschung auf den Stationen hatte ich mit insgesamt 121 Mitarbeitern (auch Auszubildenden) Kontakt, davon waren 113 Mitarbeiter Pflegende oder Ärzte. Von diesen 113 Personen verfügten ca. 30 Prozent über einen Migrationshintergrund (siehe *Tabelle 2*).

9 mit Ärzten im Praktikum und Gastärzten, ohne Studenten im Praktischen Jahr

Die für die Kriterien relevanten Daten wurden vor Beginn eines Interviews abgefragt und nicht auf Tonband aufgenommen.[10]

Tabelle 3: Sampling der Interviewpartner/Klinikpersonal

Profession:

Krankenschwestern/-pfleger	Ärztinnen/Ärzte
9	5

Leitende Position:

ja	zeitweise	nein
1	3	10

Berufserfahrung:

30-39 J.	20-29 J.	10-19 J.	5-9 J.	0-4 J.	Azubi
3	1	1	3	5	1

Alter:

50-59 J.	40-49 J.	30-39 J.	20-29 J.
3	1	5	5

Geschlecht:

weiblich	männlich
12	2

Migrationshintergrund:

ja	nein
4	10

Die Auswahl der ‚Experten' erfolgte hauptsächlich über das Kriterium der Herkunft der zu Interviewenden, da ich mir hierdurch Aufschluss über die Perspektiven von Patientengruppen einer bestimmten kulturellen/nationalen Zugehörigkeit versprach. So führte ich Interviews mit einem türkischstämmigen Mitarbeiter und einer Mitarbeiterin aus Russland durch. Diese beiden Nationalitäten sind die einzigen, die durch Mitarbeiter in der Einrichtung vertreten sind.

10 Hiervon sind die ersten drei Interviews auszunehmen, bei denen ich innerhalb des eigentlichen Interviews die entsprechenden Fragen stellte.

2.9 Vorgehen bei der Auswertung

Bei der Auswertung hielt ich mich in weiterem Sinne an Glaser/Strauss (1967), indem eine Reduktion des Textmaterials durch schrittweise Kategorisierung sowie eine allmähliche Hypothesenbildung vorgenommen wurde. Im Folgenden möchte ich meine Vorgehensweise erläutern.

Bei der Auswertung des Pretests kristallisierte sich als zentrales Thema eine *allgemeine* Typik der Interaktion zwischen Patienten und Mitarbeitern heraus. Auf Basis der Beobachtungsprotokolle wurde von mir ein erstes Modell dieser Interaktion entwickelt, welches ich später, während der Haupterhebung, überprüfte, modifizierte und ergänzte. Von diesem Interaktionsmodell ausgehend, untersuchte ich die Protokolle auf Besonderheiten der Interaktion zwischen *zugewanderten* Patienten und Krankenhausmitarbeitern. Dabei wurden Schlüsselwörter im Text markiert und Themenüberschriften zu einzelnen Absätzen gefunden.

Auf Basis einer Liste dieser ersten Themen wurde anschließend der Leitfaden für die Befragung der Krankenschwestern und Ärzte ausgearbeitet und – nach Abschluss eines Probe-Interviews – modifiziert. Zudem entwickelte ich in Anlehnung an Empfehlungen Meuser/Nagels (1991) einen Leitfaden für die Experten-Interviews.

Nach Abschluss der Haupterhebung und aller Interviews und einer intensiven Auseinandersetzung mit Theorien interkultureller Kommunikation versuchte ich, mögliche Theorien, Themen und Kategorien auf das grob vorstrukturierte Material anzuwenden. Es ergaben sich dabei Kategorien wie z.B. „Kulturelle Differenz", „Sprachprobleme und Dolmetschen", „Macht", „Selbst-/Fremdbilder und Stereotypisierungen" oder „Rolle von Mitarbeitern mit Migrationshintergrund", welche ich an den Texten erprobte.

Neben interkulturell relevanten Themen fielen mir auch Absätze auf, die sich auf den Kontext kommunikativen Handelns bezogen, und zwar sowohl den institutionellen als auch den gesellschaftlichen. Dem übergreifenden Themengebiet „institutioneller Kontext" ordnete ich Kategorien wie „System Krankenhaus", „Arbeitsbedingungen" und „Hierarchie" zu; dem „gesellschaftlichen Kontext" Kategorien wie „soziale Schicht" und „soziale Probleme von Patienten". Manche Kategorien ergaben sich ohne spezifische Zuordnung, so z.B. „Schamgefühle und Körperkontakt", „Umgang mit Tod und negativen Diagnosen", „Rolle der Angehörigen" oder „Medizinersprache".

Mit den so entstandenen Kategorien wertete ich die Interviews aus. Wie an diesem Verfahren zu erkennen ist, lag der Schwerpunkt nicht auf einer intensiven Einzel- oder Tiefenauswertung der Interviews, wie es oft bei biographischen Interviews praktiziert wird, sondern vielmehr auf einer möglichst breiten Analyse aller möglicher Faktoren, die die gegebene Thematik beeinflussen. Entsprechend fertigte ich eine umfassende Tabelle, um einen Überblick über die Antworten der Interviewpartner zu den einzelnen Fragen zu erhalten (vgl. Meuser/Nagel 1991).

Die Kategorien wurden von mir zu Themenblöcken zusammengefasst und, darauf aufbauend, eine erste Gliederung der Arbeit erstellt. Diese Gliederung wurde noch während des Schreibprozesses sukzessive modifiziert und den jeweils neuen Erkenntnissen aus der Auswertung angepasst.

Bei der Durchsicht der Interviews fiel mir ferner auf, dass die Leitfaden-Interviews hinsichtlich bestimmter Themenbereiche und Aussagen verschiedenen Gruppen zugeordnet werden konnten. Bei der Zuordnung folgte ich der Frage, wie die Interviewpartner zugewanderte Patienten wahrnehmen, wie sie über sie sprechen, wie sie sich selbst in Beziehung zu ihnen setzen und wie sie kulturelle Differenz und Multikulturalität bewerten. Ausgehend von kurzen Einzelanalysen wurden von mir typische Muster und Typen isoliert. Die Interviews fasste ich zu vier verschiedenen Gruppen zusammen. Die Ergebnisse dieser Interviewauswertung finden sich in Abschnitt 3.5 unter „Bikulturelle Klinikmitarbeiter als Repräsentanten der Einwanderungsgesellschaft“.

Um Unterschiede zwischen Handlung und Wahrnehmung/Deutung von Handlung aufzudecken, kontrastierte ich zum Schluss die Aussagen *über* die Interaktion mit zugewanderten Patienten (Interviews) mit den von mir angestellten Beobachtungen (Feldforschungsprotokolle).

3 Die empirische Untersuchung

3.1 Zur Einführung: Ein ganz normaler ‚Fall'

Einführend möchte ich den Fall der zugewanderten Patientin Frau G. in Interaktion mit den Mitarbeitern eines Krankenhauses mittels mehrerer Auszüge aus den Feldforschungsprotokollen (FfP)[1] darstellen. Damit soll ein erstes Schlaglicht auf die Problematik geworfen werden. Im Anschluss daran werden nahe liegende Fragen gestellt und eine erste Deutung versucht, bevor zu den Hypothesen und Forschungsansätzen dieser Arbeit (siehe 3.2) übergeleitet wird.
Aus den Feldforschungsprotokollen:

Montag (5. Tag[2])
Visite mit StA E. und PJw F. In Zimmer 99 liegt eine Patientin russischer Herkunft, Frau G., die fast kein Deutsch spricht, aber sehr bemüht wirkt um Verständigung. Mit Hilfe ihrer tätigen und hilfsbereiten Bettnachbarin Frau H. hat sie die (deutschen) Wörter, mit denen sie dem Arzt ihre Beschwerden schildern will, in kyrillischer Schrift aufgeschrieben. Anhand dieser Vokabelliste versucht sie nun dem Arzt zu erklären, was sie hat. Trotzdem klappt es nicht so richtig, alles bleibt diffus: Sie hat den Gesten nach zu schließen wohl etwas am Auge, StA E. vermutet, dass sie eine Augenentzündung habe und untersucht sie dahingehend, findet aber nichts. Außerdem hat sie wohl etwas am Bauch und an den Schultern und muss häufig aufstoßen, wie sie gestisch vermittelt. Man sieht deutlich, wie sie sich mitteilen will, aber da sie nicht auf die Sekundärfragen des Arztes reagieren kann und zudem auch aufgeregt wirkt und die Wörter nicht so schnell findet, gerät alles leicht chaotisch, ich verstehe nicht wirklich, was los ist, StA E. und PJw F. geht es wohl ähnlich. StA E. ist überrascht und interessiert wegen der Liste und schaut sie sich an, kann aber, wie PJw F., Frau H. und ich auch, die Wörter nicht lesen. Zum Schluss, als sich herausstellt, dass sich alles so nicht klären lassen wird, meint er, er würde später eine Krankenschwester, die Russisch spricht (KSrRuss I.), herschicken, um das durch sie klären zu lassen. Frau H. versucht noch zu vermitteln und zu erklären, da sie ihre Bettnachbarin schon ein wenig besser kennt und mit ihr zusammen die Liste erstellt hat. Sie äußert sich enttäuscht, dass das mit der Liste nicht geklappt hat, obwohl sie beide sich doch solche Mühe gemacht hätten. Frau H. meint, am Nachmittag würden sicher auch Angehörige von Frau G. kommen, mit dem Sohn könne man sich einigermaßen unterhalten, er spreche ein wenig Deutsch.

---

1 Ich habe mir vorbehalten, die originalen Feldforschungsprotokolle leicht zu verändern, sofern die Textauszüge durch die Herausnahme aus dem Gesamttext nicht mehr ganz verständlich waren. Die Abkürzungen für die einzelnen Akteure finden sich in Anhang III.

2 Als ich Frau G. kennen lerne, ist sie bereits fünf Tage lang Patientin der betreffenden Station.

Später gehe ich noch mal zu Frau G. und ihrer Bettnachbarin Frau H. hinein, um mich kurz mit ihnen zu unterhalten. Frau H. telefoniert gerade, so unterhalte ich mich erst mal mit Frau G., was für mich schwierig ist, da ich vieles nicht verstehe. Frau G. wirkt sehr bemüht, sich mir zu erklären. Ich verstehe, dass ihr Auge schon in Russland operiert worden sei. (Das hatte ich bei der Visite gar nicht mitbekommen, es hatte sich nach einer Augenentzündung angehört.) Nachdem sie mir länger ihre Beschwerden versucht hat darzulegen, verweise ich auf KSrRuss I., die noch kommen und die Übersetzung in die Hand nehmen werde. Frau G. erzählt mir auch, dass sie einen Sohn und eine Tochter habe und bei der Tochter in [Stadtteil x] wohne. Sie alle wohnen seit drei Jahren hier in Deutschland. Am Ende der Unterredung frage ich sie, ob es noch ein Problem gibt, und sie wird ernst und sagt: „Nein, nur Stimme". Ich verstehe, dass sie bedauert, keine „Stimme", keine Sprache zu haben. Dass sie sich nicht verständigen, sich nicht vermitteln, nicht sprechen kann.
Als ich mich verabschiede, unterbricht Frau H. das Telefongespräch und meint, Frau G. wohne nicht (wie ich es verstanden habe) bei der Tochter, sondern beim Sohn. Dieser könne ein bisschen Deutsch und hätte hier auch schon versucht zu übersetzen; die Tochter dagegen spreche „drei Wörter". Es sei schade, dass ihre eigenen Bemühungen mit der Liste gar nichts gebracht hätten, da Frau G. wohl auch zu aufgeregt gewesen sei, um dem Arzt ihre Beschwerden zu vermitteln. KSrRuss I. sei letztens auch schon hier gewesen, aber der habe Frau G. dann komischerweise gar nicht viel erzählt. Gleichzeitig würde Frau G. aber ihr, Frau H., ganz viel auf Russisch erzählen, was sie ja nicht verstehen könne. Als Frau G. in diesem Moment wieder anfängt, wortreich etwas auf Russisch zu erklären, meint Frau H. laut und genervt: „Ich verstehe nicht, nein, ich verstehe nicht!" Offenbar ist sie frustriert, dass sie Frau G. nicht verstehen kann und außerdem eine Mittlerrolle einnimmt, für die sie nicht geeignet ist.
Von den Krankenschwestern erfahre ich, dass Frau G. schon hier auf der Station lag, bevor Frau H. am Donnerstag hinzukam. Also schon einige Tage, in denen nur ausgeschlossen wurde, dass sie etwas mit dem Herzen hat.
Im Stationszimmer spreche ich mit StA E. darüber, dass ja offenbar undeutlich ist, was Frau G. eigentlich für Beschwerden hat. Er meint aber, sie habe ja nur einen Schmerz an der Schulter, dem müsse man jetzt noch nachgehen. Am Anfang habe man wohl gedacht, sie hätte es mit dem Herzen, das habe man jetzt aber ausgeschlossen, die Befunde seien normal. Ich bin erstaunt, dass sich für StA E. die Lage so transparent darstellt. Ich schildere StA E. kurz, was ich von der Unterredung mit Frau G. verstanden habe. E. sagt daraufhin, er wolle morgen mal eine russische Ärztin von einer anderen Station hinzuziehen.
Übrigens ist KSrRuss I. gar nicht im Dienstplan eingetragen, obwohl ja StA E. zu Frau G. sagte, sie würde heute Nachmittag zum Übersetzen kommen. Vielleicht kommt ja morgen die russische Ärztin (FfP S. 71-73).

Mittwoch (7. Tag)
Vor der Visite teilt mir StA E. mit, gestern Nachmittag seien die Angehörigen von Frau G. da gewesen und hätten übersetzt. Die Augenschmerzen seien gar keine gewesen, sondern sie sei in Russland operiert worden. Eine russische Ärztin ist offenbar nicht hinzugezogen worden, wie StA E. es vorgestern geplant hatte. Als wir hereinkommen, sieht die Patientin wieder sehr nervös und aufmerksam aus. Der Arzt unterhält sich erst mal eine gute Weile mit PJw F. über Werte und Medikation in der Akte, er sitzt auf der Fensterbank, PJw F. und ich auf Stühlen. Dann sagt StA E. zu Frau G., die die ganze Zeit aufmerksam und ein wenig ängstlich zugeschaut hat: „Dann machen wir mal einen Ultraschall des Herzens." Sie versteht das ganz offensichtlich nicht und schaut ihn fragend an. Daraufhin wendet sich StA E. ihrer Bettnachbarin Frau H. zu, die offenbar langsam für das Management von Frau G. zuständig ist, und sagt zu ihr, sie solle ihm Bescheid sagen, wenn die Angehörigen wiederkämen und übersetzen könnten, dann würde er sich noch mal mit ihr unterhalten. Dann verabschiedet er sich von Frau G. mit Handschlag. Diese schaut fragend,

ein wenig verwirrt. Vielleicht wird ihr Frau H. später erklären, was der Arzt gesagt hat.
Der Unterschied zwischen Frau G. und Frau H. als Patientin während der Visite könnte größer nicht sein. Als sich der Arzt nun Frau H. zuwendet, nimmt diese aktiv das Gespräch in die Hand, indem sie sagt, sie wolle nun endlich gegen ihre Verschleimung angehen. (Sie hat eine Lungenentzündung.) Sie diskutiert lange mit dem Arzt über die Medikamente und ihr Übergewicht, mit dem sie sich seit neuestem plagt. Sie zählt dem Arzt genau auf, was sie tagsüber isst und warum sie denkt, dass sie sich ganz gut ernähre. Sie kümmert sich um ihre Gesundheit offenbar sehr bewusst und weiß ihre Anliegen zu vertreten (FfP S. 76-77).

Freitag (9. Tag)
KSr J. berichtet bei der morgendlichen Übergabe in leicht genervtem Tonfall über Zimmer 99: Frau G. habe ja immer ihre eigenen Medikamente. In der Nacht habe sie zu Frau G. hin gestikuliert, darauf habe „die H." gesagt: „Reden Sie Deutsch mit ihr!" KSr K. wirft ein: „Das kann die doch gar nicht." Darauf KSr J.: „Doch, wenn man ganz langsam spricht, dann geht das!"
Bei Frau G. im Zimmer stellt K. während des morgendlichen Pflegerundgangs die Frage nach der ‚Verdauung'. „Toilette?" Frau G. hebt die Hand, zeigt zwei. KSr K. und KSr L. sind ratlos: „Meint sie jetzt zwei Mal ja oder zwei Mal nein?" Sie reden auf sie ein. Frau G. ist sichtlich in Not, sie möchte sich ausdrücken und fängt dann plötzlich auf Russisch an zu reden, Frau H. im Nebenbett schlägt die Augen zum Himmel. Irgendwann löst sich das Problem (ich bekomme nicht mit wie), KSr K. sagt auf jeden Fall: „Also zwei Mal nicht!", und sie ziehen erleichtert ab.
Später erkundige ich mich in Zimmer 99 nach dem Stand der Dinge. Frau H. berichtet mir sehr eindringlich, was sie meint, von und über Frau G. herausbekommen zu haben; ganz sicher sei sie sich aber nicht, schließlich gebe es ja die immensen Sprachprobleme. Aber könnte man da nicht was tun, vielleicht jemanden zum Übersetzen heranholen? Sie meint, Frau G.'s Krankheit sei möglicherweise psychosomatisch bedingt. Ihr Sohn sei seit drei Jahren hier, Frau G. selbst – zusammen mit ihrer Tochter und deren Familie – erst seit drei Monaten. Zum Sohn halte sie Abstand, die Tochter sei o.k., mit ihr und ihrer Familie wohne sie auch zusammen – zu fünft in einem 1-Zimmer-Appartment. Beide Kinder wollten, dass Frau G. bei ihnen wohne, dabei scheine es ihnen aber ums Geld, das Frau G. aus ihrer Rente/Sozialhilfe in den Haushalt einbringt, zu gehen. Das Verhältnis zu ihren Kindern sieht nach Auffassung Frau H.'s nicht besonders herzlich aus. Frau G. wolle gerne alleine wohnen, in Ruhe, in einer Seniorenwohnung. Zur Bestätigung fragt Frau H. noch einmal Frau G.: „G. allein! Ja? G. allein wohnen?", und untermalt dies durch Gesten, die ein Haus umschreiben. Frau G., die die ganze Zeit hochgradig aufmerksam unsere Unterredung verfolgt hat, nickt heftig bestätigend. Das Problem sei nun, fährt Frau H. fort, dass der Sohn bisher als Dolmetscher fungiert habe und Frau G. ihren Wunsch, alleine zu leben, dem Arzt natürlich nicht über ihn und in seiner Anwesenheit vortragen könne. Frau H. fragt nun, ob man hier nicht den Sozialdienst einschalten könne, in Verband mit einem russischen Dolmetscher. Sie sei sich eben nicht ganz sicher, ob das alles so stimme, was sie meint, herausgehört zu haben. Ich erwähne GÄRuss M., die ich von einer anderen Station kenne. Über die russischsprachige Krankenschwester auf der hiesigen Station, KSrRuss I., meint Frau H., diese sei nur einmal kurz reingekommen, hätte gefragt „Wie geht's?", und sei wieder draußen gewesen. Die hätte sich gar nicht richtig interessiert. Frau H. hat nach eigenem Bekunden jahrzehntelang ihre Mutter gepflegt und möchte sich nun eigentlich erst mal um sich kümmern. Aber es täte ihr doch in der Seele weh, Frau G. hier so zu sehen, in dieser offensichtlich schlimmen Lage – zu sehen, dass sie irgendwas habe und nicht herauskönne damit. Darum habe sie versucht, mit ihr zu reden. Ich sage, ich würde StA E. alles ausrichten. Dieser ist allerdings den ganzen Vormittag unten beim Ultraschall. Deswegen sage ich zu Frau H. als ich gehe, sie solle ihm das alles so erzählen, wie sie es mir erzählt hat.

Als ich den Krankenschwestern die Geschichte erzähle, ist KSr K.'s erste Reaktion: „Na die H. erzählt aber auch viel." Dann: „Da muss sich doch StA E. drum kümmern!" Die anderen Schwestern stimmen zu (FfP S. 78, 80-81).

Dienstag (13. Tag)
Bei Frau G. im Zimmer ist die Frau vom Sozialdienst, SozAw N., zusammen mit einer dolmetschenden Krankenschwester, die ich nicht kenne. Leider kann ich mich nicht einfach so dazustellen, da ich mich SozAw N. noch nicht vorgestellt habe. Ich frage StA E., ob Frau H. recht gehabt habe mit ihrer Vermutung, dass Frau G. allein leben wolle, und er bejaht.
Von SozAw N. höre ich später, Frau G. sei ganz enttäuscht gewesen, dass man ihr keine eigene Wohnung besorgen könne. Das hinge mit den enorm hohen Erwartungen vieler Einwanderer an Deutschland und die deutsche Medizin zusammen, die könne man kaum befriedigen.
Bei der Visite in ihrem Zimmer sagt StA E. zu Frau G., er würde später noch einmal mit KSrRuss O. (die nach längerer Zeit wieder auf der Station arbeitet) zusammen zu ihr kommen.
Später frage ich StA E., was sich denn übers Wochenende mit Frau G. getan habe. Er sagt trocken, die Sozialarbeiterin wolle versuchen, ihr eine Wohnung zu besorgen, nur hätte sie vom Sozialamt aus keinen Anspruch auf eine eigene Wohnung. Da müsse sie schon selber aktiv werden. Morgen könne sie wahrscheinlich nach Hause, wegen ihrer Beschwerden würde sie ambulant behandelt werden, bei einem Orthopäden.
Ich frage KSrRuss O., ob sie später für Frau G. übersetzen werde. Ja, meint sie, aber sie würde es nicht so gern machen. Es falle ihr sehr schwer, sie schaffe es nicht perfekt, wolle es aber gern perfekt machen. Ich frage, ob Russisch nicht ihre Muttersprache sei. Sie meint, doch, aber sie sei als Zwölfjährige nach Deutschland gekommen, und in der Familie würden sie seitdem nicht mehr richtig Russisch sprechen, sie hätten sich damals gut integrieren wollen.
Bei der Nachmittags-Übergabe sagt KSr P. über den ‚Fall G.': Es würde mit Frau G. nicht klappen, wenn sich der Arzt nicht hinstelle und was tue.
Die Visite mit StA E. und KSrRuss O. verpasse ich. Ich verabrede mit KSrRuss O., dass sie mir morgen von dem Gespräch erzählt (FfP S. 82, 93).

Mittwoch (14. Tag)
Ich erkundige mich bei KSrRuss O. nach Frau G. und wie die Visite mit ihr verlaufen sei. Sie sagt, sie sei gar nicht zusammen mit StA E. bei ihr gewesen, um zu dolmetschen. StA E. habe nur zu ihr (O.) gesagt, sie solle Frau G. sagen, dass sie morgen nach Hause gehen könne. Und das habe sie auch gemacht. Über die Wohnungsgeschichte wurde nicht noch mal gesprochen (FfP S. 83).

Dieses Beispiel wirft vielfältige Fragen auf. Die Verwirrung, die um den ‚Fall Frau G.' herum entstanden ist, ist in dieser Passage wohl hinreichend deutlich geworden. Die Auszüge zeigen, dass Kommunikationsstörungen sehr komplexer Natur sein können und einseitige Schuldzuweisungen in den seltensten Fällen angebracht sind – obwohl der Fall dazu verführt, das Handeln der Akteure vorschnell zu bewerten und zu interpretieren. Dies soll hier so vorsichtig wie möglich versucht werden, da die möglichen Beweggründe und Ursachen für deren Handeln in diesem Falle stark im Dunkeln liegen.

Zunächst einmal stellt sich die Frage: Was hat eigentlich die Patientin, Frau G.? Ist sie tatsächlich wegen diverser körperlicher Gebrechen in die Klinik gekommen? Und wenn ja: Sind ihre körperlichen Leiden tatsächlich psychosomatisch aus der häuslichen Situation bedingt? Oder ist sie bewusst gekommen, um der Enge zu Hause zu entfliehen und sich von anderswoher Hilfe bei der Lösung ihrer Konflikte zu holen?

Kann man entsprechend Frau G. nach ihrem zweiwöchigen Aufenthalt als ‚geheilt entlassen' bezeichnen? Was wird unternommen, um die Patientin gesund zu machen? Warum veranlasst er einen Ultraschall des Herzens, als der Verdacht, sie habe etwas am Herzen, bereits ausgeschlossen war? Hat der Stationsarzt StA E.tatsächlich ein Bild davon, was der Patientin fehlt? Oder interessiert es ihn nicht wirklich, und er gibt sich mit einer ungefähren Diagnose zufrieden? Warum nutzt er nicht die Gelegenheit, die russischsprachige Gastärztin oder KSrRuss O. als Dolmetscherinnen einzuschalten?

Warum hat KSrRuss I. offenbar kein Interesse daran zu dolmetschen?

Wer ist eigentlich auf der Station tatsächlich verantwortlich dafür, dass „etwas gemacht wird" – der Arzt? Oder auch die Krankenschwestern? Oder der Mitmensch – in diesem Falle Frau H.? Warum versucht Frau G. selbst nicht, sich einer russischsprachigen Person zu offenbaren? Weil ihr Problem ein diskret zu handhabendes ist? Oder ist sie zu schüchtern, um auf eine Aussprache zu dringen? Warum spricht Frau G. dagegen mit ihrer Bettnachbarin Frau H., die kein Russisch kann, immer wieder Russisch und versucht, sich ihr verständlich zu machen, während sie mit KSrRuss I. fast nichts redet?

Festgestellt werden kann zunächst einmal, dass ohne die sprachlichen Schwierigkeiten die Missverständnisse und Verwirrungen sicherlich gar nicht erst entstanden wären. Sie stehen also bei dieser Problematik in gewisser Weise im Vordergrund. Aber es wäre falsch, diese als alleinige Ursache für die Verständigungsprobleme auszumachen: Schließlich gibt es zumindest zwei russischsprachige Krankenschwestern und eine Ärztin, die als Dolmetscherinnen fungieren könnten – auch wenn KSrRuss O. von sich behauptet, die russische Sprache nicht gut genug zu sprechen, um als Dolmetscherin in Frage zu kommen.

Insgesamt wirken praktisch alle beteiligten Mitarbeiter wenig motiviert, zur Verständigung beizutragen: Die beiden russischsprachigen Krankenschwestern, die anderen beteiligten Krankenschwestern und auch der Stationsarzt hinterlassen den Eindruck, nicht wirklich an einer Aufklärung interessiert zu sein. Tatsächlich scheint Frau G.'s Mitpatientin, Frau H., diejenige Person zu sein, die am beharrlichsten versucht, Frau G. zu helfen und ihr zu entlocken, was eigentlich mit ihr los ist. Aber letztendlich kann wegen der massiven Sprachbarriere auch sie nur spekulieren – was sie auch offen zugibt. Frau H. ist jedoch von der ihr zugewiesenen Rolle, der einer Vermittlerin, vollkommen überfordert, was sich in ihrem genervten Ausruf „Ich verstehe nicht, nein, ich verstehe nicht!" äußert. Doch die zumindest scheinbare Gleichgültigkeit der Mitarbeiter im Krankenhaus bewegt sie offenbar dazu, sich für ihre Mitpatientin, die ihr leid tut, einzusetzen – was ihr übrigens in keiner Weise gedankt wird. Stattdessen stoßen sich die Mitarbeiter an der offensiven Art von Frau H. und äußern sich abschätzig über sie: „Na die H. erzählt aber auch viel."

Andererseits macht sich StA E. Frau H.'s Engagement für Frau G. durchaus zunutze: Er lässt Frau G. mit einer Diagnose bzw. Behandlungsankündigung („Ultraschall des Herzens") alleine, die sie nicht verstehen kann und die er ihr auch nicht anderweitig näher zu bringen versucht und verlässt sich darauf, dass Frau H. ihr dies in mühevoller ‚Übersetzungs'-Arbeit verständlich machen wird. Dabei trägt er ihr auf, ihm Bescheid zu geben, wenn die Angehörigen von Frau G. kommen.

Auf diese Weise delegiert StA E. die Verantwortung an Frau H. Später wird Frau G. von ihm dem Sozialdienst des Krankenhauses zugeschoben, und mit ihrer Entlassung dem ambulant weiterbehandelnden Arzt. Auch die Krankenschwestern delegieren die Verantwortung – an den Arzt. Der Ausspruch „Es klappt nicht, wenn sich nicht der Arzt hinstellt und was tut." verweist darauf, dass diese sich nicht dazu berufen fühlen, in Zusammenhang mit Frau G. selbsttätig aktiv zu werden.

Erkennbar wird aus den genannten Ausführungen, dass diese ‚interkulturelle' Situation von mehreren Faktoren durchdrungen ist, die allesamt recht wenig mit Kultur zu tun haben:

So stellt sich das Krankenhaus als Institution dar, in der aufgrund der starken Hierarchisierung und *Spezialisierung der Berufsgruppen* das Delegieren von Verantwortung ohne weiteres möglich ist.

Das *Machtgefälle* zwischen dem Klinikpersonal und den beiden Patientinnen Frau G. und Frau H. erlaubt es, dass sich letztlich das Personal mit seiner Rollenzuweisung gegenüber den Patientinnen durchsetzt. Dabei liefern die Sprachschwierigkeiten einen guten *Vorwand* für die Mitarbeiter, um sich mit den Problemen der Patientin G. nicht befassen zu müssen.

Nicht alle Mitarbeiter agieren gleich: Es gibt *Spielräume* für deren Handeln. Als Beispiel dafür mag die unterschiedliche Auffassung zwischen zwei Krankenschwestern bzgl. der Möglichkeiten zur Verständigung mit Frau G. dienen: KSr J. ist der Auffassung, man könne sich mit der Patientin auf Deutsch verständigen, wenn man langsam spreche; KSr K. dagegen meint, mit Frau G. sei eine Verständigung auf Deutsch praktisch nicht möglich. Zu vermuten ist, dass ihre Einstellung auch das Handeln der beiden Krankenschwestern beeinflusst.

Die Gründe für die offensichtlich *geringe Motivation der Mitarbeiter*, sich für Frau G. einzusetzen, liegen einigermaßen im Dunkeln. Haben sie einfach keine Lust dazu? Sind sie überarbeitet, überfordert?

Möglicherweise tragen auch die von der Sozialarbeiterin vermuteten *hohen Erwartungen zugewanderter Patienten* an die Institution Krankenhaus zu grundlegenden Missverständnissen bei.

Im folgenden Teil der Arbeit wird gezeigt, auf welche Art und Weise diese und andere Faktoren das interkulturelle Kommunizieren beeinflussen. Im nächsten Abschnitt (3.2) werden zunächst die zentralen Hypothesen und der Forschungsansatz dieser Arbeit erläutert.

3.2 Hypothesen und Forschungsansatz

In diesem Abschnitt sollen die Hypothesen, die sich während des Forschungsprozesses herausbildeten und in Auseinandersetzung mit theoretischen Modellen in einen eigenen Forschungsansatz mündeten, dargelegt werden.

In Anlehnung an Liedkes (1997) Postulat, dass der Einfluss von Institutionen auf die interkulturelle Kommunikation gemeinhin unterschätzt werde, wird angenommen, dass die *Institution Krankenhaus* und deren Rahmenbedingungen die Interaktion zwischen Klinikpersonal und zugewanderten Patienten stark beeinflusst. So ist für die Analyse der Interaktion zwischen Klinikpersonal und zugewanderten Patienten auch die im Krankenhaus typische *allgemeine* Interaktion zwischen Patienten und Personal von Belang. Daher wird zunächst dargestellt, wie und nach welchen Regeln Krankenhauspersonal und Patienten *generell* typischerweise miteinander kommunizieren (siehe 3.3). Besonderes Augenmerk gilt dabei den Fragen, welche *Rollen* von den Akteuren jeweils eingenommen werden, welche *Konflikte* sich aus den spezifischen Konstellationen ergeben, welche *Interessen und Erwartungen* bestehen, und was für *Handlungsstrategien* entsprechend eingesetzt werden (siehe 1.5).

Aufbauend auf diesem ersten Modell einer allgemeinen Interaktion wird gefragt, welche Gemeinsamkeiten und welche Unterschiede in der Interaktion zwischen *zugewanderten* und *deutschen* Patienten mit dem Personal bestehen. Angenommen wird, dass sich bestimmte Muster der Interaktion, wie sie im Krankenhaus allgemein typisch sind, auch in der Interaktion zwischen zugewanderten Patienten und Klinikpersonal wiederfinden, dass diese von den Akteuren jedoch teilweise in einen anderen Rahmen gesetzt und anders gedeutet werden.

Insgesamt wird bei der Analyse der Interaktion zwischen Krankenhauspersonal und zugewanderten Patienten auf das unter 1.2 vorgestellte Modell *interkultureller Kommunikation* von Auernheimer (2002a, 2000) zurückgegriffen. Zur besseren Operationalisierbarkeit wurde sein „Vier-Dimensionen-Modell“ leicht modifiziert und als entscheidende Faktoren, welche die interkulturelle Kommunikation im Krankenhaus beeinflussen, folgende Dimensionen erachtet:

- sprachliche Schwierigkeiten,[3]
- Machtasymmetrien,
- kulturelle Differenzen,
- gegenseitige Fremdbilder, Zuschreibungen und Stereotype.

Die Darstellung im zentralen empirischen Teil (3.4) folgt diesem Schema.

Dabei wird nicht nur auf die spezifische Interaktion zwischen zugewanderten Patienten und Personal eingegangen, sondern es werden auch die Rollen

3 Die Bedeutsamkeit dieses Themas für die interkulturelle Kommunikation im Krankenhaus wurde in der Diskussion des Forschungsstandes zum Thema ‚Migration und Gesundheit' (siehe 1.4) hervorgehoben.

anderer Akteure beleuchtet – *Angehöriger* der zugewanderten Patienten, *Mitpatienten* und *professioneller Dolmetscher*. In besonderem Maße wird auf die Position eingegangen, die Mitarbeiter mit Migrationshintergrund – die ich im Folgenden je nachdem *bilinguale* oder *bikulturelle Mitarbeiter* nenne – im Interaktionsgeschehen einnehmen.

Da Interaktion in der Institution Krankenhaus nicht losgelöst vom *gesellschaftlichen Kontext* stattfindet, soll im letzten Kapitel (3.5) auf die Frage eingegangen werden, welche äußeren Faktoren auf die Interaktion zwischen Klinikpersonal und zugewanderten Patienten einwirken. Drei Themenfelder werden dabei ausführlich diskutiert:

- der Trend zu Personaleinsparungen im Gesundheitswesen und in anderen gesellschaftlichen Institutionen und die Folgen für die Interaktion zwischen den Akteuren,
- besondere Probleme und Ressourcen von Einwanderern, welche von außen an die Institution Krankenhaus herangetragen werden und die Interaktion mit den Klinikmitarbeitern beeinflussen, sowie
- die Tendenz der deutschen Gesellschaft, sich zu einer Einwanderungsgesellschaft zu entwickeln. Dies zeigt sich darin, dass die Zahl interkultureller Kontakte, auch im Krankenhaus, steigt und immer mehr zweisprachige bzw. bikulturelle Mitarbeiter im Gesundheitssektor eingestellt werden, wodurch diese das deutsche Gesundheitswesen zunehmend mitgestalten. Die Folgen der zuletzt genannten Entwicklung sollen im Abschnitt „Bikulturelle Mitarbeiter als Repräsentanten der Einwanderungsgesellschaft" diskutiert werden.

3.3 Zum institutionellen Kontext: Interaktion zwischen Patienten und Klinikpersonal

3.3.1 Interessen- und Erwartungsdivergenzen

Im Folgenden soll herausgearbeitet werden, welche Formen der Interaktion zwischen Patienten und Mitarbeitern innerhalb der Institution Krankenhaus als typisch gelten können. Ich stütze mich bei der Darstellung auf die während der Feldforschung entstandenen Beobachtungsprotokolle sowie auf die Interviews mit Klinikmitarbeitern.

Als Kernpunkt der kommunikativen Schwierigkeiten zwischen Klinikmitarbeitern und Patienten ist der Umstand zu werten, dass beide Seiten grundsätzlich verschiedene, mitunter sogar einander entgegengesetzte Bedürfnisse, Interessen und Erwartungen haben.

Zu den Interessen von Patienten zählt es, für ihre Lage Mitgefühl und Verständnis, tätige Hilfe und Trost durch Mitarbeiter zu erhalten. Sie bedürfen aufmunternder Worte, mitfühlender Gesten, der Einfühlung und Empathie, des Gefühls, umsorgt zu werden. Sie sind ihrer speziellen Situation und ihrem Zustand entsprechend äußerst bedürftig und näheorientiert. Patienten erwarten, dass Mitarbeiter sich ihnen und ihren Leiden so ausführlich und geduldig wie möglich widmen, so zum Beispiel, indem sie sie detailliert und verständlich über die Beschaffenheit und die Heilungsaussichten ihrer Krankheit informieren und indem sie sie trösten.

Klinikmitarbeiter dagegen erwarten von Patienten in erster Linie Kooperation mit der Arbeitsweise des Personals und mit den Erfordernissen des Stationsalltags. Da der Krankenhausalltag geprägt ist von großem Zeitmangel und häufiger Arbeitsüberlastung seitens der Mitarbeiter, ist diesen stark daran gelegen, Zeit und Energie an Patienten zu sparen; diese sollen sich nach Möglichkeit dem Klinikbetrieb anpassen und weder viel ‚Arbeit' machen noch größere Schwierigkeiten bereiten. Dies beinhaltet auch eine gewisse emotionale Distanz zu den Patienten und ihren Leiden, die zwar nicht dem Berufsethos des altruistischen Helfers entspricht, auf der anderen Seite aber bis zu einem gewissen Grad unerlässlich ist, um die tägliche Stationsarbeit angemessen zu bewältigen. Für ihren Einsatz und ihre Hilfe bedürfen Klinikmitarbeiter des Danks und der Anerkennung von Seiten der Patienten (siehe Abbildung 1).

Diese unterschiedlichen Interessen und Erwartungen von Patienten und Mitarbeitern passen schlecht zusammen und müssen geradezu zwangsläufig zu Konflikten führen. Ein typischer Konflikt:

Ich beobachte, wie KSr B. Herrn C.s Frühstück abräumen will, sie fragt ihn freundlich, ob er fertig sei. Ein (geschmiertes) Brot liegt noch da, dazu viele Pillen. Er meckert ein wenig, den Rest bekomme ich nicht mit. Kurz darauf kommt KSr B. ins Stationszimmer und verkündet, Herr C. habe gesagt, dass alle Ärzte und Krankenschwestern hier Arschlöcher seien. Die Schwestern sind empört, KSr D., die heute für ihn zuständig ist, geht – zusammen mit KSr E., die ihm nach eigener Aussage heute Morgen „mit so viel Hingabe" die Brote geschmiert hat – zu ihm. Sie habe gehört, dass er das Personal Arschlöcher genannt habe, stellt ihn KSr D. freundlich, aber bestimmt zur Rede. Was es denn damit auf sich habe? Herr C. sitzt auf dem Bett und starrt bockig vor sich hin. Er grummelt, als die Schwestern immer wieder nachfragen, was ihn denn so störe, was man denn heute falsch gemacht habe. „Was möchten Sie denn?", fragt KSr D. Da platzt es aus ihm heraus: „Ich möchte, dass man mich hier endlich wie einen Mensch behandelt!", dazu haut er mit der Faust aufs Kissen und macht ein kindlich-bockiges Gesicht. Es folgen jedoch keine Argumente oder Anschuldigungen. KSr D. bleibt zwar in der Sache hart, aber für meine Begriffe erstaunlich freundlich. So schafft sie es am Ende, dass er sich zwar grummelnd und widerstrebend, aber immerhin – die vielen Tabletten von ihr reichen lässt und sie schluckt. Zurück im Stationszimmer machen die Schwestern ihrer Empörung Luft und vergleichen Herrn C. mit dessen Bettnachbarn Herrn F. Dabei nimmt KSr D. Herrn C. nicht mehr wegen seiner Behinderung in Schutz, wie vorher geschehen. KSr B. ist der Meinung, der Patient werde von seiner Frau zu stark verwöhnt, die lese ihm jeden Wunsch von den Augen ab (FfP S. 137).

Das Beispiel zeigt, dass bei diesem Konflikt die unterschiedlichen, oben genannten Interessen der Beteiligten im Mittelpunkt stehen: Herr C. möchte „endlich wie ein Mensch behandelt" werden, er verlangt von den Krankenschwestern Zuwendung und Aufmerksamkeit, fordert sie geradezu ein. Bezeichnenderweise beruhigt er sich genau an dem Punkt, an dem diese sich

Abbildung 1: Interessen- und Erwartungsdivergenzen

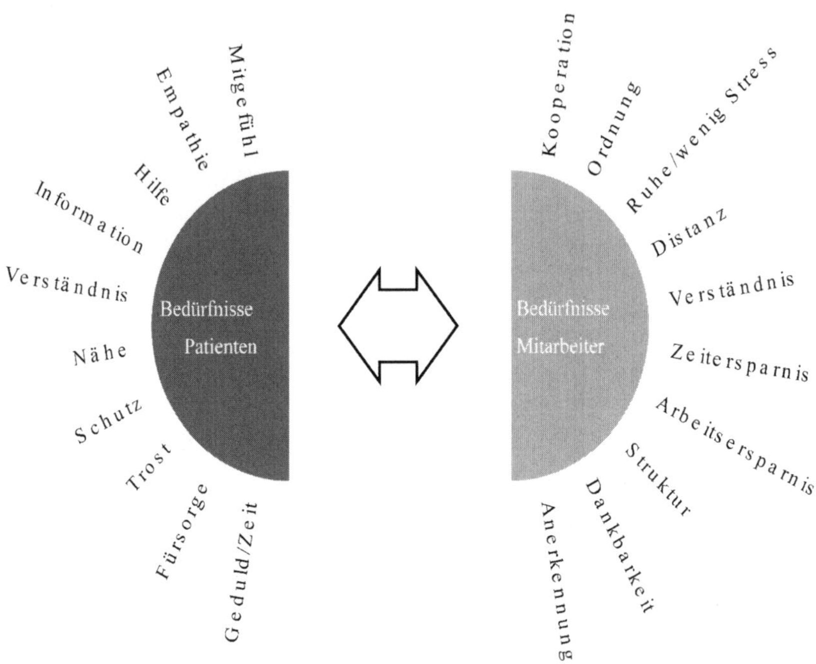

ihm erneut eingehend widmen und versuchen, ihm mit viel diplomatischem Geschick die Tabletten einzuflößen. Die Krankenschwestern ihrerseits sind verärgert über die Aufsässigkeit des Patienten, über seinen Undank, obwohl sie ihm aus ihrer Sicht schon so viel Zeit und Aufmerksamkeit gewidmet haben. Sie ärgern sich über seine mangelnde Anerkennung und hätten lieber einen braveren, bescheideneren und umgänglicheren Patienten.

Im Krankenhaus wird zwischen Patienten und Mitarbeitern sehr häufig gerungen um das Verhältnis von Nähe und Distanz, um Zeit und Mühe, die Mitarbeiter für Patienten verwenden, um gegenseitiges Verständnis sowie den Anteil an Aufmerksamkeit und Zuwendung für Patienten. Aufgrund des allgegenwärtigen Machtgefälles zwischen Mitarbeitern und Patienten nehmen besonders die Ärzte dabei gewöhnlich die überlegene Position ein, d.h. sie sind stärker als diese in der Lage, die Situation zu steuern und zu definieren. Allerdings verfügen – wie an diesem Beispiel deutlich zu sehen ist – auch Patienten über Strategien, um ihre Interessen zu vertreten.

Neben konfliktuösen Situationen, die sich aus dem offenen Aufeinanderprallen von unterschiedlichen Interessen ergeben, existieren natürlich auch andere Wege des Umgangs miteinander. So beobachtete ich in vielen Situationen eine große Harmonie und Stimmigkeit in der Interaktion zwischen Klinikpersonal und Patienten. Diese Harmonie ergab sich, wenn das Personal sich den Bedürfnissen der Patienten anpasste, sich einfühlte in deren Lage und entsprechend handelte. Umgekehrt passten sich auch Patienten häufig den Erwartungen der Mitarbeiter an, so dass sich Situationen mit Konfliktpotential nicht zu tatsächlichen Konflikten auswuchsen.

Eine dritte Möglichkeit der Reaktion war gegeben, wenn entweder auf Initiative der Patienten oder aber der Mitarbeiter hin ein ‚Ausstieg' aus der für das Krankenhaus typischen Rollenverteilung stattfand. Die angestammten Rollen von Patienten und Mitarbeitern wurden in diesen Fällen vertauscht, auf den Kopf gestellt, konterkariert, wie weiter unten ausführlicher besprochen werden soll. Solche Situationen traten jedoch eher selten auf.

Im Abschnitt „Konflikte um Nähe und Distanz" soll gezeigt werden, welche Konflikte sich aus den beschriebenen Interessengegensätzen ergeben können. Im darauf folgenden Abschnitt werden die oben erwähnten „positiven Interaktionsverläufe" behandelt, danach Möglichkeiten des Ausstiegs aus der Situation. Alle diese Optionen wurden in Abbildung 2 vereinfacht dargestellt.

Eine solche Vereinfachung wie die hier vorgenommene birgt natürlich die Gefahr zu pauschalisieren und alle Patienten bzw. Mitarbeiter über einen Kamm zu scheren. Selbstverständlich verhalten sich nicht alle Mitarbeiter und Patienten gleich. Um zu zeigen, dass auch innerhalb eines gegebenen Rahmens – in diesem Fall des bereits erörterten Modells divergierender Interessen und Erwartungen – sehr unterschiedliche Handlungsweisen möglich sind, werden im Abschnitt „Handlungsspielräume" verschiedene Reaktionsweisen von Krankenhausmitarbeitern in ähnlichen Situationen miteinander verglichen.

Zuletzt werden Strategien behandelt, die von Mitarbeitern und Patienten angewendet werden, um ihre Interessen und Bedürfnisse gegen die andere Seite durchzusetzen.

3.3.2 Negative Interaktionsverläufe: Konflikte um Nähe und Distanz

Kritisch wahrgenommene Patienten

Aus Mitarbeitersicht sind es ganz bestimmte Patienten, die immer wieder Schwierigkeiten bereiten und die entsprechend Mitarbeiter dazu veranlassen, ihnen Grenzen aufzuzeigen. Ich habe durch Beobachtungen und Interviews[4] mit Mitarbeitern acht verschiedene Typen von Verhaltensweisen bei Patienten finden können, welche den Mitarbeitern ‚schwierig' erschienen. Dabei kann es zu Überlagerungen kommen, da ein Patient mehrere dieser Verhaltensweisen zeigen kann. Auch ist dieses Modell nicht dahingehend zu missverstehen, dass jeder einzelne Patient jeweils eindeutig einem bestimmten Typus zugeordnet werden kann: Patienten handeln – wie andere Menschen auch – je nach

4 Zu den Interviews: siehe die Hinweise zur Transkription in Anhang II.

Abbildung 2: Typische Interaktionsverläufe aufgrund unterschiedlicher Interessen und Erwartungen

Positive Interaktionsverläufe: Anpassung und Empathie

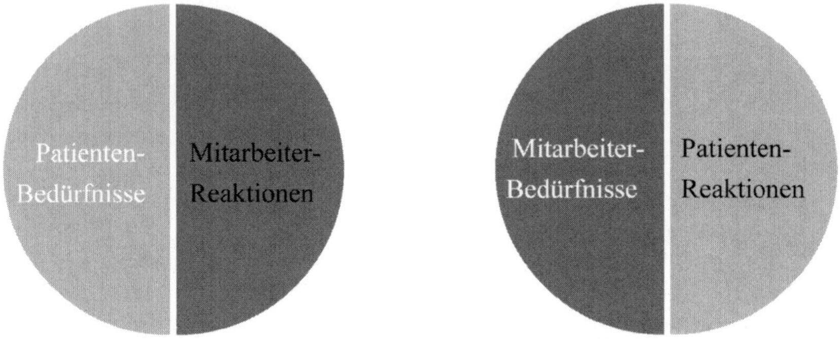

Negative Interaktionsverläufe: Konflikte um Nähe und Distanz

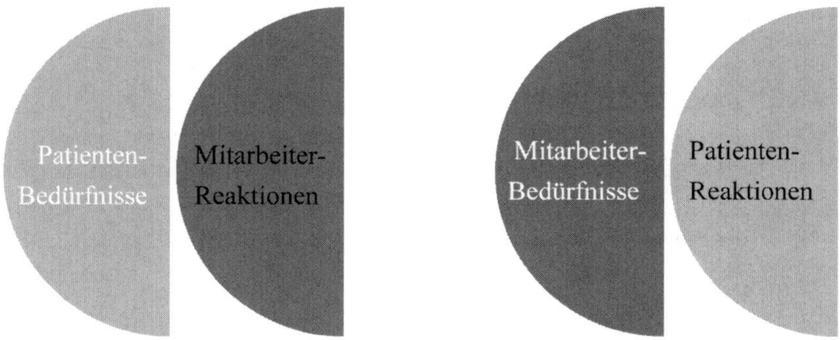

‚Ausstieg' aus der Rolle

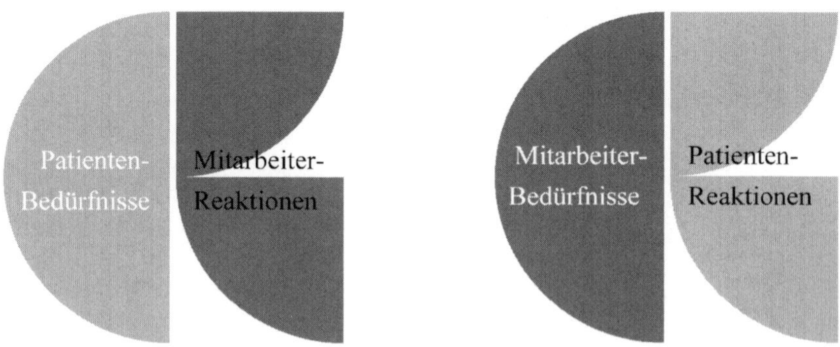

Tagesform oder Situation unterschiedlich. Zudem nehmen nicht alle Mitarbeiter dieselben Patienten kritisch wahr; vielmehr sollen hier nur allgemeine Tendenzen festgehalten werden. Einen Überblick über kritisch wahrgenommene Patiententypen zeigt Abbildung 3.

Abbildung 3: Konflikte um Nähe und Distanz aus Mitarbeiterperspektive: Kritisch wahrgenommene Patienten

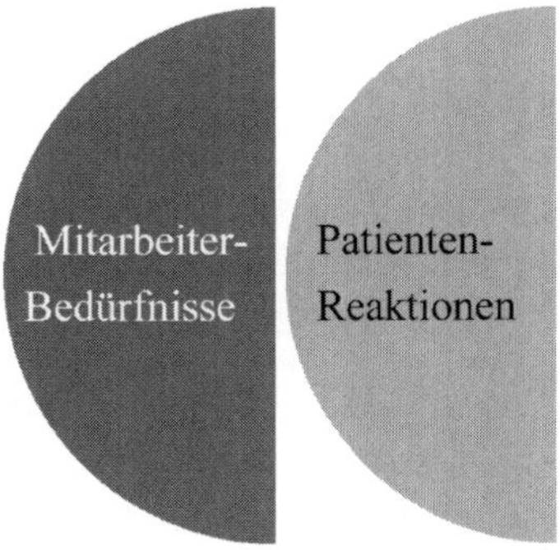

- anspruchsvolle und unkooperative Patienten
- Patienten, mit denen die Verständigung
- eingeschränkt ist
- wehleidige, klagende Patienten
- Patienten, die ‚nichts haben'
- pflege- und arbeitsintensive Patienten
- kritische Patienten
- aggressive Patienten
- Alkoholiker und Drogenabhängige

(1) Anspruchsvolle und unkooperative Patienten

Diese Patienten halten sich aus Sicht des Krankenhauspersonals nicht an die ungeschriebenen Regeln des Stationsalltags, sie sind oft ‚unverschämt' und fordernd. Häufig stellen diese Patienten hohe Ansprüche, wollen ‚Extrawürste' und ziehen auf diese Weise viel Aufmerksamkeit der Mitarbeiter auf sich.

In einem Interview formuliert eine Ärztin ihre Probleme mit besonders anspruchsvollen Patienten folgendermaßen:

B: 'Ne Freundin von mir, die hat gerade AiP angefangen, und die ist jetzt auf der Privatstation, das sind ja so Stationen, wo ich Gott sei Dank immer gut rumgekommen bin, weil ich mit so 'nem Anspruchsdenken so schwer klarkomme. Wo dann so 'ne Patientin ihr auf dem Gang begegnete und sagte halt: „Ich will aber ein Blutbild, von der Lunge!" Die junge Kollegin sagte halt so: „Warum denn, da ist doch gar nichts." – „Ich zahle 870 DM pro Tag, und ich möchte jetzt ein Röntgenbild haben!" Und dann sagte *[Name der Kollegin]* wohl so: „Ja, das brauchen wir doch gar nicht bei Ihnen." – „Ich habe darauf ein Anrecht!" Ja? Und: „Ich bezahle es Ihnen!" Oder letztens sagte halt auch einer zu mir [...] – der hatte mich ganz furchtbar angepöbelt [...]. Und dann sagte ich so: „Nicht mit dem Ton, ich geh jetzt raus, wenn Sie mich jetzt anpöbeln, das hab ich nicht nötig." Da meint er so zu mir: „Sie zeig' ich an, ich bezahl' Sie schließlich!" – Ja? Also das sind so Sachen, da komm' ich schwer mit klar. [...] Das sind halt so Anspruchsdenken, die in meinen Augen völlig ungerechtfertigt sind, und – das geht nicht (Interview Nr. 12, S. 16).

Aus dieser Passage wird deutlich, dass die Ärztin sich ganz besonders über die Anspruchshaltung der Patientin ärgert. Auch einige Feldbeobachtungen geben Aufschluss über Schwierigkeiten des Personals mit fordernden und anspruchsvollen Patienten:

Über Frau I. wurde bei der Übergabe gemeckert: Was die für Ansprüche habe und wie sie ständig bedient werden wolle! KSr J. erzählt, wie sie in der Nacht immer wieder irgendwas habe haben wollen. Für sie (KSr J.) sei es ja in Ordnung, meint sie dazu, sie schlafe sich später aus. „Aber wie muss das für die pflegenden Angehörigen sein, wenn die Frau ständig ihre Ansprüche anmeldet?“ Als dann jemand wegen Frau I. anruft, und eine andere Schwester abnimmt, ruft KSr K. laut zum Telefon hin: „Die wollen wir nicht!“ (FfP S. 143)

Aus den Äußerungen wird ersichtlich, dass das Personal ungehalten auf Patienten reagiert, die hohe Ansprüche und Forderungen stellen.

(2) Patienten, mit denen die Verständigung eingeschränkt ist
Mit einigen Patienten ist die Verständigung aus der Perspektive der Mitarbeiter schwierig – krankheitsbedingt (z.B. durch Demenz, starke Schwerhörigkeit, einen Schlaganfall oder aufgrund langjährigen Alkoholkonsums) oder durch fehlende Sprachkompetenz. Aber auch Patienten, die aufgrund ihres Alters oder einer geringen Bildung kommunikativ eingeschränkt sind und denen schwierige medizinische Sachverhalte nicht problemlos zu vermitteln sind, fallen unter diese Kategorie, ebenso wie Patienten, die immer wieder dasselbe fragen und auf diese Weise zeigen, dass sie zu einem tatsächlichen Begreifen nicht in der Lage sind.

Bei der folgenden Visitenbeobachtung ist dem Arzt große Ungeduld mit der Patientin anzumerken, die ich als Indiz dafür betrachte, dass er sich nicht gern mit dieser Patientin befasst:

Bei der Visite mit Frau C., Jg. 1921, merke ich OA B. Ungeduld an. Sie ist eine alte Dame, berichtet, dass sie zu Hause immer Gymnastik treibe. Sie wirkt sehr gepflegt und bei sich, nur spricht sie sehr langsam, sagt auch, dass sie seit ihrem Schlaganfall Schwierigkeiten mit der Sprache habe. Im Dialog mit ihr fängt er an, zusehends schneller zu reden, unterbricht sie teilweise und wendet sich immer wieder mit dem Körper von ihr ab, bevor sie ihr Anliegen vollständig – in ihrem Tempo – vorgebracht hat. Sie möchte noch mehr Informationen über ihren Zustand, was sie noch tun kann und darf, aber er wirkt ungeduldig und macht es am Ende kurz, indem er sie schnell beruhigt und ihr dann zum Abschied die Hand reicht (FfP S. 140).

Eine Ärztin findet den Kontakt mit Patienten problematisch, die schwer begreifen und denen sie alles mehrmals erklären muss. Aus den Feldforschungsprotokollen:

Schlimm fände sie (StÄ P.) es, wenn Patienten sie unterbrechen und ihr dann aber immer wieder dieselben Fragen stellen. Mittlerweile habe sie sich angewöhnt, wenn der Patient eine Frage ein drittes Mal stelle, zu sagen: „Ich sage es jetzt nicht noch einmal, ich habe das gerade zweimal erklärt.“ Und wenn der Patient immer wieder frage: „Wieso muss ich denn dies und wieso muss ich denn das?“ (und damit vermeiden wolle anzunehmen, dass er eben etwas ändern müsse in seinem Leben), würde sie mittlerweile sagen: „Wollen Sie denn gesund werden? Mir ist es nämlich egal.“ Das alles habe sie früher nicht gekonnt, sie habe sich nur immer mächtig aufgeregt bei der Visite, aber keinen Punkt setzen können. Jetzt ginge es ihr besser damit (FfP, S. 113).

Das Beispiel zeigt, dass diese Ärztin große Schwierigkeiten hat oder hatte, mit Patienten umzugehen, die sie nicht verstehen können bzw. wollen.

In einem Interview bezeichnet eine befragte Krankenschwester demente Patienten als schwierig, und zwar besonders deswegen, weil es schwer sei, sich dauerhaft mit diesen Patienten zu verständigen:

I: Und bei dementen Patienten, was sind da die Schwierigkeiten? [...]
B: [...] Die Führung, das ist total schwierig. [...] Weil die ja gar nicht wissen was du von denen willst. Oder die vergessen das direkt wieder. Und das ist natürlich [...] total schwierig. [...] Wenn du denen jetzt sagst, sie müssen zu einer Untersuchung, dann haben die das fünf Minuten später wieder vergessen (Interview Nr. 5, S. 12).

Patienten, mit denen eine sprachliche Verständigung schwierig ist oder die viel Zeit in Anspruch nehmen, werden also von Mitarbeitern häufig als lästig, nervend und unangenehm wahrgenommen. Das besondere Handicap dieser Patienten bietet aber auch besondere Möglichkeiten für das Personal, sich wenig um diese Patienten zu kümmern, sie ‚abzuwürgen' oder schnell abzuschütteln. Diese Möglichkeit bietet sich beispielsweise bei Patienten, die besondere Forderungen stellen oder aggressiv werden, weniger. Ich werde darauf im Abschnitt „Strategien von Mitarbeitern im Umgang mit Patienten" noch zurückkommen.

(3) Wehleidige und klagende Patienten

Patienten, die viel jammern und klagen und damit Mitgefühl und Zuwendung von Mitarbeitern suchen, gehören für das Krankenhauspersonal zu den eher unbeliebten Patienten. Viele von ihnen werden als passiv, z.T. mit depressiven Anteilen beschrieben. Teilweise verschmilzt dieser Typus mit dem von Patienten, die aus Mitarbeitersicht „nichts haben" (Typ 4) und dem „anspruchsvollen und unkooperativen" Typus (Typ 1).

In einem Interview äußern sich zwei Befragte zu diesem Thema folgendermaßen:

I: Fallen euch jetzt Beispiele ein [...], wo das irgendwie sehr schwierig war?
B1: [...] Schwierig finde ich teilweise auch leidende Patienten – sehr, extrem leidend. Die eigentlich mehr können und sich aber unheimlich gehen lassen, teilweise Depressionen haben [...], und im Grunde mehr machen könnten. Und aber sagen: „Nee, ich kann heut nicht, ich kann heut nicht, ich kann heut nicht. Mir geht's so schlecht, mir geht's so schlecht." Und – so was halt. Das find ich – ......
B2: Das zieht einen selber runter.
B1: Ja. Richtig.
B2: Man redet und redet und redet, kommt nicht voran mit dem Patienten. Sagt: „Bitte, stehen Sie auf. Gehen Sie ein bisschen auf dem Flur spazieren." Oder: „Heute mal am Waschbecken waschen." – „Nein, ich kann nicht. Ich will nicht." Dann will man selber manchmal nicht. [...] Die Situationen nerven einen viel mehr, als wenn jemand aggressiv gegenüber jemandem stehen würde.
B1: Ja. Ja.
I: Ja. Was sind denn da die Gründe für, also warum die Patienten sich dann verweigern?
B1: Ja, die haben teilweise [...] eine schwere Grunderkrankung. Und vielleicht werden sie sich dessen bewusst und lassen sich einfach hängen. Ja? Haben halt keine

Motivation mehr. Denken, jetzt bin ich krank, jetzt muss für mich jemand sorgen, jetzt muss –
B2: Das gefällt auch den meisten.
B1: Ja, richtig (Interview Nr. 7, S. 20).

Die beiden Befragten beschreiben hier, wie sich die Passivität und Energielosigkeit ihrer Patienten ein stückweit auf sie selbst überträgt („Dann will man selber manchmal nicht"). Sie betonen auch, dass der Effekt, den dieses Patientenverhalten zumeist zeitigt – nämlich ein verstärktes Umsorgtwerden durch die Mitarbeiter – von den Patienten auch gewünscht wird: „Das gefällt auch den meisten."

Besonders häufig ergeben sich Misshelligkeiten mit Patienten, die in den Augen der Mitarbeiter in übertriebener Weise ihr Leiden kundtun, um vom Personal stärker beachtet zu werden. In den meisten Fällen werden sie vom Personal durch Missachtung gestraft, wie auch im folgenden Beispiel:

Bei der Visite mit StA L., GÄ N. und PJw O. stellt sich StA L. Frau M. (Jg. 1921) namentlich vor. Die Patientin berichtet von ihren Beschwerden: wie ihr übel sei und schwindelig. StA L. geht auf diese Beschwerden ein und fragt gezielt nach. Die Patientin erzählt daraufhin, wie schlecht es ihr doch ginge, ohne aber genauere Angaben zu machen, sie sagt nur immer, es ginge ihr schlecht, dabei seufzt und stöhnt sie immer heftiger, fasst sich mit der Hand an die Stirn und atmet schwer. Die Ärzte reagieren darauf nicht und verlassen irgendwann einfach den Raum. Als wir draußen sind, schaut mich StA L. belustigt mit hochgezogenen Augenbrauen an, als wollte er sagen: „Was war das denn für eine Vorstellung?! Was meinst du dazu?" Ich lächle vielsagend. StA L.: „Das war ja ein sterbender Schwan!" Die anderen grinsen. GÄ N. meint zu mir: „Sie möchte ein bisschen verwöhnt werden" (FfP S. 87).

Das Thema des Leidens von Patienten und der Umgang von Mitarbeitern damit wird unter dem Abschnitt „Strategien von Mitarbeitern im Umgang mit Patienten" weiter diskutiert.

(4) Patienten die ‚nichts haben'

Damit sind Patienten gemeint, die aus der Perspektive der Mitarbeiter wegen sehr geringfügig eingeschätzter Krankheiten in der Klinik liegen. Häufig wird ihnen vorgeworfen, sich absichtlich und ohne wirklich krank zu sein in ärztliche Behandlung begeben zu haben, um dadurch eine Rundumversorgung zu erhalten. Nach Ansicht vieler Mitarbeiter stehlen sie dem Krankenhaus-personal die Zeit. Ein Krankenpfleger beschreibt dies folgendermaßen:

B: Wir haben teilweise eben halt wirklich Patienten, die [...] sehr pflegebedürftig sind. Dann gibt es aber auch Patienten, die z.B. einfach nur zu uns gekommen sind, weil sie etwas zu hohen Blutdruck haben, ansonsten sind sie Menschen wie du und ich, meistens einigermaßen fit. [...] Oder Patienten, die einfach Diabetes Mellitus haben, die entsprechend halt nur eingestellt werden. So. Wenn man dann aber eine Situation erlebt, dass jener Patient, der eben dann halt einfach nur zuckerkrank ist, irgendwie nachmittags nur auf ihrem Bett liegen und dann klingeln, und man läuft dann halt hin, ne? Man läuft halt hin, denkt irgendwie an was Schlimmes, kann ja sein, und der Patient [...] sagt dann, liegt im Bett und sagt dann: „Können'se bitte mal das Bett runterstellen?" [...] Und man denkt dann: „Hey, der ist vierzig oder fünzig Jahre alt, wieso klingelt der jetzt?" (Interview Nr. 6, S. 8)

Auch PJm G. äußert sich in ähnlicher Weise über Patienten, die ‚nichts haben':

Im Stationszimmer regt sich PJm G. über Frau H. (Jg. 1981) auf, eine Patientin, die ‚nichts habe': „Bauchschmerzen!", schnaubt er verächtlich. Bei dieser Gelegenheit lässt er eine Anekdote fallen, laut der irgendwann mal gegen vier Uhr morgens ein paar Männer in die Notaufnahme gekommen seien, die gesagt hätten, sie hätten noch Licht brennen sehen, sie kämen gerade vom Saufen und wollten mal vorbeischauen. Er regt sich darüber sehr auf: Das sei doch einfach nicht zu fassen! Bei der Untersuchung von Frau H. wirkt er trotzdem freundlich, routiniert und souverän. [...] Am nächsten Tag frage ich PJm G. nach Frau H. Ob sie da geblieben sei? „Nee!", meint er mit Verachtung in der Stimme. Zwar habe sie was an der Gallenblase, aber nichts Ernstes (FfP S. 172).

Die Ausschnitte zeigen, dass Patienten, die das Krankenhaus aufsuchen, ohne eine ‚echte' Krankheit zu haben, vom Personal nicht gerne gesehen werden.

(5) Pflege- und arbeitsintensive Patienten

Pflegeintensive Patienten kosten die Mitarbeiter viel Arbeit und Zeit und sind aus diesem Grund auf internistischen Stationen keine gern gesehenen Gäste. Auch demente Patienten, von denen diese in Interviews berichten, machen den Mitarbeitern viel Arbeit.

Dass Pflegende sich im Allgemeinen nicht über solche arbeitsintensiven Patienten freuen, zeigt das folgende Beispiel:

Während der Frühstückspause telefoniert KSr D. Jemand im Haus hat angerufen, um sich zu erkundigen, ob noch ein Männerbett auf der Station frei sei. Nach längerem Hin und Her erklärt sich KSr D. bereit, ein bisschen umzuschieben, um eins freizukriegen. Dann aber erfährt sie, welche Krankheit der neue Patient hat: „Nee, für 'ne dekompensierte Leberzirrhose schieben wir hier nicht um! Wir ham hier genug so was liegen!" Sie setzt dann auch durch, dass der Patient nicht auf diese Stationen kommt. Übrigens ist sie schon den ganzen Morgen am Nörgeln wegen Herrn E., der eine dekompensierte Leberzirrhose hat, den muss sie pflegen. Wie der rieche! Was für eine Arbeit das sei! (FfP S. 133)

Krankenpfleger S. äußert sich zum selben Thema folgendermaßen:

B: Ja, schwierige Patienten ... Es gibt schwierige Patienten [...], die [...] verwirrt sind, die altersdement sind im Grunde genommen, aufgrund einfach der Erkrankung, die schwierig sind. Ich red' nicht vom Krankheitsbild, sondern in irgendeiner Weise un-an-ge-nehm. Das sind entsprechend jene Patienten, die – in der Hinsicht – nicht führbar sind, die sich [...] selbst gefährden, [...] indem sie im Grunde halt so gebrechlich sind, dass sie halt öfters hinfallen, indem sie [...] urinieren, wo nicht unbedingt die sanitären Einrichtungen dafür geschaffen sind. Die im Grunde genommen ... ja, nicht unbedingt so orientiert sind, und sich damit gefährden und möglicherweise andere Patienten auch in Mitleidenschaft ziehen, die uns muss man sagen, auch ein wenig – das muss ich auch leider sagen – ein wenig beschäftigen, als dass wir mit anderen Patienten, die im Grunde genommen genauso ein Anrecht haben, dass wir unsere Zeit mit ihnen verbringen, dadurch ein wenig die Zeit nehmen, das ist im Grunde genommen ein wenig problematisch. Manchmal teilweise eben halt wirklich ärgerlich. Man weiß grundsätzlich, dass Patienten das nicht in irgendeiner Weise machen [...], weil sie uns ärgern wollen, ganz landläufig gesagt, aber ... Das ist schon so, das führt durchaus manchmal meinerseits dazu, dass ich dann sage: „Oh nein, ich will's nicht, ich will's nicht!" (Interview Nr. 6, S. 7)

Ähnlich beschreiben zwei Krankenschwestern in einem Interview ihr Verhältnis zu dementen und dadurch arbeitsintensiven Patienten:

B1: Demente Patienten, die sind teilweise natürlich auch sehr anstrengend. [...] Und das ist natürlich auch anstrengend, weil du unheimlich viel hinterher räumen musst.
B2: Aber man ist nicht böse auf die.
B1: Ja.
B2: Man ärgert sich, aber man ist nicht böse.
B1: Ja, genau. Ja. Richtig.
B2: Man kommt raus aus dem Zimmer, ich war letztens da, da war wirklich – das ganze Badezimmer sah aus wie ... und keine Ahnung was. Da kommt man raus und sagt: „Meine Güte. Ich kann nicht mehr." Oder man kriegt – einen Wahnsinn. Aber am nächsten Tag geht man wieder hin und umarmt den oder streichelt ihm die Schulter und sagt: „Na, wie geht's dir?" oder so, ne? Also, man ist nicht böse in dem Sinne, aber man...
B1: Ja, man ist nur –
B2: – einfach nur genervt. Man will da raus (Interview Nr. 7, S. 21-22).

Zwei Punkte scheinen mir hier hervorhebenswert. Zuerst einmal wird in dem Interview deutlich, dass die Befragten durchaus unterscheiden zwischen Patienten, die wissentlich dem Personal viel Arbeit aufbürden (Typ 1), sowie Patienten, die krankheitsbedingt sehr arbeitsintensiv sind, dies aber nicht absichtlich herbeiführen. Letzteren könne man nicht wirklich böse sein: „Man ärgert sich, aber man ist nicht böse."

Zweitens scheinen mir Schwierigkeiten mit dieser Art von Patienten etwas typisch Pflegespezifisches zu sein und wurden entsprechend auch nur vom Pflegepersonal erwähnt. Pflegende haben mit ‚arbeitsintensiven' Patienten weit mehr zu tun als Ärzte, die die Patienten ja häufig nur einmal am Tag für ein paar Minuten sehen. Darauf weist auch die Bemerkung eines Arztes. Befragt nach Schwierigkeiten mit einem bestimmten dementen und für das Pflegepersonal der Station recht ‚arbeitsintensiven' Patienten, über den die Pflegenden sich häufig aufregten, sagt er, jene kämen wohl nicht so gut mit ihm zu recht, er selber aber schon (FfP S. 121).

(6) Kritische Patienten

Dieser Typus überlappt sich teilweise mit dem Typus des unkooperativen Patienten. Ich möchte ihn jedoch gesondert hervorheben, da diese Patienten teilweise das medizinische Fachwissen des Personals in Frage stellen, ‚alles besser wissen' und sich (fachlich) uneinsichtig zeigen. Von diesen Patienten fühlen sich wiederum besonders Ärzte gestört, weniger die Pflegekräfte, von denen dieser Typus insgesamt seltener erwähnt wurde.

In Interviews berichten zwei Ärzte von Problemen mit besonders kritischen Patienten. Auf meine Frage nach Patienten, die im Umgang besonders schwierig seien, antwortet ein Arzt:

B: Es gibt verschiedene Typen Patienten. Es gibt z.B. grad diesen typisch chronisch kranken Patienten, [...] die halt auch psychologisch schwer zu führen sind. Weil a) sind die häufig im Gegensatz zu anderen Patienten auch medizinisch sehr mündig und auch erfahren, und dann einfach durch den komplizierten Krankheitsverlauf auch seelisch belastet wurden. Im Krankenhaus gibt's ja schon so – eigentlich so bestimmte Regeln, sag' ich mal [...]. Da erwartet der Arzt, dass der Patient das tut, was der Arzt sagt, das sind so diese Grundspielregeln, die es eigentlich gibt, oder so Grundgesetze. Und solche Patienten, die sich nicht in so ein Muster einordnen, machen's schwierig, und dann kommt die Schwester, beschwert sich beim Arzt, und ... Das ist halt das eine Problem (Interview Nr. 10, S. 4).

Für den befragten Arzt weichen ‚kritische' Patienten, d.h. Patienten, die „medizinisch sehr mündig und auch erfahren" sind und sich nicht an die im Krankenhaus herrschenden „Grundgesetze" halten, vom Bild des gewissermaßen kooperativen Patienten ab. Daher werden sie von ihm als besonders unangenehm bezeichnet. Ähnlich äußert sich eine Ärztin:

B: Der schwierige Patient für mich selbst [...] ist [...] – wobei es jedermanns Recht ist, alles zu hinterfragen und sich Zweitmeinungen anzuhören [...] – der hyperkritische Patient, der jetzt schon ankommt .... Du kommst rein, der dich schon taxiert und der so: „Na, dich wird ich jetzt mal auf die Probe stellen!" [...] Du sagst etwas und erklärst das gaaanz umfangreich, umfangreich heißt, du malst und erklärst, und hinterher fragt er dich und hat dir nichts geglaubt von dem was du sagst, das kommt so rüber. Das ist schwierig. Das hab ich früher persönlich genommen, mittlerweile ist es halt so, ich brech' das ja dann sehr schnell ab [...] und nehm' ihm das gar nicht übel, ich schlag ihm vor: „Sie reden noch mal mit dem Oberarzt", ja? Damit er die höhere Kompetenz halt akzeptiert, und ich biete den Leuten an, dass ich Befunde kopiere, dass sie sich 'ne Zweitmeinung holen. So was halt. Aber das ist halt insgesamt von der Tendenz her schwierig (Interview Nr. 12, S. 14-15).

Da sie zusätzlich zur eigentlichen medizinischen Behandlung auch noch Überzeugungsarbeit leisten müssen, scheint der Kontakt mit kritischen bzw. wohlinformierten Patienten beide Stationsärzte zu verunsichern, und es gestaltet sich schwierig und nervenaufreibend für sie, mit solchen Patienten zu kommunizieren.

Eine Ausnahme von der Tendenz, dass Mitarbeiter kritischen Patienten wenig positiv gegenüber stehen, bildet ein Arzt, der in einem Interview auf dieses Problem zu sprechen kommt. Er bezeichnet sich selbst als weniger empfindlich gegenüber „kritischen" Patienten als viele seiner Kollegen, und äußert die Vermutung, in diesem Sinne eine Ausnahme von der Regel ärztlichen Verhaltens zu sein:

B: Ich liebe natürlich keine Patienten, die kritisch hinterfragen, warum man etwas macht – als jemand, der nicht fragt, warum ich etwas tue oder nicht tue oder was verschreibe oder 'ne Untersuchung veranlasse. Der ist natürlich immer bequemer. Ja? Und von daher würd' ich im Schnitt sagen, dass die meisten Kollegen natürlich die Patienten, die alles mit sich machen lassen, als angenehmer empfinden. Ob das so für einen persönlich immer die günstigste Konstellation ist, [...] kann dann jeder für sich persönlich beantworten. Ich hab lieber 'nen Patienten, dem ich auf gleicher Ebene alles das erklären kann was notwendig ist und nicht notwendig ist, ich muss ihn ja gewinnen. Also in der Medizin, das kann man ja in diesem Zusammenhang ganz gut einführen, da gibt es ja zwei Modelle, mit einem Patienten ein therapeutisches Ziel zu erreichen, bezüglich der Mitarbeit der Patienten. Das alte Modell ist das so genannte Compliance-Modell. Compliance – das hören Sie bei jedem Arzt, ja? „Der Patient ist nicht compliant." Und dieser Begriff, den ich persönlich hasse, ja?, das bedeutet in der wortwörtlichen Übersetzung und ist letztendlich auch so gemeint: Der Patient ist nicht gehorsam. Da gibt's zwei Möglichkeiten, warum ein Patient nicht gehorsam ist, ja? Entweder ist er an seinem Krankheitsbild wirklich nicht interessiert, und es ist ihm egal, was mit ihm passiert. Oder er hat's einfach nicht verstanden. Er macht dieses Krankheitsbild oder das, was er da tun kann, nicht zu seinem Eigenen. Und deswegen ist die [einzig richtige?] Herangehensweise 'n anderes Modell – das hört sich heute alles natürlich modern, englischsprachig an – „Health Belief". Ja? Belief heißt, der Patient muss, wenn er seine Krankheit auch positiv mit beeinflussen will, erstens genau wissen, was er hat, und zweitens selber mitarbeiten und selbst davon überzeugt sein, dass er etwas dazutun muss, um seinen Verlauf günstig zu beeinflussen. Das ist 'ne andere Grundeinstellung, da muss man ihn aber erstmal voll informieren, und man muss ihn gewinnen (Interview Nr. 9, S. 9).

Anhand dieser Textstelle wird deutlich, dass es innerhalb der Ärzteschaft durchaus geteilte Meinungen zum Thema „kritische" Patienten gibt.

(7) Aggressive Patienten

Patienten, die körperlich aggressiv werden oder zu verbalen Attacken neigen, sind bei Mitarbeitern ebenfalls sehr unbeliebt. Häufig fallen diese Patienten mit der Gruppe alkoholabhängiger Patienten zusammen (Typ 8) und werden daher im nächsten Abschnitt noch einmal besprochen. Hier nur zwei Beispiele für die Einschätzung aggressiver Patienten:

Als ich KSr G. frage, ob sie momentan im Umgang schwierige Patienten habe, verneint sie. Was denn für sie einen schwierigen Patienten ausmache? Sie meint, letztens habe hier eine Frau mit Alzheimer gelegen. Die habe immer beim Blutdruckmessen gesagt: „Geh weg!", und sie weggeschubst. Überhaupt, wenn Patienten aggressiv seien, das könne sie nicht leiden (FfP S. 162).

Während des Frühstücks wird es draußen laut: Herr S., ein schwer kranker alter Mann im Rollstuhl, der sich aber offensichtlich bewegen kann, hat einen Koller. Wir hören ein lautes Scheppern, und alle Schwestern, StÄ T. und ich eilen zu ihm. Herr S. ist dabei, wütend knurrend sein Besteck auf den Boden zu werfen. KSr U. schreit ihn an, was ihm einfiele, sammelt alles auf, und wir gehen wieder zurück. Die Schwestern sind ganz aufgeregt: „Ist das heute noch normal?", fragt KSr U. immer wieder. Später steckt ÄiP V. den Kopf zur Tür hinein. Ob StÄ T. mal auf Herrn S. schauen könnte? Er habe Lähmungserscheinungen. „Eben war er noch nicht gelähmt!", bemerkt KSr U. „Der ist doch nur hier oben gelähmt!", ruft sie und tippt sich an die Stirn. Die anderen lachen. StÄ T. geht auch nicht hin, sie hält das offenbar für blinden Alarm (FfP S. 137).

(8) Alkoholiker und Drogenabhängige

Diese Patienten scheinen der Inbegriff unbeliebter Patienten für das Krankenhauspersonal zu sein, da sie von den meisten befragten Mitarbeitern als besonders schwierige Gruppe bezeichnet wurden. Aus Mitarbeitersicht vereinen sich in Alkoholikern Eigenschaften ‚unkooperativer' Patienten (Typ 1), von Patienten, mit denen die Verständigung schwierig ist (Typ 2), aggressiver Patienten (Typ 7) sowie teilweise pflegeintensiver Patienten (Typ 5). Eine Krankenschwester sagt über alkoholabhängige Patienten:

B: Also ich für mich unterscheide da bei den Typen. Erstmal die Typen, die dir Reue zeigen, die wissen: Ich hab Mist gemacht in meinem Leben, ich hab zu viel getrunken, und mir geht es jetzt schlecht, und ich bin selber schuld. Die dann auch lieb und nett sind, und dann gibt's die Patienten, die auch Alkoholiker sind, die aggressiv sind, alles besser wissen, denken, sie sind im Hotel und müssen von vorne bis hinten bedient werden und sich aufregen, wenn wir nur reinkommen ins Zimmer, sie vorsichtig wecken – wir machen ja nicht beinhart das Licht an und: „Hallo, jetzt aufstehen!". Wir sagen halt „Guten Morgen!", dass die halt schon mal hören – und *dann* erst das Licht an, oder: „Vorsicht, es wird hell", damit sie die Möglichkeit haben, unter die Decke zu kriechen, wem es zu stark ist. Aber die reagieren z.T. wirklich bösartig: „Ja, um die Zeit, jetzt aufstehen, ja was soll denn das?", und: „Das Essen schmeckt mir nicht!" und: „Das ist nicht richtig!", und da kannst du überhaupt nichts machen. Die stellen Ansprüche und sind völlig ..... [...] Bilden sich irgendwo ein, dass sie sich nicht an gewisse Vorschriften zu halten haben. (...?), dass sie nicht laut sprechen sollen – und die halten sich einfach nicht dran. Oder gehen raus rauchen, obwohl se's nicht machen sollen (Interview Nr. 8, S. 5-6).

Eine andere Krankenschwester meint zum selben Thema:

B: Alkoholiker und Drogenabhängige. [...] Also damit hab ich auch Probleme. Wenn die sich dann so das Gehirn versoffen haben, dass sie nichts mehr können, das ist schon schlimm.
I: Ja. Das so zu sehen, oder –
B: Auch mit denen umzugehen. Auch mit denen umzugehen. Find ich manchmal 'ne Zumutung.
I: Inwiefern, also wie sind die?
B: [...] Eigentlich können sie ja in dem Sinne nichts dazu [...], mit denen kannst du kein vernünftiges Wort, das kommt nicht mehr oben an. Wenn du denen sagst: „Stehn'se jetzt mal auf", das können die gar nicht. Bei jedem Vollrausch gehen ja irgendwelche .... soundsoviele Gehirnzellen kaputt, und die werden ja nicht regeneriert. Und irgendwann ist da einfach nur noch 'n schwarzes Loch, da oben. Und wenn du denen sagst, „Duschen'se sich!", das können die nicht, das verstehn die nicht! Die können dann nicht mehr laufen, die können dann ... [...]. Ja, die meisten haben dann auch noch Leberzirrhosen oder noch, wenn's noch weiter fortgeschritten ist, das kann ja auch zu Leberkrebs führen ... Und die sind dann, die haben dann schwere Krankheitsbilder, und einige sind dann, wie einige Alkoholiker so sind, unverschämt. Sind böse, frech ... [...] Das ist [...] für mich ... Weil sich das bei uns irgendwie so ballt, ist das schon dann ... Wenn du elf, zwölf Tage am Stück gearbeitet hast, und du hast dann zwei Randalierer da, die du dann fixieren musst an Händen und Füßen, weil se sonst das Nachtkommödchen umschmeißen oder mit'm Kopf auf die Fensterbank hauen, weil sie halt das Gleichgewicht nicht mehr halten können, das ist dann schon ... schlimm (Interview Nr. 1, S. 12-13).

Drogensüchtige scheinen ähnlich unbeliebt zu sein wie alkoholkranke Patienten, werden jedoch häufig aus anderen Gründen abgelehnt. Zwei Krankenschwestern meinen dazu:

B1: Also ich geh sehr ungern zu Suchtkranken.
I: Suchtkranken. Alkohol und Drogen?
B1: Eher Drogen. Ja, eher Drogenabhängige, weil die haben eine schleimige Art. Die wollen in einem wirklich Mitleid (…?). Die kommen: „Ach Schwester, Sie sind die Hübscheste, Sie sind die Netteste. Und, hach, und dies und jenes“, weil sie nur ihre Vorteile wahren. Die wollen nur ihre Ersatzpräparate oder Medikamente erhalten. Und die melden sich für jede Kleinigkeit an und ab: „Schwester, ich bin mal grad auf Toilette. Wenn's länger dauert, wissen Sie Bescheid.“ – „Schwester, ich geh mal grad in die Kantine. Sie wissen Bescheid.“ – „Schwester, ich bin wieder da.“ – „Schwester, ich bin nicht weg, ich bin nur an den Aufzügen.“ Also immer dieses Gefühl haben, ich muss mich an- und abmelden. […] Sie wollen von sich aus eine Sicherheit geben und … Das können sie nicht.
B2: Nee, das können sie nicht. […]
B1: Also ich sag' jetzt nicht, alle Junkies oder alle Drogenabhängigen, aber die meisten, also neunundneunzig Prozent, würde ich sagen, haben die gleiche Art und Weise. […] Das extrem Schleimige. Und dann wie eine Klette an einem hängen, das Schleimige (Interview Nr. 7, S. 18-19).

Auch für KSr T. stellen drogenabhängige Patienten eine schwierige Patientengruppe dar, und zwar aus folgenden Gründen:

Bei Drogenabhängigen habe sie den Eindruck, sie würde sich hier für sie „den Arsch aufreißen“: Diese bekämen hier Substitute, würden behandelt – und dann würden sie doch gleichzeitig Heroin nehmen. Wie z.B. letztens, da hätte sie ein Handtuch aufgerollt, und da wäre ihr gleich ein Spritzbesteck entgegen gefallen. Dabei würden sie immer Stein und Bein schwören, damit sei jetzt Schluss, sie würden jetzt eine Therapie anfangen – aber dann würde es doch wieder nicht klappen (FfP S. 43).

Nur KSr Q. meint zum Thema Heroinsüchtige:

Sie seien im Prinzip unproblematisch, bis auf dass sie so furchtbare Krankheiten hätten. Sie seien nur so schrecklich ängstlich, dass man ihnen etwas tun wolle, was ja eigentlich erstaunlich sei, wenn man bedenke, was sie sich selber auch an körperlichen Schmerzen zufügen würden (FfP S. 13).

Letztere Passage zeigt, dass alkohol- und drogenabhängige Patienten, auch wenn sie besonders häufig als schwierig bezeichnet werden, nicht von allen Mitarbeitern so gesehen werden.

Kritisch wahrgenommene Mitarbeiter

In dem nun folgenden Kapitel geht es um die Sicht von Patienten auf Mitarbeiter. Es soll der Frage gefolgt werden, welche Mitarbeiter von Patienten kritisch gesehen werden.

Während es recht einfach ist, von den Reaktionen der Mitarbeiter ausgehend Rückschlüsse darauf zu ziehen, wen diese als unangenehm empfinden, waren vielfach die Patienten weit weniger auskunftsfreudig hinsichtlich eines von ihnen negativ aufgefassten Mitarbeiterverhaltens. In manchen Fällen war dies direkt auf ihren schlechten gesundheitlichen Zustand zurückzuführen, der ihnen eine adäquate Aufnahme der Situation oder eine angemessene Gegenwehr nicht erlaubte. Außerdem mag das Machtgefälle, insbesondere zwischen Ärztin/Arzt und Patientin/Patient, bei vielen Patienten mit dafür verantwortlich sein, dass diese meinen, es sich nicht erlauben zu können, aufzubegehren oder sich zu wehren. Ferner ist zu beachten, dass ich als Forscherin einen Ärztekittel trug und von Patienten als zur Ärzteschaft zugehörig betrachtet wurde. Insofern haben mir Patienten auf meine Nachfragen hin möglicherweise nicht ganz ihre tatsächliche Auffassung mitgeteilt. Bedingt durch diese Umstände sowie die Tatsache, dass ich deutsche Patienten in der Regel nicht gezielt befragte, ist die Anzahl an Textpassagen, in denen Patienten sich kritisch über Mitarbeiter äußern, wenig umfangreich.

Insgesamt habe ich drei Typen von Mitarbeitern ausmachen können, die negativ wahrgenommen wurden. Auch bei diesen Typen gibt es Ähnlichkeiten und Überlappungen; zudem sollen mit einer Unterscheidung nach Typen keine absoluten Aussagen getroffen, sondern vielmehr allgemeine Tendenzen beschrieben werden (siehe Abbildung 4).

Abbildung 4: Konflikte um Nähe und Distanz aus Patientenperspektive: Kritisch wahrgenommene Mitarbeiter

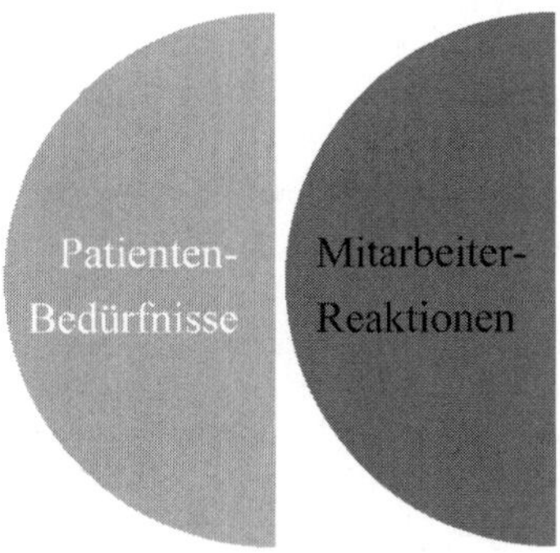

- schimpfende Mitarbeiter
- distanzierte Mitarbeiter
- unsensible Mitarbeiter

(1) Schimpfende Mitarbeiter

Mit dieser Kategorie sind Mitarbeiter gemeint, die häufig Grenzen setzen, Bitten abschlagen und mit den Patienten schimpfen. Leider konnten im Material zwar häufig solche Verhaltensweisen von Mitarbeitern gefunden werden, aber nur ein Fall, in dem ein Patient sich darüber andeutungsweise beklagte. Ob ein solches Verhalten von anderen Patienten tatsächlich negativ wahrgenommen wurde, oder ob Patienten es als normal und damit neutral betrachten, konnte nicht zufrieden stellend geklärt werden.

Über Herrn D. (ca. Mitte 50 und alkoholkrank) berichtet KSr E., sie habe sich mit ihm gezofft. Immer hieße es: „Machen'se doch mal!“, immer spanne er andere Leute ein. Er habe beim Sozialdienst und bei allen möglichen anderen Stellen hier gefragt,

ob er nicht Klamotten (Unterhose, Jeans etc.) haben könne. „Dabei hat der welche da liege!“ Er habe behauptet, er sei neu in der Gegend und brauche Klamotten, dabei habe er zu StA F. gesagt, er komme „seit Jahren“ in dieses Krankenhaus. „Da hab ich zu ihm gesagt, er wär'n Schmarotzer.“ Er solle sein Geld gefälligst nicht versaufen, meint KSr. E. aufgebracht (FfP S. 83).
Etwas später frage ich Herrn D., ob er findet, dass die Schwestern auf ihn, seine Probleme und Beschwerden eingehen. Er zögert lange. „Fifty-Fifty“, sagt er dann. Man könne sich schon an sie wenden bei Problemen, sie seien freundlich – manchmal, fügt er dann hinzu. Vor zweieinhalb Jahren sei es besser hier gewesen, da sei er schon mal in diesem Krankenhaus gewesen. Der Sozialdienst habe ihm damals Klamotten gegeben und sich um ihn gekümmert, jetzt sei er von einer Schwester angeschnauzt und als Schmarotzer bezeichnet worden. Er wirkt darob sehr betrübt und getroffen. Ob sich die Schwestern um ihn kümmern? „Einige ja, andere nicht“, meint er. Die Schwestern seien auch höflich zu ihm, nur wenn er dumme Antworten kriege, wie „Schmarotzer!“, das störe ihn. Im Großen und Ganzen sei er aber zufrieden (FfP S. 84-85).

Ganz offensichtlich wurden die Beschimpfungen seitens KSr E. vom Patienten Herrn D. kritisch aufgenommen, auch wenn er seiner Betrübnis auf recht moderate Weise Ausdruck verleiht.

(2) Distanzierte Mitarbeiter

Mit diesem Typus sind Mitarbeiter gemeint, die wenig auf die von den Patienten vorgebrachten Anliegen eingehen und sie häufig unterbrechen, sich in ihre Profession – meistens die des Arztes – zurückziehen und insgesamt scheinbar wenig Zeit für ihre Patienten aufbringen können. Auf die Tendenz zur Distanzierung als Strategie wird unter Abschnitt „Strategien von Mitarbeitern im Umgang mit Patienten“ umfassend eingegangen.

Inwiefern ein distanziertes und desinteressiertes Verhalten seitens der Ärzte von Patienten negativ aufgefasst werden kann, zeigt folgendes Beispiel:

In Zimmer 101 übernimmt GÄ D., die dieses Zimmer selbständig betreut, die Visite, StA E. bleibt im Hintergrund. Frau F., eine einfache alte Dame Jg. 1922, berichtet als erstes sehr ausführlich über eine Tablettengeschichte. Sie habe da grüne Tabletten von der Hausärztin und will nun ganz bestimmte rote, die so gut gewirkt haben sollen. Sie wisse aber nicht mehr, wie sie hießen und will den Namen nun von den Ärzten wissen. Sie wirkt oberflächlich besehen leicht verwirrt, ist es aber meiner Einschätzung nach nicht, sie hat nur – wie ich vermute aufgrund eines Schlaganfalls – eine kleine Sprachstörung, die sie wohl zusätzlich aufgeregt und konfus macht. Sie wirkt sehr angelegentlich, das Ganze kommt aber recht holperig rüber, da sie immer wieder nach Worten sucht. StA E. wird zunehmend ungeduldig im Hintergrund, er zappelt, schneidet Gesichter zu PJw G. hin und dreht sich genervt weg. GÄ D., die die Gesprächsführung mit der Patientin übernimmt, ist freundlich zu der Patientin, versucht aber bald, den Redefluss der Patientin einzudämmen – ich vermute, weil diese nicht schnell genug ‚zum Punkt‘ kommt. Bei der Frage nach ihren Beschwerden verhakt sich die Patientin in Details wie einer hartnäckigen Verstopfung, der sie nicht Herr werde – das sei so schlimm, und nichts helfe, sie habe alles versucht! Sie wirkt sehr hilflos. GÄ D. verabschiedet sich daraufhin freundlich, ohne die Verdauung mit ihr durchzusprechen. Die roten Tabletten und die Verstopfung werden nicht mehr diskutiert (FfP S. 88).

Bei meinem Besuch in ihrem Zimmer zu einem späteren Zeitpunkt spreche ich Frau F. auf die Ärztin an. Sie meint: „Die hat mir auch nichts Neues gesagt." Sie habe ihr auf die Frage nach der so gut wirkenden roten Tablette keine Antwort geben können. Sie beschreibt mir, wie es ihr mal so schlecht gegangen sei, sie hätte geglaubt zu ersticken, da habe die rote Tablette, deren Namen sie so verzweifelt sucht, Wunder gewirkt! Sie meint, sie wolle sie einfach bei sich haben, für den Notfall, sie würde ja allein wohnen. Zwischendurch entschuldigt sie sich für ihre Sprache, sie stolpert immer wieder und versucht dann umso hektischer, sich ihrem Gegenüber verständlich zu machen. Das sei ein früherer Schlaganfall. Ich merke, dass die Patientin offensichtlich gar nicht verwirrt ist, sondern nur ein Handicap hat. Dann klagt sie noch mal über die starken Blähungen, die von ihr offenbar als sehr belastend empfunden werden. (FfP S. 91)

Die Distanzierung der Ärzte wird von der Patientin Frau F. deutlich wahrgenommen, sie fühlt sich von den Ärzten nicht ernst genommen, und auf das für sie so wichtige Anliegen wurde von Seiten der Ärzte nicht eingegangen. Damit ist das Visitengespräch aus Sicht der Patientin erfolglos verlaufen: „Die hat mir auch nichts Neues gesagt."

(3) Unsensible Mitarbeiter

Auch eine Verhaltensweise, die ich ‚unsensibel' nennen will, wurde von Patienten negativ wahrgenommen. Im Folgenden der Verlauf eines Visitengespräch zwischen StA L. und der gelähmten Patientin Frau K.:

Frau K. – wie ich vorher erfahre, lebt sie in einem Heim – sitzt im Zimmer in ihrem Stuhl, als wir (StA L., GÄ M., PJw N. und ich) das Zimmer betreten, in dem sie allein liegt. Sie ist gelähmt. Ich kann ihr Gesicht wegen meiner unglücklichen Position nicht sehen, sehe StA L. und sie nur von weitem, aus dem Profil. Folgender Dialog entspinnt sich: „Wie geht's?", fragt StA L. Frau K. sagt nichts, bewegt den Kopf, ich bekomme aber nicht mit, auf welche Weise. „Möchten Sie nach Hause?" Sie schüttelt den Kopf. Stille. „Wohin denn?", fragt er. Sie sagt wieder nichts. „Tschüss", sagt StA L. und reicht ihr die Hand zum Abschied. Die Visite ist beendet.
Draußen versammeln wir uns schweigend um den Wagen mit den Patientenakten. Ich frage StA L., ob die Patientin nicht sprechen könne. Er antwortet, sie könne nicht sprechen und würde ihn auch nicht verstehen. Ich schließe daraus, dass sie taubstumm ist, was sich hinterher (siehe unten) aber als unrichtig erweist. PJw N. erklärt mir, wenn die Patientin gewollt hätte, hätte sie ja einen Weg suchen können, um sich verständlich zu machen (FfP S. 88-89).
Etwas später gehe ich zu Frau K. ins Zimmer. Auf ihrem Nachttisch liegt ein Zettel an etwaige Angehörige, die sich bei den Schwestern melden sollen. Offensichtlich haben sich noch keine gemeldet. Frau K. soll ja angeblich weder verstehen noch sprechen. Es ist aber so, dass sie mich, wenn ich langsam und deutlich spreche, versteht; sie kann nicht sprechen, mir aber vage Zeichen mit den Augen machen, mimisch Ja oder Nein andeuten und Gesten machen, und so stelle ich ein paar Fragen so, dass sie nur nicken oder den Kopf zu schütteln braucht. Ich frage sie nach den Schwestern, sie zuckt die Schultern. („Wie sollen die schon gewesen sein?", übersetze ich.) Ich frage, ob sie den Arzt eben verstanden habe, sie nickt. Was sie über den Arzt denke? Sie verzieht das Gesicht und macht eine wegwerfende Handbewegung (FfP S. 90).

Das Verhalten des Arztes wird von der Patientin negativ bewertet, wie aus ihrer nonverbalen Reaktion geschlossen werden kann. Daneben zeigt dieser Fall, dass Verständigung eine relative Sache ist. Während StA L. behauptete, die Patientin könne weder sprechen noch verstehen, konnte ich mich – wenn auch auf niedrigem Niveau – durchaus mit der Patientin verständigen. Die Annahme des Arztes, die Patientin sei zu einer Verständigung nicht in der Lage, rechtfertigt jedoch kaum sein unsensibles Fragen und seine abrupte Gesprächsbeendigung während der Visite.

Weitere typische Interaktionsmuster

Im nun folgenden Abschnitt geht es um von mir beobachtete Interaktionsmuster, die ich als für die Interaktion im Krankenhaus typisch erachte. Diese Beobachtungen sind jedoch unabhängig von der Wahrnehmung der Patienten zu betrachten.

(1) Schamgrenzen überschreitende Mitarbeiter

Darunter sollen hier solche Mitarbeiter verstanden werden, die – bewusst oder unbewusst – bestimmte Grenzen von Patienten überschreiten.

Exemplarisch für die Überschreitung solcher Schamgrenzen erscheint mir die unsensible Bemerkung einer Krankenschwester in Gegenwart der Patientin:

Ich begleite KSr W. bei ihrem Rundgang durch die Patientenzimmer. In Zimmer 333 liegt eine ältere Patientin, die Lähmungserscheinungen hat. Zum Temperaturmessen lösen wir die Windel, ihr Geschlecht ist zu sehen. Auf KSr W.s Geheiß drehen wir die Patientin herum, ich halte sie, und KSr W. führt ihr das Thermometer rektal ein. Währenddessen sagt sie zu mir: „Also wenn du was nicht machen *willst*, musst du es sagen, ja?“ Ich merke später, dass die Patientin durchaus aufnimmt, was wir sagen, und finde die Bemerkung sehr beschämend für sie. Aber das scheint KSr W. nicht zu wahrzunehmen oder zu beachten (FfP S. 58).

Auch andere Beobachtungen zeugen von der scheinbaren Gedankenlosigkeit von Mitarbeitern, mit der sie das körperliche Preisgegebensein ihrer Patienten aufnehmen, so z.B. die folgende:

Ich schließe mich KSr P. an. Als wir das Zimmer betreten, liegt Frau R. in ihrem Bett schon seit längerem auf dem Topf und ist unter der Decke gerade am Abputzen. KSr P. kommt ins Zimmer und schlägt ohne Vorankündigung die Decke zurück. Sie legt die Patientin auf die Seite, nimmt den Topf weg und geht dann aus dem Zimmer, während die Patientin weiter auf der Seite liegt, mit dem Gesäß zu ihrer Mitpatientin Frau Q. und – dahinter – dem unverdeckten Fenster auf Höhe des Erdgeschosses. Frau R. ist diese Lage offenbar peinlich, denn sie zieht sich die Decke zum Gesäß heran, um es ein wenig zu verdecken. Frau R. meint daraufhin zu mir, die Gardinen gehörten aber geschlossen, schließlich könne man ja hineingucken, wenn drinnen das Licht an sei. Daraufhin gehe ich zum Fenster und ziehe die Gardinen zu (FfP S. 163-164).

KSr P. scheint, ähnlich wie die letztgenannte Krankenschwester, KSr W., so in die Verrichtungen ihrer Arbeit vertieft zu sein, dass sie gar nicht bemerkt, dass die Lage, in der sie sich befindet, der Patientin unangenehm ist und erst die Bettnachbarin Frau Q. darauf aufmerksam machen muss.

Zum Thema Schamgefühle muss jedoch bemerkt werden, dass ich im Krankenhaus eine große Varianz an Schamgefühlen beobachten konnte: Patienten, denen es ganz offensichtlich überhaupt nichts ausmachte, eine Ganzkörperwaschung vor mehreren Menschen im Zimmer vorzunehmen oder längere Zeit vor mehreren Menschen entblößt im Zimmer zu liegen, standen anderen Patienten gegenüber, deren Mienenspiel anzusehen war, dass sie sich in ähnlichen Situationen unwohl fühlten. Dem entsprachen einerseits Mitarbeiter, die beispielsweise mit großer Selbstverständlichkeit und ohne Vorwarnung die Hand ausstreckten, um einer Patientin das T-Shirt hochzustreifen und dabei ihren Busen zu berühren, andererseits aber auch solche, die vorwarnten, bevor sie intime Körperteile berührten oder sich um den Einsatz einer Spanischen Wand bemühten, um die Intimsphäre der Patienten zu schützen. Insofern kann die Einschätzung, Mitarbeiter respektierten mitunter die Schamgefühle ihrer Patienten nicht, dahingehend relativiert werden, dass manche Patienten dies offensichtlich auch nicht anders erwarten.

(2) Brutale und grobe Mitarbeiter

Stellenweise wurde von mir beobachtet, wie Mitarbeiter sich – körperlich oder verbal – brutal bzw. grob Patienten gegenüber verhielten. So auch in folgender Situation:

Frau X. hat rheumatoide Arthritis, daher kann sie nur sehr starr liegen. Als wir (OA Y. und ich) hereinkommen, liegt sie auf der linken Seite, mit dem Gesicht zur Tür. Sie hat vom vielen Liegen einen Dekubitus am Steiß, der nicht besser wird. OA Y. sagt tatkräftig: „Dann wollen wir uns das mal angucken!" Ich sehe an ihren schreckensgeweiteten Augen, dass sie Angst hat, dass jemand sie dort anfasst. Als er um ihr Bett geht, stößt sie hervor: „Tut weh!" Er beruhigt sie routiniert: „Nur kurz gucken!" Er reißt mit einem kräftigen Ruck das Pflaster ab, guckt, klebt es dann wieder zu, und ich sehe, wie sie ganz starr ist vor Schmerzen oder Angst vor Schmerzen. Was mich verwundert ist, dass er sie gar nicht tröstet oder beruhigt, er geht nur zum Pult in der Mitte des Zimmers und spricht von dort aus zu ihr (über seine Schulter), wobei sie sich wegen ihrer Arthritis gar nicht umdrehen und ihn ansehen kann. Er sagt, dass man das operieren müsse, sonst würde es immer schlimmer. Frau X. meint, das tue weh; er entgegnet, das würde sie gar nicht merken. Sie sieht nicht wirklich beruhigt aus und behält ihre Augen aufgerissen, während er sich schon der nächsten Patientin zuwendet (FfP S. 152).

Bei dieser Visite wäre es wohl unausweichlich gewesen, dass der Arzt Frau X. körperliche Schmerzen zufügt, indem er das Pflaster abreißt; auffällig war für mich als Beobachterin nur, dass er weder vorher noch nachher etwas unternahm, um die Patientin zu beruhigen, zu trösten oder sich dafür zu entschuldigen, dass er ihr wehtun müsse. So wirkt das Verhalten des Arztes grob, fast brutal. Bemerkenswert ist, dass der Arzt, nachdem er der Patientin das Pflaster abgerissen hat, zu seinem Stehpult mit den Akten geradezu flüchtet und sich kaum mehr ihr zuwendet, sich auch nicht richtig von ihr verabschiedet.

3.3.3 Positive Interaktionsverläufe: Anpassung und Empathie

Neben den im letzten Abschnitt beschriebenen Konflikten wurden von mir auch Interaktionsformen beobachtet, die von großer Harmonie zeugten und in denen sowohl Patienten als auch Mitarbeiter zufrieden wirkten, aufeinander Rücksicht nahmen und sich den Bedürfnissen ihrer Interaktionspartner anpassten.

Positiv wahrgenommene Patienten

Positiv wahrgenommene Patienten gehen in ihrem Verhalten gewissermaßen auf die Bedürfnisse der Mitarbeiter nach Distanz, Arbeitsersparnis und Anerkennung (siehe Abbildung 1) ein. Die Darstellung soll etwas abgekürzt werden, da aus der Darstellung der negativ wahrgenommenen Patienten bereits Rückschlüsse auf die positiv wahrgenommenen Patienten gewonnen werden können. Hier sollen nur dasjenige Patientenverhalten herausgestellt werden, das in negativer Form bisher noch nicht erwähnt wurde. Diesbezüglich wurden von mir zwei Typen positiv wahrgenommener Patienten gefunden (siehe Abbildung 5).

Auf beide Patienten reagieren die Ärzte positiv und geschmeichelt. Entsprechend unterscheiden Pflegerinnen in einem Übergabegespräch über zwei Patienten nach dem Grad, in welchem diese sich dankbar zeigen:

Herr B. [...] bedankt sich nach dem sehr kurzen, knappen Visitengespräch mehrmals beim Arzt. Später, während der Übergabe, als KSr C. aufgefordert ist, über Herrn B. zu berichten, bemerkt sie lapidar über ihn: „Ist dankbar." (Im Gegensatz zu den

Abbildung 5: Positive Interaktionsverläufe aus Mitarbeiterperspektive: Positiv wahrgenommene Patienten

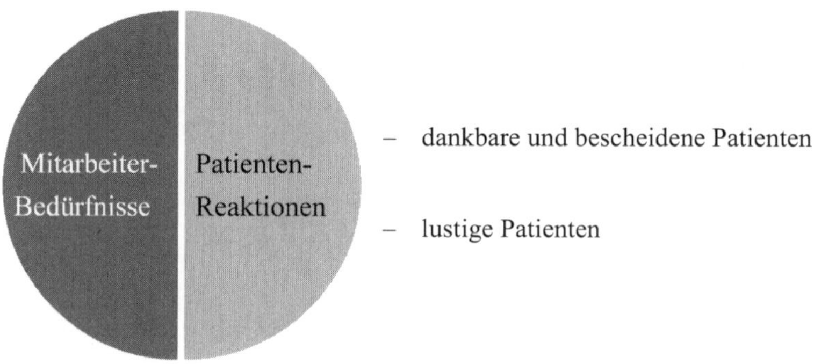

meisten anderen Patienten, bei denen deren physischer Zustand diskutiert wird, ist diese Eigenschaft offensichtlich besonders auffällig an ihm.) Vorschlag einer Kollegin: „Vielleicht sollte man den mal mit Herrn D. (einem bisher besonders durch mangelnde Kooperation und ‚Undank' aufgefallenen Patienten) zusammenlegen" – im Sinne von: dann würde die Dankbarkeit vielleicht auch auf den abfärben. Aber KSr C. meint trocken: „Ist zwecklos" (FfP S. 8-9).

Dankbarkeit und auch Anerkennung ihrer Arbeit scheinen also durchaus Kategorien zu sein, nach denen Klinikmitarbeiter Patienten beurteilen.

(2) Lustige Patienten
Lustige und humorvolle Patienten gehen auf das Bedürfnis der Mitarbeiter nach einer gewissen Distanzierung von Krankheit und Leid ihrer Patienten ein. Dazu folgende Beispiele:

Der alte Herr S. ist bei der Visite humorvoll und selbstironisch. Wir (die StÄ T., PJw U. und ich) lachen ein paar Mal sehr über seine Kommentare. Die Ärzte wirken ganz aufgeräumt, als wir das Zimmer verlassen (FfP S. 112).
Bei Frau E., die wieder keck ist und einen Scherz macht, lacht StA F. amüsiert und geht auf ihren Scherz ein (FfP S. 95).

Der Humor der Patienten wirkt offenbar auf die Beteiligten anregend und erleichternd.

Positiv wahrgenommene Mitarbeiter

Insgesamt habe ich drei Typen von Mitarbeitern innerhalb positiv verlaufender Kommunikationssituationen finden können (siehe Abbildung 6). Sie zeichnen sich durch bestimmte Besonderheiten aus, die ich weiter unten schildern werde. Dabei ist auch hier zu betonen, dass die einzelnen Typen sich häufig überschneiden und mit einer Typologie nur allgemeine Tendenzen beschrieben werden sollen.

(1) Kontakt aufnehmende Mitarbeiter
Diese Mitarbeiter nahmen verstärkt Kontakt, besonders Körperkontakt zu Patienten auf und wandten sich ihnen dadurch in besonderer Weise zu.

Die Tendenz, Körperkontakt (Streicheln, Hand halten etc.) mit den Patienten aufzunehmen, besteht bei Krankenschwestern insgesamt stärker als bei Ärzten, zum Teil da schon die Aufgaben von Pflegenden stärker physisch ausgerichtet sind als die der Ärzte. Bei letzterer Berufsgruppe gab es nach meiner Beobachtung nur vereinzelt Mitarbeiter, die Patienten auch über die körperlichen Untersuchungen hinaus berührten. Die Patienten reagierten auf diese Art der Kontaktaufnahme in der Regel positiv, erfreut und auch geschmeichelt. Dies zeigt z.B. die folgende Beobachtung:

Abbildung 6: Positive Interaktionsverläufe aus Patientenperspektive: Positiv wahrgenommene Mitarbeiter

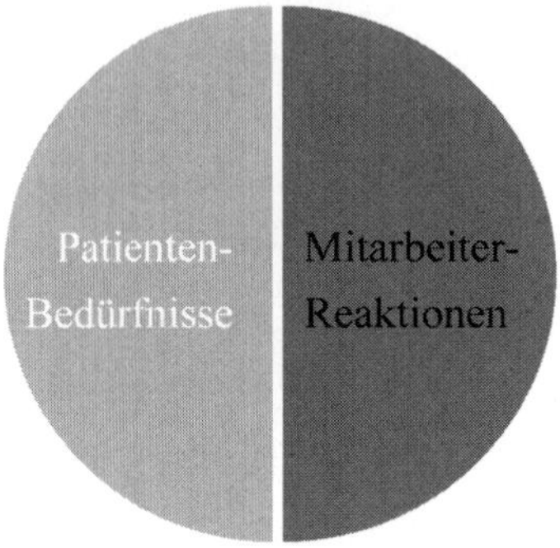

- Kontakt aufnehmende Mitarbeiter
- informierende Mitarbeiter
- aufmunternde Mitarbeiter

Bei Herrn F., der wegen einer Leberzirrhose sehr gelb im Gesicht ist und heute in einem speziellen Krankenstuhl auf dem Gang sitzt, macht OA G. Halt, lächelt ihn an und legt ihm die Hand auf die Schulter und nimmt kurz darauf wieder unauffällig Abstand, vermutlich weil Herr F. aufgrund seiner Krankheit so unangenehm riecht. Der Patient lächelt ein schönes, liebes Lächeln, er scheint mir geschmeichelt von der Ehre, dass der Oberarzt ihm so freundlich begegnet. Beide wechseln ein paar freundliche Worte, dann geht OA G. weiter (FfP S. 141).

Der hier erwähnte Oberarzt nahm auch mit anderen Patienten häufig Kontakt auf und stellte eine gemessen am sonstigen Verhalten der Ärzte ungewöhnliche Nähe zu Patienten her. Die Patienten reagierten auf diese Kontaktaufnahme allgemein sehr positiv:

Visite mit OA G., mit dabei sind StÄ H., GA I. und PJm J. OA G. wirkt sehr freundlich, fast herzlich auf mich im Kontakt mit den Patienten. Mit den Alten, Gebrechlichen, Ängstlichen nimmt er Körperkontakt auf, streichelt sie, bei eher stabilen Patienten bleibt er körperlich mehr auf Distanz und erklärt mehr. Ich kann beobachten, dass die Patienten positiv und erfreut auf den Arzt reagieren.
Bei der alten Frau K. setzt er sich auf die Bettkante und streichelt zur Begrüßung ihre Arme, fragt, wie es ihr gehe. Sie antwortet nicht richtig, ich glaube, sie hat eine Altersdemenz. Später, als er schon mit den anderen Ärzten spricht, klatscht sie dann in die Hände, wie ein Kind. OA G. dreht sich daraufhin zu ihr um, lacht sie an, klatscht zur Entgegnung auch in die Hände. Sie lacht (FfP S. 133).

Auch ein weiteres Fallbeispiel zeigt eine positive Patientenreaktion:

Herrn L. legt OA G. zu Anfang des Visitengesprächs freundlich die Hand auf die Schulter, dieser strahlt daraufhin über das ganze Gesicht (FfP S. 134).

(2) Informierende Mitarbeiter
Hier geht es um krankheitsbezogene Informationsvermittlung von Mitarbeitern gegenüber Patienten. Eine ausführliche medizinische Information über

ihre Krankheit (im Krankenhaus-Jargon „Aufklärung" genannt) wird von vielen Patienten positiv bewertet. Dies zeigt exemplarisch die folgende Beobachtung:

In Zimmer 13 führt KSrL N. mit Herrn O. ein langes (Informations-)Gespräch, während dem sie ihm ausführlich erklärt und zeigt, wie der Patient den Blutzucker messen und sich selber spritzen muss, und was dabei alles zu beachten ist. KSrL N. nimmt sich sehr viel Zeit, das Gespräch wird ruhig geführt, Herr O. stellt mehrere Fragen, die KSrL N. ausführlich beantwortet. Beide wirken sehr zufrieden. Gegen Ende merkt er an, andere Schwestern würden immer – „hopp, hopp" – den Blutzucker messen und dann spritzen, nun sei er froh, dass sie ihm alles so ausführlich erkläre (FfP S. 150).

Der Patient hebt lobend hervor, dass KSrL N. ihm den Umgang mit seiner Krankheit so gut und ausführlich erklärt; nach eigener Darstellung hat er mit anderen Krankenschwestern schon andere Erfahrungen gemacht.

(3) Aufmunternde Mitarbeiter

Aufmunternde Mitarbeiter erheitern Patienten durch Späße oder humorvolle Bemerkungen. Auch dies wird von den Patienten in der Regel positiv aufgenommen.

Zum Thema Humor und dessen positiver Wirkung auf die Patienten äußern sich explizit drei Mitarbeiter. Eine Krankenschwester sagt:

B: Ich mach ja auch eigentlich gern Spaß mit den Leuten. Und ich meine, da wo es nicht angebracht ist, dann mach ich das natürlich auch nicht, aber ... Da hört man dann auch: „Das ist aber schön, dass Sie wieder da sind, es wird wieder gelacht", oder so. [...] Wenn die Leute, wenn die Schwestern schon 'n bisschen lustiger sind, dann ist das auch halb so schlimm, was dann sonst noch so drumherum im Krankenhaus passiert, wenn man da so 'n bisschen Zuspruch bekommt [...]. Ich meine, viele haben ja vor den ganzen Untersuchungen ziemliche Angst (Interview Nr. 1, S. 15).

Auch KSrH K. bemerkt in einem informellen Gespräch:

Sie mache gerne mit Patienten Späßchen, die Patienten gingen auch immer darauf ein. Bei ‚Neuen' wie mir würden sie sich noch nicht so trauen, ihre Späßchen zu machen. Sie selbst würde das aber richtiggehend aus ihnen herauskitzeln. Sie meint, ein bisschen Spaß müsse ja sein, sonst sei es doch so furchtbar öde, hier herumzuliegen. Da sei etwas Spaß doch richtig erfrischend (FfP S. 57).

Ausführlicher äußert sich ein Krankenpfleger zum selben Thema:

B: Krankenpflege, das [...] hat auch immer etwas damit zu tun von „It's showtime!", d.h. die Patienten haben wirklich Krankheiten, die sind eigentlich den ganzen Tag, 24 Stunden in ihrem Bett meistens, wenn sie wirklich krank sind, und sind wirklich fixiert auf sich, auf ihre Erkrankung, auf ihre Schmerzen [...]. Ärztliche Visite ist vielleicht nur zehn Minuten, viertel Stunde am Tag, dann kommt vielleicht alle zwei, drei Tage der Besuch, und das war's [...]. Das heißt, sonst sind sie wirklich nur mit sich und ihrer Krankheit, Herzinfarkt oder Blutdruck, Schmerzen [...] beschäftigt, und deswegen bedeutet Krankenschwester auch irgendwie, ein wenig von Entertainment, von Unterhaltung zu geben, die Leute in irgendeiner Weise zu ermuntern, abzulenken möglicherweise auch von ihren Beschwerden ein wenig, und *das* fand ich total klasse *[während seiner Ausbildung]*. [...] Dass ich in irgendeiner Weise vielleicht 'n bisschen doch den Clown spielen konnte (Interview Nr. 6, S. 13).

In diesem Textausschnitt verbindet KPf B. den Nutzen von Unterhaltung, Späßen und Ablenkung für die Patienten mit der eigenen beruflichen Befriedigung, die er aus dem Umstand schöpft, dass er im Krankenhaus den Raum findet, um „den Clown spielen" zu können.

Insgesamt halten es alle dahingehend befragten Mitarbeiter für wichtig, die Patienten während ihres Krankenhausaufenthalts zu erheitern, da sie dies von ihren Ängsten und ihrer Krankheit ablenke und es den Aufenthalt kurzweiliger gestalte. In der Tat habe ich im Krankenhaus sehr oft Scherze und witzige Bemerkungen zwischen Patienten und Mitarbeitern (besonders dem Pflegepersonal) hin- und hergehen hören. Als typisch wegen des neckenden, fast flirtenden Untertons erachte ich die folgende kurze Interaktion zwischen einer Krankenschwester und einem Patienten:

KSr T. findet das Bett von Herrn U. ganz zerwühlt an. KSr T. meint daraufhin lächelnd zum Patienten: „Da hamse aber gewühlt heut Nacht!" Herr U. erwidert darauf kokett: „Ja, ich bin 'n Wilder!" (FfP S. 132)

Weitere typische Interaktionsmuster

In diesem Abschnitt geht es um von mir beobachtete Interaktionsmuster, die unabhängig von der Wahrnehmung der Patienten von mir als typisch ausgemacht wurden.

(1) Mitfühlende Mitarbeiter

Sehr viele Interaktionssituationen, die ich beobachtete, waren von großem Mitgefühl seitens des Personals geprägt. Klinikmitarbeiter sprachen in den von mir geführten Interviews häufig in sehr empathischer Form über Patienten und deren oft schwierige Situation im Krankenhaus.

Eine Mitarbeiterin bezeichnet Empathie als wichtigste Eigenschaft einer guten Krankenschwester (Interview Nr. 3, S. 5). Dass die meisten der von mir interviewten Mitarbeiter, besonders das Krankenpflegepersonal, in starkem Maße über die Gabe der Empathie verfügen, zeigt schon allein die Tatsache, dass viele von ihnen in den Interviews sich in die Rolle der Patienten versetzten, ohne dazu von der Interviewerin direkt aufgefordert worden zu sein. Dies verdeutlicht exemplarisch ein Auszug aus einem Interview. Befragt, ob sie meine Beobachtung, dass Patienten emotional sehr bedürftig seien und viel Aufmerksamkeit forderten, bestätigen könne, antwortet eine Krankenschwester:

B: Doch. Ich denk, das Problem ... [...] Also wenn du jetzt selber Patient wärst, sind die Informationen, [...] die fließen, ist egal von welcher Seite, ja nicht so doll. Weißt du? Das heißt, du bist halt da, und es passiert unheimlich viel, und es geht um dich, und dann natürlich auch die Ungewissheit: Was passiert, was wird gemacht, was hab

ich, weißt du? [...] Und du kriegst keine Informationen. Verstehst du? Oder du kriegst wenig Informationen. Und du weißt nicht, was passiert und was dabei rauskommt. Denn die Ärzte haben ja auch nicht so furchtbar viel Zeit [...] Verstehst du, du liegst da und musst an sich – jetzt ganz übertrieben – alles mit dir machen lassen. Jetzt nicht alles, aber also ziemlich viel. [...] Oder du hast natürlich, wenn du weißt was es ist, oder auch [...] grad so endoskopische Untersuchungen, dass du auch wirklich Angst hast. Dass da irgendwie ein Verdacht ausgesprochen wird [...]. Wir haben ja ziemlich viel CA-Patienten[5], oder Verdacht auf irgendwelche CAs, ne? Dass dann irgendwelche Untersuchungen gemacht werden und anhand der Untersuchungsergebnisse sich dann herausstellt, was der Befund ist oder wie es weiter verläuft, ne? Also dass man selber schon mit einer gewissen Angst dahin kommt und denkt: Mensch, was ist denn das? [...]
I: Ja. Also meinst du, von Patientenseite her ist das eigentlich völlig verständlich?
B: Also ich find' das total verständlich. Ja (Interview Nr. 5, S. 14).

Die befragte Krankenschwester schlüpft hier in die Patientenrolle und macht deren Verhalten auf diese Weise nachvollziehbar und verständlich.

Auch mehrere Feldbeobachtungen zeigen, dass Mitgefühl und Empathie in der Interaktion mit Patienten eine große Rolle spielen. So z.B. zwischen StÄ A. und dem Patienten Herrn B.:

Herr B., der fast 90 Jahre alt ist, bekommt ein EKG gemacht. StÄ A. und KSr C. fuhrwerken längere Zeit mit den Elektroden an ihm herum, während Herr B. im offenen Pyjama dasitzt und häufig seufzt. Ich meine an seinem Gesichtsausdruck zu sehen, dass er sich schämt, traurig und erschöpft ist, er erträgt aber alles ohne Klage. StÄ A. sagt am Ende leise zu ihm, sie glaube nicht, dass es was Schlimmes sei. „Sie sind nur mit Ihren Gedanken beschäftigt", und er nickt ergeben, ja, das stimme, und seufzt (FfP S. 40).

Auch StÄ Y. hat Mitgefühl mit dem schwer kranken Patienten Herrn Z.:

Herr Z. kann sich kaum bewegen, nur den Kopf ein wenig. Offenbar hat er viele Leiden gleichzeitig, denn StÄ Y. fragt ihn gleich zum Anfang mitfühlend: „Was plagt Sie denn heute besonders doll?", und er klagt ihr sein Leid. Sie streichelt ihm während der Untersuchung mehrmals die Wange, und wenn sie ihn ein wenig härter anpacken muss, z.B. um das Kissen zurechtzurücken, ihm ins Auge zu leuchten oder ihm Blut abzunehmen, warnt sie ihn vor: „Achtung, jetzt piekt es gleich ein bisschen", usw. Sie erklärt ihm alles, was sie mit ihm anstellt bzw. was mit ihm geschieht (FfP S. 124).

Auch im Umgang der Mitarbeiter mit Angehörigen von Patienten zeigen sich Empathie und Mitgefühl:

Visite mit OA K. und StÄ L. Bei Herrn M. im Zimmer schlägt uns ein durchdringender Gestank entgegen, der von der Leberzirrhose des Patienten herrührt. Der Patient liegt vollkommen weggetreten im Bett. Bei ihm sitzt seine Frau, die immer wieder mit den Tränen kämpft. OA K. legt ihr tröstend, wie mir scheint ein wenig hilflos die Hand auf die Schulter, als sie zu weinen anfängt. Eine Visite am Patienten findet gar nicht statt. Draußen spricht StÄ L. mit Frau M. Sie sagt ihr mit sehr mitfühlender Miene, ruhig und freundlich, dass es wohl keine Aussicht mehr gebe,

5 CA = Carzinom/Krebs.

dass sich Herr M. von seiner Krankheit wieder erhole. Länger erklärt sie auch genau, was sie alles nicht mehr machen könnten (OP, fast alle Untersuchungen): Weil er das nicht überstehen würde. Sie sagt, sie wisse nicht, wie lange es noch gehen würde, aber sie solle der restlichen Familie Bescheid sagen, sie wisse auch nicht, ob er die Nacht überstehen würde. Sie sieht dabei traurig und mitfühlend aus. Frau M. bricht in Tränen aus, StÄ L. streichelt ihren Arm (FfP S. 134).

Ebenso empathisch wirkt die Interaktion zwischen Frau C. und KSr D.:

Als wir zu Herrn C. ins Zimmer gehen, kommt uns mit verweintem Gesicht seine Frau entgegen. Sie hat die Nacht bei ihm im Zimmer verbracht, im Nachbarbett. Man sieht, wie tief traurig sie ist. Als KSr D. und sie zusammen Herrn C. betrachten, der schwer und unregelmäßig atmend im Bett liegt, offenbar nicht mehr weit vom Tod entfernt („Herzinsuffizienz", konstatiert später KSrL E.), kommen Frau C. erneut die Tränen, so dass KSr D. um das Bett herum geht und sie in den Arm nimmt, die große, schwere Frau C. schmiegt sich für einen Moment an die kleine Krankenschwester, und KSr D. sagt ihr leise ein paar tröstende Worte. „Das ist schwer, ihn so liegen zu sehen, nicht wahr?", meint sie. „Ja", antwortet Frau C. weinend. Sie wechseln noch einige Worte und wirken in diesem Moment auf mich sehr vertraut und intim miteinander (FfP S. 68).

Diese Situation ist geprägt durch die große Trauer von Frau C. und das zarte Mitgefühl der Krankenschwester, das Frau C. gut zu tun scheint, denn sie reagiert auf die freundlichen Worte und die Umarmung von KSr D. positiv, schmiegt sich an sie.

Indessen scheinen Empathie und Mitgefühl von Mitarbeitern nicht immer positiv bewertet zu werden, sondern sich stellenweise ins Negative zu verkehren. Einige von ihnen berichten, dass das Mitgefühl mit Patienten sie manchmal sehr belaste. Dazu ein Auszug aus einem Interview:

B: Wenn das junge Patienten sind, die Situation wird […] frisch erfahren bei uns. Oder wenn sich das herausstellt, dass dieses – also dass halt diese Diagnose gestellt wird. Das ist natürlich für die schwer, und teilweise für uns natürlich auch. Das sind solche Leute in unserem Alter oder jünger, ne? […] Also mir tut das irgendwie Leid. Wenn das jetzt ältere Patienten sind, denk ich, okay. Sag ich mir, die sind achtzig, die haben an sich gelebt. Aber wenn du einen Sechsunddreißigjährigen hast oder hast eine Mitte-Vierzigjährige mit […] kleinen Kindern, also dann find ich das echt schwierig, ne? […] Oder wir hatten eine, die war Mitte vierzig, die hatte, ich weiß noch, im Zimmer so ein Kinderbild: „Mama, du wirst wieder gesund" und solche Sachen, ja? Oder: „Werd schnell wieder gesund!" Und weißt du, dann […] find ich das total schlimm (Interview Nr. 5, S. 11-12).

Es ist also für Mitarbeiter häufig schwierig, mit Situationen, in denen sie stark mit den Patienten leiden und mitfühlen, umzugehen.

Jedoch scheinen Mitarbeiter solche hoch emotionalen Situationen nicht prinzipiell zu scheuen. Eine befragte Krankenschwester berichtet, dass sie gerne mit Sterbenden umgehe und den Kontakt zu ihnen auch suche (während die im selben Interview befragte zweite Krankenschwester meint, sie gehe nicht gern mit Sterbenden um):

B1: Also was ich noch sehr, sehr gerne mache, fällt mir grad ein, das ist, mit Verstorbenen oder mit Sterbenden umzugehen. Das ist wirklich so, was mir auch wirklich Spaß macht.
B2: Das mach ich eher ungerne. [...]
I: Und [...] was findest du schön daran?
B1: Ich find's beruhigend. Das gibt mir eine Ruhe. Ich mach das auch nicht aus einem bestimmten Sinn heraus oder um damit irgendwas zu erreichen [...], sondern das gefällt mir (Interview Nr. 7, S. 29).
Ich geh immer sehr gerne hin und sag: „Ich guck mir den mal an." Es ist nicht mein Patient, nicht mein Bereich, aber: Ich bin automatisch direkt da. Sobald es heißt, da geht's einem schlecht oder eine Reanimation oder ein Sterbender, ich bin sofort vor Ort. Das zieht mich irgendwie an, das mach ich dann, ich würd' alles dann drum herum liegen lassen (Interview Nr. 7, S. 31).

Mitarbeiter gehen offenbar mit Emotionen unterschiedlich um: Manche fühlen sich in solchen Situationen unbehaglich und möchten sich ihr entziehen, anderen gibt es „eine Ruhe".

(2) Beruhigende und tröstende Mitarbeiter

Das Beruhigen und Trösten von Patienten liegt sehr nah an Mitgefühl und Empathie, soll hier jedoch separat behandelt werden.

Patienten werden häufig von Mitarbeitern getröstet. Dies zeigen folgende Beispiele:

Der alte Herr O., der immer wieder unter schwerer Atemnot leidet, notklingelt, KSr P. und KSr Q. eilen zu ihm und helfen ihm, sich wegen der Atemnot zu beruhigen und gut durchzuatmen. Sie wirken äußerst besorgt um ihn, streicheln ihn, geben ihm mehrere Atemtipps und nehmen sich Zeit, bis er sich langsam beruhigt hat. KSr P. schlägt ihm vor, ihm Brust und Rücken mit Heilöl einzureiben, das nimmt er an (FfP S. 27).

Herr A. schläft, als wir hereinkommen, StA B. weckt ihn zur Visite. Der Patient schaut verwirrt um sich, dann macht sich Hoffnungslosigkeit auf seinem Gesicht breit. Es geht ihm nicht gut, im Laufe des Visitengesprächs stellt sich heraus, dass er wieder eine Lungenentzündung hat und nun wieder Antibiotika schlucken muss. Er schaut resigniert, fast verzweifelt. StA B. sagt, nachdem sie kurz miteinander über die schlimme Lage des Patienten gesprochen haben: „Lassen Sie den Kopf nicht hängen! Das kriegen wir hin!" Herr A. nickt, er wirkt ein wenig getröstet (FfP S. 95).

Frau R., der StÄ Q. bei der Visite die bevorstehende Operation ausführlich erklärt, ist sehr aufgeregt, weint zwischendurch, unterbricht StÄ Q. immer wieder im letzten Satz und hat furchtbare Angst, dass ihr in der Narkose etwas zustoßen könnte. „Wie Vieh auf der Schlachtbank" komme sie sich vor. Auf mich wirkt sie sehr aufgeregt. StÄ Q. erklärt geduldig alles weiter und geht immer wieder auf die Patientin und ihre Ängste ein, beruhigt sie (FfP S. 112-113).

(3) Fürsorgliche Mitarbeiter

Damit sind Mitarbeiter gemeint, die Patienten verstärkt umsorgen, auf ihr leibliches Wohl achten und pflegebedürftige Patienten auf besonders fürsorgliche Art und Weise behandeln und pflegen.

Eine von mir beobachtete Szene scheint mir besonders typisch zu sein für diese Art harmonischer Interaktion zwischen Patient und Pflegerin:

Bei Herrn S., ca. 70 Jahre alt und gehbehindert, der als Isolierpatient in einem Einzelzimmer liegt, bleiben KSr T. und ich ziemlich lange, ca. zwanzig Minuten. Er soll heute duschen. Ganz sichtlich genießt er die Zuwendung, die ihm heute zuteil wird: Er sitzt mit sichtbarem Genuss auf dem Duschhocker, lässt sich von KSr T. abbrausen und den Rücken einseifen und braust und seift sich auch selber ab. Dabei plaudern beide miteinander. Themen sind seine körperlichen Vorlieben, Abneigungen und Eigenarten: Er mag es gar nicht, wenn das Wasser zu kalt ist, und quiekt schaudernd, als KSr T. ihn mit zu kaltem Wasser abduschen will; seine Haut am Rücken jucke furchtbar, was durch das Eincremen des Rückens dann abgemildert wird; sein Durchfall, der sich leicht gebessert habe; das gestrige Essen – es gab zu viel Pommes („Es war gut gemeint, aber einfach zu viel“, schließlich zähle er nicht zu den Vielessern); der Fisch, den er generell nicht möge. Außerdem mache ihn der Brummton der Belüftungsanlage bald wahnsinnig. Beim Abziehen des Blasenkatheter-Pflasters diskutieren dann beide, ob die Wunde heute besser aussieht als gestern, oder nicht. KSr T. geht freundlich und geduldig auf alle Wünsche und Vorlieben des Patienten ein: Sie stellt die Dusche wärmer, trocknet ihn ab, cremt ihn ein, bedauert ihn, beruhigt ihn, hört ihm zu, äußert einige freundliche Bemerkungen zum Thema, und der Patient genießt nach meinem Eindruck sichtlich die ungeteilte Aufmerksamkeit der Schwester und ihre lächelnde, gutmütige Fürsorge (FfP S. 161).

Auch die Krankenschwestern C. und D. umsorgen die Patientin Frau E.:

In Zimmer Nr. 007 liegen Frau E. und Frau F. Die Schwestern fragen erst Frau F. nach ihrem Befinden. Während im Nachbarbett Frau E., als wir hereinkamen, ruhig dagelegen hat, fängt sie nun an, laut zu atmen und stark zu husten. Sie liegt schwer und schief auf dem Bett, und als die Schwestern verstärkt zu ihr hinüberschauen, ruft sie der am nächsten Stehenden wie mit letzter Kraft zu: „Wasser, bitte!“ Diese reicht ihr den Schnabelbecher, Frau E. trinkt, verschluckt sich und hustet nun umso stärker. Nun versammeln sich die Schwestern um die Patientin, um sie aufzusetzen und ihr auf den Rücken zu klopfen. KSr C. wirft KSr D. währenddessen einen halb belustigten Blick zu, als wollte sie sagen: „Die führt sich aber auf!“ Trotzdem kümmern sich beide um die Patientin ohne ein Zeichen des Unmuts oder des Genervtseins (FfP S. 119).

Obwohl zu sehen ist, dass die Schwestern skeptisch sind, ob die Patientin tatsächlich ‚etwas hat‘, behandeln sie sie sehr fürsorglich. Eine ähnliche Fürsorge ist Krankenschwestern bei der Pflege von Patienten anzusehen, die aufgrund ihrer Erkrankung zu einer bewussten Reaktion nicht mehr in der Lage sind:

Ich beobachte die Krankenschwestern, während sie Frau I. intensiv pflegen. Die Krebspatientin Frau I. hat überall Schläuche, ihr Körper sieht aufgebläht aus, sie stöhnt und ächzt schwer, die Augen geschlossen. Ständig ist ein Geräusch wie starker bronchitiger Husten zu hören, der von ihrer Lungenentzündung herrührt. KSr J. hat, während sie die Patientin wäscht, das Gesicht vor Ekel und Grauen verzogen, gleichzeitig sehe ich, wie sie der Patientin voller Anteilnahme behandelt, sie oft streichelt und insgesamt sehr liebevoll mit ihr umgeht (FfP S. 84).

Deutlich wird an diesen Beispielen, dass die Mitarbeiter geduldig auf das Bedürfnis der Patienten nach Fürsorge und Pflege, Hilfe und Aufmerksamkeit eingehen. Dabei berücksichtigen sie individuelle Beschwerden und nehmen sich für die Patienten viel Zeit.

3.3.4 ‚Ausstieg' aus der Rolle

Neben der Möglichkeit, ablehnend, d.h. konflikthaft oder bestätigend (‚harmonisierend') auf bestimmte Bedürfnisse der anderen Seite zu reagieren, können Interaktionspartner aus den für das Krankenhaus typischen Interaktionsmustern ‚ausbrechen'. Dann stehen nicht mehr allgemein schwache und bedürftige Patienten tendenziell mächtigen und kontrollierenden Mitarbeitern gegenüber. Vielmehr werden die üblichen Rollen im Krankenhaus außer Kraft gesetzt, und die interagierenden Personen begegnen sich auf einer völlig neuen Ebene. Ich habe einige dieser immer überraschenden Situationen zusammengetragen und möchte sie im Folgenden jeweils vorstellen und diskutieren. Bemerkenswert erscheint mir der Umstand, dass es in der Mehrzahl der Fälle die Patienten waren, die einen solchen Ausstieg aus der Situation initiierten – obwohl doch das Klinikpersonal durch seine bessere Machtposition allgemein über mehr Handlungsmöglichkeiten verfügt. Aus den Feldprotokollen:

> Als wir hereinkommen, steht der Patient Herr Z., welcher an einer Demenz leidet, leicht schwankend und auf wackeligen Beinen im Raum. Der Arzt, StA A. bleibt vor ihm stehen und stellt ihm diverse Fragen: Wie es den Beinen gehe, ob er noch Durchfall habe, und dann, ob eine Heimunterbringung für ihn in Frage käme. Herr Z., so ‚verrückt' er bisher auf mich gewirkt hat, antwortet auf alle Fragen recht zutreffend: Die Beine seien noch sehr schwach, der Durchfall halte an, und gegen eine Heimunterbringung hätte er nichts, aber seine Tochter meine, es sei sehr schwer, einen Platz zu bekommen. Am Ende der Visite fragt er den Arzt, ob er ihm nicht eine Flasche Bier geben könne. „Eine Flasche Bier?!" „Oder auch einen Schnaps", meint Herr Z. ganz unbedarft. StA A. schaut belustigt. Das könne er ihm leider nicht geben. „Sonst wird Ihre Leber ja noch kaputter." Er lächelt, klopft dem Patienten auf die Schulter. Herr Z., der immer noch wie angegossen an seinem Fleck steht, nimmt die Absage gelassen hin, lächelt, der Arzt verabschiedet sich (FfP S. 121).

Die Wende im Visitengespräch – die daraus entsteht, dass Herr Z. den Arzt um Bier bzw. Schnaps bittet – ergibt sich aus dem Umstand, dass Herr Z. den Arzt offenbar nicht gemäß dessen Rolle als Arzt und Hüter der Gesundheit wahrnimmt und ihm deshalb völlig unbefangen gegenübertritt. Vielmehr behandelt er StA A., als normalen Menschen, wie einen Ebenbürtigen. StA A. zeigt sich ob dieser Wendung überrascht und amüsiert, muss aber die Bitte des Patienten rollenkonform abschlagen. Vom Patienten wird sein ‚Ausstieg' höchstwahrscheinlich nicht bewusst initiiert, sondern ergibt sich daraus, dass er aufgrund seiner Demenz zwar zwischen Menschen, nicht aber zwischen unterschiedlichen Rollenfunktionen unterscheiden kann.

Ein Beispiel für einen etwas weniger unbewussten Ausstieg aus der Situation durch die Patientin Frau I. bietet folgender Textausschnitt:

Visite mit StA J., GÄ K. und PJw L. Frau I. kommt von der Intensivstation, ist aber geistig wieder voll da. Sie frühstückt gerade, als wir kommen, und kaut auch während des Visitengesprächs gemütlich an ihrem Brötchen weiter. Offenbar findet sie es nicht weiter aufregend, dass der Doktor kommt. StA J. stellt mehrere Fragen zu ihrem Befinden, Frau I. gibt auf alle Fragen des Arztes sehr gelassen Antwort. Zum Schluss sagt StA J.: „Das wird wohl noch 'ne Weile dauern, bis das wieder wird mit Ihnen!" Die Patientin entgegnet daraufhin beruhigend: „Ich dränge nicht! – Ich dränge nicht!", und isst weiter ihr Brötchen. Wir anderen müssen alle lachen (FfP S. 87).

Ungewöhnlich am Verhalten von Frau I. wirkt ihr fehlender Respekt gegenüber dem Stationsarzt: Während der Visite zeigt sie sich wenig beeindruckt von dessen Anwesenheit, sie isst einfach weiter, wirkt dabei sehr gelassen: Sie behandelt den Arzt einfach wie ihresgleichen. Dies wirkt auf die Beobachter so irritierend, dass sie lachen müssen – ein Zeichen dafür, wie sehr sie sich daran gewöhnt haben, dass Ärzte von Patienten prinzipiell respektvoll oder zumindest als in der Hierarchie ‚höher stehend' behandelt werden.

Ein ähnlich ‚respektloses' Verhalten, das hier fast als Manöver erscheint, legt die Patientin Frau R. an den Tag:

Visite mit StA S. Die Patientin Frau R. hat eine Leberzirrhose. Sie wirkt sehr gut informiert über bestimmte Funktionsweisen von Kaliumgaben, wann es angeblich wirkt oder nicht. Sie scheint alles besser zu wissen und verwickelt den Arzt schnell in eine scharfzüngige Diskussion über mögliche Behandlungsmethoden. Dieser lässt sich von ihr einschüchtern, er wirkt unsicher, fast wie ein Schuljunge. Sie schaut ihn immer wieder herausfordernd an, als wollte sie sagen: „Nun erklären Sie mir das mal!" Im Hintergrund keift die Bettnachbarin, eine ältere Frau, leise und mit wütender Miene über die Mitpatientin. Der Arzt reißt aber das Ruder nicht herum und verlässt damit den Sockel der allwissenden Autorität. Vielmehr lässt er sich auf eine längere fachliche Diskussion mit Frau R. ein. Auf mich wirkt er dabei wie ein Prüfling (FfP S. 89).

An diesem Textbeispiel ist zu sehen, dass sich medizinisches Fachwissen entscheidend auf die Machtposition der Beteiligten auswirken kann. StA S., der in seiner Position als ‚allwissender' Arzt geschwächt wird dadurch, dass die Patientin entweder tatsächlich mehr weiß als er oder sicherer auftritt, wirkt gegenüber der Patientin „wie ein Prüfling", „fast wie ein Schuljunge" – ein hochgradig unärztliches Verhalten, denn normalerweise ist es der Arzt, der sein Fachwissen an Patienten weitergibt. Interessanterweise scheint StA S. der Patientin nicht böse zu sein ob ihrer Respektlosigkeit – ganz im Gegensatz zu Frau R.'s Bettnachbarin, die sich offensichtlich sehr über deren Verhalten ärgert.

Einen eher unbekümmerten Ausstieg aus der Arzt-Patienten-Rolle wagen dagegen Herr E. und StA D.:

Auf dem Gang treffen StA D. und ich auf einen Patienten, der mit StA D. ein Gespräch anknüpft. Er erzählt ihm von seinem Hobby, dem Volkswandern, und holt ein paar Prospekte dazu aus seinem Zimmer. StA D. blättert in den Prospekten und lacht viel, weil er das Hobby so lustig findet: Man kann als Preis eine Keramikmaus gewinnen, die „American friends of wandering“ sind auch dabei, etc. StA D. meint immer wieder: „Ja mein lieber Scholli, Herr E.!“, und lacht dabei. Er stellt Herrn E. viele Fragen über dessen Hobby, fragt interessiert nach, Herr E. antwortet ihm leutselig und eifrig. Im Anschluss an das Gespräch sagt StA D. zu mir: „Das ist das Schöne am Beruf: Man lernt Leute kennen, die man sonst nie kennen lernen würde, mit solchen Hobbys wie Volkswandern!“ (FfP S. 26)

Auch Herr E. nähert sich dem Stationsarzt – ähnlich wie Herr Z. und Frau I. in den vorangegangenen Beispielen – ohne den üblichen Respekt vor dem Arzt. Er behandelt ihn als Menschen, dem er etwas von sich mitteilen will, nicht als Funktionsträger oder Rolleninhaber. Die im Krankenhaus übliche Funktion des Arztes als Heilender tritt im Gespräch zwischen Herrn E. und StA D. völlig in den Hintergrund. Beide scheinen sich an dieser Art von unverfänglich-menschlicher Begegnung zu erfreuen, wie an ihrer Zugewandtheit, ihrem häufigen Lachen und StA D.'s abschließendem Kommentar zu erkennen ist. Aufgrund der Reaktion von StA D. auf den Patienten liegt die Vermutung nahe, dass StA D. es als befreiend und belebend empfindet, vom Patienten einmal nicht als Arzt, sondern als ganz normaler Mensch wahrgenommen zu werden.

Zuletzt ein Fallbeispiel, in dem es um das Verhalten des Patienten Herrn P. gegenüber weiblichem Personal geht:

Während der Frühstückspause steht die Tür zum Gang offen, und die anwesenden Krankenschwestern und ich bekommen durch die ebenfalls geöffnete Tür zu einem Patientenzimmer mit, wie StÄ H. mit dem Patienten Herrn I. laut diskutiert. Ich verstehe nicht, worüber sie sprechen. Die Schwestern fangen an, sich leise über Herrn I. zu mokieren, der einige von ihnen schon sexuell belästigt habe. „Zu mir meinte er auch schon was, von wegen Blasen“, meint KSrL J. Bei einer pflegerischen Handlung, als sie sich bückte, habe er gesagt, man könne glatt annehmen, dass sie ihm einen blase. KSrL J. schaut finster (FfP S. 160).

Gegenüber den Krankenschwestern positioniert sich Herr G. nicht gemäß den Rollennormen des des abhängigen und gewissermaßen gehorsamen Patienten, sondern als ‚mächtiger‘, potenter Mann. Die Krankenschwestern geraten dadurch in eine unangenehme Situation: Sie werden nicht mehr als hierarchisch höher stehende Institutions-Insider behandelt, sondern als ‚ohnmächtige‘, verletzbare Frauen. Mit dem Schachzug der sexuellen Belästigung kehrt also Herr G. die Machtverhältnisse zwischen sich und den Pflegerinnen um: Nicht er ist damit in einer schwachen und ohnmächtigen Position, sondern die Pflegerinnen geraten in eine abhängige, reaktive Rolle.

Die geschilderten Beispiele zeigen, dass der Ausstieg aus Situation und Rolle wissentlich und unwissentlich geschehen kann. Je nachdem wurden die entsprechenden Manöver von den Interaktionspartnern überrascht, erfreut oder verärgert aufgenommen.

3.3.5 Handlungsspielräume

Obwohl das oben vorgestellte Kommunikationsmodell bestimmte Regeln offen legt, nach denen die Interaktion zwischen Patienten und Mitarbeitern gewöhnlich verläuft, bestehen natürlich individuelle und auch professionsbedingte Unterschiede im Handeln. Dies soll anhand von einigen Textpassagen erläutert werden. Dafür werden solche Ausschnitte herangezogen, bei denen eine Patientin bzw. ein Patient von zwei verschiedenen Mitarbeitern unterschiedlich behandelt wurde. Da vermutet wurde, dass dabei die Profession der Mitarbeiter ein besonders wichtiges Unterscheidungsmerkmal darstellt, wurden die Fallbeispiele zunächst anhand dieses Kriteriums geordnet.

Am häufigsten wurden von mir Unterschiede zwischen Pflegenden und ärztlichen Mitarbeitern festgestellt im Hinblick auf den Umgang mit Patienten: Pflegende gingen in den von mir beobachteten Situationen mit Patienten insgesamt weniger distanziert, mitfühlender und verständigungsorientierter um als Ärzte. Dazu mehrere Beispiele, das erste wurde weiter oben in anderen Zusammenhängen schon erwähnt:

Situation A:
Frau K. – wie ich vorher erfahre, lebt sie in einem Heim – sitzt allein im Zimmer in ihrem Stuhl, als wir (StA L., GÄ M., PJw N. und ich) das Zimmer betreten, in dem sie allein liegt. Ich glaube, sie hat einen Schlaganfall erlitten, auf jeden Fall ist sie gelähmt. Ich kann ihr Gesicht wegen meiner unglücklichen Position nicht sehen, sehe StA L. und sie nur von weitem, aus dem Profil. Folgender Dialog entspinnt sich: „Wie geht's?“, fragt StA L. Frau K. sagt nichts, bewegt aber offenbar den Kopf, ich bekomme aber nicht mit, auf welche Weise. „Möchten Sie nach Hause?“ Sie schüttelt den Kopf. Stille. „Wohin denn?“, fragt er. Sie sagt wieder nichts. „Tschüss“, sagt StA L. und reicht ihr die Hand zum Abschied. Die Visite ist beendet.

Draußen versammeln wir uns schweigend um den Wagen mit den Patientenakten. Ich frage StA L., ob die Patientin nicht sprechen könne. Er antwortet, sie könne nicht sprechen und würde ihn auch nicht verstehen. Ich schließe daraus, dass sie taubstumm ist, was sich hinterher (siehe unten) aber als unrichtig erweist. PJw N. erklärt mir, wenn die Patientin gewollt hätte, hätte sie ja einen Weg suchen können, um sich verständlich zu machen (FfP S. 88-89).

Situation B:
Ich assistiere KSrL O. beim Waschen von Frau K. Während sie sie wäscht, redet KSrL O. mit Frau K. So kommentiert sie während des Waschens bestimmte Handlungen: „Ja, ich weiß, das tut weh“, oder (vor dem Einschmieren mit Gel): „So, jetzt wird es kurz kalt!“, oder: „Jetzt fehlt nur noch die Unterhose.“ Sie lächelt sie öfter direkt an oder teilt ihr etwas mit, wie zum Beispiel, dass sie heute nach Hause käme. Frau K. antwortet mit den Augen, mimischen Bewegungen, indem sie das Gesicht schmerzhaft verzieht oder lächelt, durch Kopfbewegungen und halb gesprochene Wörter. Alles in allem scheinen sich die beiden gut zu verstehen (FfP S. 91).

Während in Situation A Frau K. durch StA L. behandelt wird, als sei es grundsätzlich unmöglich, sich mit ihr zu verständigen (was durch seinen Kommentar, dass sie nicht sprechen und nicht verstehen könne, unterstrichen wird), ist in Situation B eine Verständigung durchaus möglich: Die Interaktion zwischen KSrL O. und Frau K. scheint trotz der schweren Krankheit von Frau K. getragen zu sein von gegenseitigem Vertrauen und Verstehen. KSrL O. kommt Frau K. entgegen, stellt sich in der Art der Verständigung stark auf sie ein (sie spricht selber viel, ohne längere Antworten zu erwarten, lächelt die Patientin häufig an, gibt sich mit kurzen mimischen und gestischen Äußerungen oder wenigen Wörtern der Patientin zufrieden). Dies ist bei StA L. nicht zu erkennen, ein Vertrauensverhältnis zur Patientin entsteht daher nicht.

Eine ganz ähnliche Konstellation wurde von mir in Zusammenhang mit einer stark schwerhörigen Patientin beobachtet:

Situation A:
Frau B. ist stark schwerhörig. KSr C. sagt ihr alles sehr laut direkt ins Ohr (ihr Mund fast an der Ohrmuschel der Patientin), so dass die Patientin verstehen und nicken kann (sprechen kann sie wohl nicht). Der Rest besteht aus Gesten, viel Streicheln. „Sie ist sehr für Körperkontakt“, sagt mir KSr C. Beim Abschied will Frau B. KSr C. kaum loslassen (FfP S. 115).

Situation B:
Über Frau B. berichtet StA D. bei der Oberarztvisite, sie sei angeblich dement, was er aber nicht glaube, sie sei aber so taub, dass man das eine vom anderen nicht unterscheiden könne. OA E. lacht kurz auf. An ihrem Bett stehend, schreien StA D. und OA E. die Patientin dann im Verein an, aber sie antwortet nicht, blickt nur still vor sich hin, zur Wand. Kurzes Händetätscheln, dann Abgang (FfP S. 116).

In diesem Beispiel wirken die Ärzte leicht hilflos und scheinen nicht zu wissen, wie sie mit Frau B. umgehen sollen. StA D. ist unsicher, ob sie tatsächlich dement ist, da er wegen ihrer starken Schwerhörigkeit wohl keinen Zugang zu ihr finden kann. Die Art und Weise, wie beide Ärzte auf die Patientin einschreien und dann, als dies nicht vom gewünschten Erfolg gekrönt wird, die Visite abbrechen, wirkt wenig überzeugend. Vielleicht möchten sie sich nicht mit der Patientin näher befassen, vielleicht wissen sie aber auch nicht, wie eine Kontaktaufnahme überhaupt zu bewerkstelligen sei. Dies zeigt dagegen KSr C.s körperbetonter Umgang mit Frau B.: Sie streichelt die Patientin, spricht ihr sehr laut direkt ins Ohr und verständigt sich außerdem mit Gesten. Die Patientin scheint sie so zu verstehen und reagiert auf die Krankenschwester weit positiver als auf die Ärzte.

Dass Einstellungen einen deutlichen Einfluss auf das Handeln ausüben, geht aus dem folgenden Abschnitt hervor, in welchem es um den Umgang von zwei Pflegenden mit den Schmerzen der Patientin Frau G. geht:

Wie mir KSr H. erzählt, ist Frau G. schon 91, aber, wie mir von vielen Seiten zu Ohren kam, noch ziemlich ‚fit‘ für ihr Alter. Sie lebe mit ihrer Schwester zusammen, die zwar jünger, aber stärker pflegebedürftig sei als sie selbst. Die versorge sie mit, mit Unterstützung eines Pflegedienstes.
KSrS F. ist dabei, den Fußverband von Frau G. zu lösen, als KSr H. und ich das Zimmer betreten. Frau G. liegt auf dem Bett und weint vor Schmerzen, während KSrS F. so vorsichtig wie möglich den blutig-verkrusteten Fußverband löst. Es dauert ziemlich lange, Frau G. zuckt und schreit immer wieder auf, wenn KSrS F. an eine stark schmerzende Stelle kommt und weint längere Zeit einfach. Dann liegt sie

auf dem Bett und zuckt vor Schmerzen, obwohl niemand daran rührt und der Fuß mittlerweile frei ist. KSr H., die sich unterdessen um die Wäsche gekümmert hat und gerade mit frischer Wäsche hereinkommt, lächelt leise, als sie das sieht, als wollte sie sagen: „Jetzt übertreibt sie aber wirklich ein bisschen." KSrS F. dagegen setzt sich zu Frau G. aufs Bett, nimmt sie in den Arm, streichelt ihren Rücken und redet lange Zeit tröstend leise auf sie ein. Dann holt sie auf die Bitte der Patientin hin eine Creme und eine Salbe aus ihrem Schrank, um ihr Gesicht und Lippen einzucremen. Frau G. scheint sich langsam zu beruhigen. Als KSrS F. schon weg ist, sagt Frau G. zu uns, ihr sei schon klar, warum „die Frau Kohl" (gemeint ist, wie später deutlich wird, Hannelore Kohl) Selbstmord verübt habe, bei solchen Schmerzen ... Das könne sie mittlerweile nachvollziehen. KSr H. entgegnet: Es sei ja bei ihr, Frau G., nur der Zeh, der momentan so schlimm sei, und der würde bestimmt bald wieder besser werden. Bald sei sie wieder auf dem Damm, gestern sei es ja noch schlimmer gewesen. Frau G. wirkt getröstet: „Ja", sagt sie, „stimmt. Es ist ja nur der Zeh."
Im Schwesternzimmer frage ich KSr H. und KSrS F., ob sie von solchen Patientinnen wie Frau G. manchmal genervt seien oder eher Mitleid haben. Interessanterweise urteilen beide unterschiedlich (was ich aufgrund meiner Beobachtung auch erwartet hatte): KSr H. sagt, erstmal habe man Mitleid, aber wenn man sich dann später „rein logisch" einmal klar mache, was denn überhaupt vorliege, und dass oft Patienten, die ja gegen die Schmerzen etwas bekommen haben, dann hinterher genauso jammerten, dann sei das schon komisch, das könne man dann manchmal nicht nachvollziehen. KSrS F. hält dagegen, die Frau sei ja immerhin schon 91, und natürlich würden ihr die Knochen wehtun und alles nicht mehr hundertprozentig laufen. Vorher sei sie ja für ihr Alter topfit gewesen, sogar Auto gefahren. Es sei klar, dass sie sich mal hängen ließe. KSr H. daraufhin: „Naja, aber wenn sie sich dann schon mit Frau Kohl vergleicht..." (FfP S. 165).

KSrS F. und KSr H. sind unterschiedlicher Meinung, was die Beurteilung von Frau G.'s Verhalten angeht: KSr H. hält das Klagen und Weinen von Frau G. für übertrieben, sie kann auch den Vergleich der Patientin mit Hannelore Kohl nicht nachvollziehen: „Es ist ja nur der Zeh." KSrS F. dagegen äußert sich mitfühlend über die Patientin und stellt ihr Leiden in einen weiteren Kontext: Sie erwähnt ihr hohes Alter, ihre bisherige Tapferkeit sowie die Belastungen durch die Pflege der Schwester. Da die beiden Pflegenden jeweils unterschiedliche Ausschnitte betrachten (Schmerzen am Zeh versus Alter und soziale Belastungen der Patientin), kommen sie auch zu einer unterschiedlichen Bewertung von Frau G.'s Klagen und reagieren anders auf sie.

Bemerkenswert, weil er den Umgang mit den Persönlichkeitsrechten von Patienten berührt, ist der folgende Textausschnitt, in dem sich KSr P. und ein Rettungssanitäter, RettS Q., darüber streiten, wie mit der dementen Patientin Frau O. verfahren werden soll:

In der Aufnahmestation sitzt Frau O. schon länger auf einem Stuhl im Gang und möchte zur Toilette, aber ihr ist nach eigener Aussage schwindelig, sie kann nicht gut laufen und muss sich setzen. Nach einiger Zeit ruft sie nach ihrer Tochter. KSr P. meint in einiger Entfernung zu den Männern vom Rettungsdienst: „Die können Sie mitnehmen, die ist nämlich nicht richtig krank, das ist nur psychisch." Die beiden Rettungssanitäter fragen: „Wohin, wieder nach Hause?" Nein, meint KSr P., in die Psychiatrie, dort solle eine ambulante Untersuchung an ihr durchgeführt werden. RettS Q. meint daraufhin, das wolle die Patientin aber nicht. KSr P.: „Trotzdem." RettS Q., bockig: „Das dürfen wir nicht, wenn sie nicht will." KSr P., genervt: „Die sagt immer nein!" RettS Q.: „Dann überreden Sie sie!", und wendet sich demonstrativ ab. KSr P. ist aufgebracht, sie meint zu mir: „Man kann doch mit ’ner alten dementen Frau nicht diskutieren!“ Als RettS Q. draußen ist, wirft sie hin: „Der Typ regt mich auf!“ (FfP S. 171)

Die Frage nach den Persönlichkeitsrechten von Patienten ist im Krankenhaus ständig virulent. Dabei gibt es Auslegungsspielräume, welche sich in der hier beschriebenen Situation in der Meinungsverschiedenheit zwischen KSr P. und RettS Q. manifestieren – möglicherweise mit beeinflusst durch die unterschiedlichen Rollen, die beide Akteure im Feld einnehmen, sowie die daraus sich ergebenden unterschiedlichen Interessenlagen.

Zum Schluss eine Beobachtung, die zeigt, dass Handlungsspielräume immer gegeben sind, da verschiedene Möglichkeiten des Handelns stets in jedem von uns stecken, auch wenn wir in den meisten Fällen so in eingefahrene Verhaltensmuster verstrickt[6] zu sein scheinen, dass Handlungsalternativen übersehen werden:

Herr I., ein noch recht junger Patient mit einem frühkindlichen Hirnschaden, der den Patienten vom Gesichtsausdruck her wirken lässt wie ein Kind, hat auf einer anderen Station in einem unbeobachteten Augenblick 190 Tabletten eingenommen, war auf der Intensivstation und ist danach auf diese Station gekommen. Laut Übergabebericht soll er die Tabletten eingenommen haben, weil er „Aufmerksamkeit suchte“. Seine Eltern seien z.Z. verreist, und im Wohnheim, wo er übergangsweise wohne, gehe seit Tagen niemand ans Telefon. Bei der Visite mit StÄ K., PJw L. und mir geht OA J. zu ihm, streichelt seinen Arm und fragt ihn nach Beschwerden. Herr I. hustet sehr und meint auf Nachfrage, außer dem Husten habe er keine Beschwerden. Er wird abgehört, der Arzt sagt freundlich, er solle sich warm halten, dann ginge es bald wieder, und verabschiedet sich. Als er sich dem nächsten Patienten im Zimmer zuwendet, ruft Herr I. auf einmal mit kindlich hoher Stimme: „Bauchschmerzen! Ich habe Bauchschmerzen, hallo! Hier!“, und zeigt wild fuchtelnd auf seinen Bauch. OA J. sagt, zerstreut und leicht ungeduldig: „Ja. Gleich“, und wendet sich dem anderen Patienten zu. Als er dann mit diesem fertig ist und wir gehen wollen, ruft Herr I. erneut: „Hallo! Bauchschmerzen! Der Bauch tut weh!“, mit fast flehendem Gesichtsausdruck. OA J. sagt wieder leicht ungeduldig: „Ja“. Er steht dann in der Tür und kann sich sekundenlang nicht entscheiden, was er tun soll: Zum Patienten zurückgehen und ihn, obwohl er wahrscheinlich nichts Schlimmes hat, sondern nur möchte, dass sich jemand um ihn kümmert, beruhigen, oder dessen Rufe überhören und gehen. Während er noch hin- und hergerissen dasteht, müssen wir anderen über seine Unentschlossenheit lachen. OA J. lacht mit, wir verlassen das Zimmer (FfP S. 146-147).

OA J. kann sich in dieser Situation nicht zwischen zwei Handlungsalternativen entscheiden, er ist sichtlich hin- und hergerissen zwischen mehreren

6 Über das ‚Verstricktsein‘ des Menschen – aus dem heraus sich erklärt, warum wir oft von „Verhalten“ und nicht von „Handeln“ sprechen – schreibt Gadamer: „Wir sagen zwar, dass wir ein Gespräch ‚führen‘, aber je eigentlicher ein Gespräch ist, desto weniger liegt die Führung desselben in dem Willen des einen oder anderen Partners. So ist das eigentliche Gespräch niemals das, das wir führen wollten. Vielmehr ist es im Allgemeinen richtiger zu sagen, dass wir in ein Gespräch geraten, wenn nicht gar, dass wir uns in ein Gespräch verwickeln“ (zitiert bei Schröder/Breuninger 2001: 1).

‚Stimmen' seines „Inneren Teams"[7], die ihn zu einer der Möglichkeiten zu überreden versuchen. Diese Beobachtung zeigt, dass verschiedene Möglichkeiten des Handelns häufig nahe beieinander liegen.

3.3.6 Interaktionsstrategien der Akteure

Strategien werden in Interaktionssituationen angewandt, um bestimmte Ziele zu verfolgen und eigene Bedürfnisse zu befriedigen. In den folgenden beiden Abschnitten soll es um die Frage gehen, welche Strategien es sind, die Mitarbeiter und Patienten jeweils anwenden, um ihre zu Anfang des Abschnitts 3.3 genannten jeweiligen Bedürfnisse zu befriedigen (siehe Abbildungen 1 und 7).

Durch die Analyse von Feldforschungsprotokollen und Interviews habe ich fünf verschiedene Strategien von Mitarbeitern ausmachen können, die sie einsetzen, um ihre Interessen gegen Patienten durchzusetzen – oder um überhaupt mit Patienten umgehen, den Alltag im Krankenhaus bewältigen zu können. Darüber hinaus bedienen sie sich einer Entlastungsstrategie, die weiter unten als sechste Strategie beschrieben werden soll.

Abbildung 7: Interaktionsstrategien von Mitarbeitern und Patienten

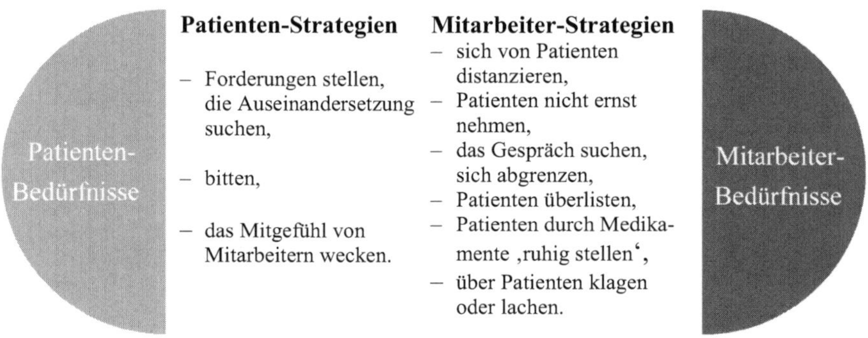

7 In der Terminologie beziehe ich mich hier auf Schulz von Thun (1998,3), für den die Gesamtpersönlichkeit eines Menschen aus einem „Inneren Team" besteht, dessen „Mitglieder" nicht immer einer Meinung sind, sich mitunter streiten. Folge dieser inneren Konflikte sind nach außen hin längeres Zögern, inkongruente Nachrichten (Doppelbotschaften) oder zeitversetzt einander widersprechende Äußerungen. Sie sind nach Schulz von Thun Ausdruck der inneren Pluralität des Menschen.

Strategien von Mitarbeitern im Umgang mit Patienten

(1) Sich von Patienten distanzieren
Diese Strategie benutzen Mitarbeiter, um damit ihr Bedürfnis nach Distanz von den Patienten und ihren Leiden zu befriedigen. Diese Distanzierung kann auf körperlicher, räumlicher oder verbaler Ebene erfolgen und äußert sich im Abwenden, Weggehen, ‚Weghören', emotionalem ‚Heraushalten' und einem schnellen, schematischen Abhandeln der Visite. Diese Strategie hat große Ähnlichkeit mit der oben erwähnten Kategorie der „distanzierten Mitarbeiter", soll hier aber stärker strategisch verstanden und dargestellt werden. Aus den Feldforschungsprotokollen:

Frau T. leidet unter extrem starken Durchfällen, gegen die offensichtlich kein Kraut gewachsen ist. Auch nach mehreren Untersuchungen hat sich keine fassbare Ursache gezeigt, die Medikamente haben bisher nicht angeschlagen. Bei der Visite klagt die Patientin stärker noch als letztes Mal und sehr ausführlich darüber, wie heftig ihre Durchfälle seien, und beschreibt, wie sie es etliche Male „nicht mal mehr bis zum Klo geschafft" habe. Sie wolle ja essen, habe auch Hunger, könne es aber nicht. Die beiden Ärzte (StA V. und PJw U., welche das Zimmer übernommen hat) versenken sich in ihre Akten, die Frau spricht weiter, schaut dabei oft mich an, da ich offensichtlich die Letzte bin, die ihr aktiv zuhört; die anderen halten nach einer Weile den Blick gesenkt. Dann sagt PJw U., quasi zusammenfassend: „Ich verstehe, dass das alles für Sie sehr unangenehm ist. Wir werden aber weiterhin abwarten, ob die Medikamente anschlagen." Wenn nicht, könne sie am Montag nach Hause. Daraufhin verabschieden sich die Ärzte, und wir gehen (FfP S. 97).

In der hier wiedergegebenen Situation scheinen die behandelnden Ärzte wenig geneigt zu sein, auf die Beschwerden der Patientin einzugehen, vermutlich, weil sie sie als nicht zur eigentlichen Krankheit gehörig oder nicht dringlich betrachten. Sie verhalten sich distanziert und signalisieren, dass sie wenig Zeit und Interesse für die Leiden der Patientin haben.

Auch von StA M. und StA W. wird diese Strategie angewandt, um sich gegen die impliziten Bitten um Hilfe und Nähe seitens der Patienten abzugrenzen:

Frau L. (Jg. 1911 und geistig sehr rege) liegt im Krankenhaus, weil sie gefallen ist, der Arzt StA M. untersucht ihre Hüfte an der Seite. Während sie danach noch miteinander sprechen, legt sie ihm, da seine Hand gerade da ist, ihre Hand auf seine geöffnete Hand, aber er bleibt passiv, lässt den Händedruck geschehen, greift nicht zu, zieht seine Hand aber auch nicht weg. Sie erzählt dann noch, wie ihr Sohn (der heute zu einer Besprechung mit dem Arzt ins Krankenhaus kommen sollte) heute so furchtbaren Durchfall hatte, dass sie gesagt habe, er solle mal zu Hause bleiben und sich erst mal um sich kümmern, bevor er herkäme und Entscheidungen über sich und sie träfe. StA M. verabschiedet sich knapp nach dieser Geschichte (FfP S. 71).

Während des Visitengesprächs, in dem es sich um die Lungenkrankheit der Patientin Frau V. dreht, fängt die Patientin plötzlich an, stark und anhaltend zu husten. Während und nach dem Husten schaut sie StA W. Mitleid heischend an („Sehen Sie, so geht es mir!"), aber der Arzt, der seinen Satz während des Hustens unterbrochen hatte, geht darauf nicht ein, sondern nimmt sachlich den Gesprächsfaden wieder auf und setzt seine medizinischen Erklärungen fort (FfP S. 70).

In beiden Beispielen distanziert sich der Arzt von der Patientin, indem er ihre Annäherungsversuche abwehrt: Im ersten geht StA M. nicht auf die nonverbale Kontaktsuche von Frau L. ein, im zweiten reagiert StA W. nicht auf das Husten der Patientin. Vielmehr bleiben die Ärzte kühl und sachlich und fordern die Patientinnen damit implizit auf, sich auf die Sachebene[8] zu beschränken.

Auch OA F. und StA O. wenden die Strategie des schnellen, distanzierten Durchlaufs an – vielleicht, um Zeit zu sparen:

OA F. macht seine Visiten kurz. Er stellt den Patienten keine Fragen, bis auf ein kurzes, joviales „Wie geht's?", das die Patienten ebenso kurz beantworten. Zu einem Patienten, dem nach eigener Aussage nichts fehlt bis auf die Tatsache, dass sich in seinem Bauch sehr viel Wasser angesammelt hat, sagt er: „Ich würde sagen, wir holen da noch einiges Wasser raus. Ne?" Kräftiges Händeschütteln, Abgang. (FfP S. 116)

Herr N. ist über 70, offensichtlich ein Obdachloser, der etwas verlangsamt wirkt. Eingangs unterhalten sich StA O. und PJw P. laut vor dem Bett des Patienten über dessen Krankheit, als ob er nicht im Raum wäre. Ich empfinde das als etwas taktlos, merke aber, als StA O. den Patienten anspricht, an seiner sehr langsamen Sprechweise, dass er wohl nicht viel verstanden haben wird, was O. in seiner schnellen Sprechweise erzählt hat. Die Unterredung ist kurz, der Patient ist neu hier, StA O. prüft sein Gedächtnis (welcher Tag heute ist, wann er geboren ist), und das kann der Patient auch fehlerfrei beantworten. Daraufhin teilt er dem Patienten mit, dass er die Unterbringung in einem Heim veranlasst habe, das Wort „Heim" stößt den Patienten kurz zurück, er schaut betroffen. StA O. glättet, er habe das schon mit seiner Enkelin besprochen, und der Patient kommt letztlich auch nicht so schnell mit. O. bricht daraufhin das Gespräch ab, die Visite ist beendet, der Arzt verabschiedet sich schnell und geht (FfP S. 66).

Es ist zu vermuten, dass StA O. im letzten Beispiel die Strategie der Distanzierung und der ‚schnellen Visite' dazu nutzt, um dem Patienten keine Möglichkeit zu geben, sich gegen die von ihm geplante Heimunterbringung zur Wehr zu setzen. Dabei kommt ihm zugute, dass der Patient mental kaum dazu in der Lage sein dürfte, seine diesbezüglichen Interessen angemessen zu vertreten.

Hinter der Strategie der Distanzierung steckt oftmals die Schwierigkeit, mit stark leidenden Patienten umzugehen. Das folgende Beispiel ist einem Visitenprotokoll mit der Patientin Frau C., StA D. und PJw E. entnommen:

Frau C. (Jg. 1926) hat schwere Atemnot und bekommt unterstützend Sauerstoff durch die Nase zugeführt. Sie liegt in ihrem Bett und atmet schwer und angstvoll durch den Mund, ich sehe an ihren schreckgeweiteten Augen, wie stark das Atmen mit der Angst verbunden ist, keine Luft mehr zu bekommen. Der Arzt fragt, wie es ihr gehe, sie klagt über die Atemnot und wie es immer so schlimm werde, wenn sie

8 Beim Begriff der „Sachebene" beziehe ich mich erneut auf die Terminologie von F. Schulz von Thun (1988), für den sich eine (kommunikative) Nachricht aus vier verschiedenen Aspekten zusammensetzt: Der Sachebene bzw. dem Sachinhalt, der Selbstoffenbarung, dem Beziehungsaspekt und dem Appell.

sich auch nur ein bisschen bewege. PJw E. und StA D. wenden sich daraufhin ihren Unterarmen zu, die voll Wasser sind, drücken die Haut ein. Irgendwann fragt Frau C. laut, zwischen zwei angstvollen Atemzügen: „Muss ich jetzt – sterben?“, und schaut beide abwechselnd an (sie stehen links und rechts vom Bett). Ihr Blick bleibt an PJw E. hängen, die für einen winzigen Augenblick um eine Antwort ringt, aber sie nicht gibt, letztendlich ist StA D. ja der behandelnde Arzt, der sich auch nach einer winzigen Pause fängt und sagt: „Es sieht doch mit Ihnen schon viel besser aus als noch vor ein paar Tagen, Frau C., finden Sie nicht, dass es Ihnen schon wieder viel besser geht?“ (Seine Stimme stockt an einer Stelle.) Der Dialog versandet daraufhin, ich kann mich auch nicht mehr daran erinnern, was gesagt wurde. Irgendwann blättert StA D. dann auch in seinen Akten, tritt aus dem schmalen Gang zwischen Bett und Schrank heraus und geht zur nächsten Patientin (Frau C.s Bettnachbarin) – ohne Abschied, ohne ein beruhigendes Wort zum Schluss, wie mir auffällt. PJw E. hat gemerkt, dass es Zeit ist zum Aufbruch, aber ihr fällt es nach meinem Eindruck schwerer, von der Frau so abrupt wegzugehen, also schiebt sie das Nachtkästchen noch ein wenig zu Frau C. herüber, dann wendet sie sich ab. [...]
Frau C. verstirbt ca. zwei Wochen später (FfP S. 66).

An diesem Auszug ist zu erkennen, dass zumindest StA D. die direkte Aussprache mit der Patientin scheut und die Konfrontation mit ihrem Leiden, welches er (wie aus einer Bemerkung an anderer Stelle hervorgeht) durchaus als lebensbedrohlich einschätzt, vermeiden will. Seine geringe Zuwendung und Ansprache sind für mich Indiz dafür, dass er mit dieser Patientin nur ungern Zeit verbringt und nicht mit ihrem Leid konfrontiert werden möchte.

Eine gewisse Distanz ist auch im Gespräch zwischen dem krebskranken Herrn I. und StA H. spürbar, als dieser ihm offenbart, dass er an Krebs erkrankt ist:

Bei Herr I., einem ca. 60 J. alten Mann, der in Jogginghose und T-Shirt auf dem Bett sitzt und auf mich bescheiden und abgearbeitet wirkt, fängt StA H. – zum ersten Mal, seit ich dabei bin – das Gespräch mit ein paar Bemerkungen zur gegenwärtigen Fußball-WM an, welche jedoch Herrn I. nicht sonderlich zu interessieren scheint. Er murmelt eine (nicht unfreundliche) Entgegnung vor sich hin. Dann setzt StA H. zum eigentlichen Arztgespräch an: Es sei bei ihm „was Ernstes“. Im Folgenden spezifiziert er jedoch nicht, was es damit auf sich habe. Er spricht dabei laut und deutlich mit Herrn I. „Das wird Sie noch eine ganze Weile beschäftigen“, sagt StA H. Er müsse damit rechnen, immer mal wieder ins Krankenhaus zu müssen. Alles erzählt StA H. leicht emotionslos, sachlich, etwas belehrend. Herr I. schaut, er wirkt ganz steif, fragt aber nichts nach. „Kriegen Sie eigentlich jetzt Besuch?“, fragt StA H. den Patienten dann. Dieser antwortet, ja, ein Kollege käme ihn jetzt besuchen. Damit ist das Gespräch beendet, StA H. reicht dem Patienten zum Abschied die Hand (FfP S. 98).

Dieses Visitengespräch über eine lebensbedrohliche Krankheit ist von großer Distanz seitens des Arztes geprägt. Er wirkt weit weg und emotional wenig involviert. Ob es ihm tatsächlich an Mitgefühl für den Patienten mangelt, oder ob er seine Anteilnahme schlecht ausdrücken kann, ist unklar. Die Tatsache, dass er das Gespräch erstmals mit ein paar Worten zur Fußball-WM einleitet, könnte auf Unsicherheiten hindeuten bezüglich der Frage, wie er dem Patienten den Befund beibringen soll.

Besonders Ärzte sind offenbar anfällig für die Strategie der Distanzierung; in meinem Material konnte ich keine entsprechenden Beispiele mit Pflegekräften finden. Die auf wenige Minuten beschränkte tägliche Visite und das starke Machtgefälle zwischen Ärzten und Patienten bieten eine gute Voraussetzung, um die Strategie der Distanzierung erfolgreich anzuwenden. Pflegende neigen nach meiner Beobachtung eher zu anderen Strategien, auf die weiter unten näher eingegangen wird.

(2) Patienten nicht ernst nehmen

Diese Strategie hat große Ähnlichkeit mit der Strategie einer allgemeinen Distanzierung (Punkt 1), da mit ihr ein gewisse emotionale Distanz erreicht wird. Es soll hier eine Art von Oberflächlichkeit im Umgang mit Patienten darunter verstanden werden, die u.a. aus häufigen Scherzen gegenüber Patienten, einer großen Munterkeit und/oder Verniedlichung von Patienten bestehen kann. Häufig äußert sich die Tatsache, dass die Patienten von bestimmten Mitarbeitern nicht wirklich ernst genommen werden, auch darin, dass in ihrer Anwesenheit über sie gesprochen wird, als ob sie nicht da wären:

Über Herrn G. spricht KSr H., wie alle hier, in seiner Gegenwart, als ob er nicht da wäre. Später frage ich KSr I., was Herr G. eigentlich hat. Sie meint, er habe eine Leberzirrhose wegen langjährigen Alkoholkonsums; die Leber werde durch das Trinken fortwährend geschädigt und mache das irgendwann nicht mehr mit, die Folge sei ein Zusammenbruch, der auch Hirnschäden hinterlasse. Das mit Herrn G. würde nichts mehr, er komme auch in ein Heim, er sei nicht mehr zurechnungsfähig und müsse rund um die Uhr versorgt werden (FfP S. 74).

Manche Mitarbeiter neigen zu großer Munterkeit und Sprüchen, mit denen sie teilweise über die Patienten hinweggehen:

KSr M. ist heute sehr überschwänglich und von lauter, lärmender Fröhlichkeit, was Frau N., besonders als sie ausgezogen, auf den Rollstuhl gehievt und geduscht wird, offensichtlich nicht ganz teilen kann. „Huuuuuh!“, juchzt KSr M., als sie die Brause über ihren Kopf hält, doch Frau N. erschauert nur, duckt sich und schaut ganz ängstlich (FfP S. 84).

Ich bemerke, dass KSr R. gerade heute, an einem für sie stressigen Tag, eine leichte Neigung zu Munterkeit und ‚Sprüchekloppen‘ entwickelt. Zu Frau S. sagt sie: „Ich muss Ihnen eine Spritze geben.“ Darauf antwortet Frau S. nicht, wie so oft, da sagt KSr R. zärtlich-neckisch: „Wo ist der Bauch? Versteckt hamse'n!“, und wühlt das Nachthemd von Frau S. hoch. Frau S. zuckt nicht mit der Wimper (FfP S. 167).

Ähnlich das folgende Beispiel:

Der Umgang von KSr W. mit den Patienten hat etwas Erfrischendes, dabei tendiert sie zum ‚Sprüchekloppen‘. „Krieg ich ’n Stück Bauch von Ihnen?“, fragt sie einen Patienten, dem sie eine Spritze in den Bauch geben muss. Dieser versteht nicht gleich, schaltet aber dann, als er die Spritze sieht: „Ach so“, meint er und macht seinen Bauch frei. Frau X. fragt sie: „Na, gut genächtigt?“ Diese geht relativ ernst darauf ein und erzählt, wie sie geschlafen habe. Auch während KSr W. zusammen mit KSr Y. die todkranke Frau Z. vom einen ins andere Zimmer hinüber schiebt (beim Anblick von Frau Z. sagt StA A. zu mir: „Wenn das so weitergeht, benachrichtige ich ein Hospiz"), ruft sie uns fröhlich zu: „Wir ziehen um!" (FfP S. 74)

Die offensichtliche Heiterkeit und Munterkeit der Mitarbeiter dürfte die Funktion einer teilweisen Distanzierung von den Leiden, der Gebrechlichkeit und Hinfälligkeit der Patienten erfüllen.

(3) Das Gespräch suchen, sich abgrenzen

Diese Strategie wird eingesetzt, um, freundlich oder unfreundlich, Bitten von Patienten abzulehnen und diese in ihre Schranken zu weisen. Manchmal entwickeln sich daraus längere Auseinandersetzungen, oft wird diese Strategie jedoch – teilweise aufgrund der Machtasymmetrie zwischen Patienten und Personal – von den Patienten akzeptiert und hingenommen. Wird die Ablehnung freundlich vorgetragen, fangen viele Patienten an, Verständnis für die Lage der Mitarbeiter aufzubringen und stellen weniger Forderungen.

Ein Krankenpfleger äußert sich zur Strategie der Abgrenzung folgendermaßen:

B: Wenn es solche Sachen *[=Forderungen der Patienten]* sind wie „Kopfteil hoch!" [...], dann erledige ich diese Arbeit. Und mach dann aber durchaus die Bemerkung: „Wir wären aber sowieso auch gekommen" oder: „Wissen Sie vielleicht nicht, wie man's selber macht?" [...] Also für mich persönlich ist es besser, [...] wenn ich [...] irgendwie meinen Ärger [...] rauslasse. Nicht dass ich brülle oder was auch immer – das kann ich nicht, das hab' ich noch nie in meinem Leben getan. Aber dass ich in irgendeiner Weise eine ganz kleine Art von Ärger doch ablasse. Damit fahre ich auch wirklich sehr gut, also ich habe da keinerlei Stresssymptomatik, also ... Ich denke, das hilft mir, einem Magengeschwür [...] vorzubeugen.
I: Ja, und wie reagieren die Patienten darauf?
B: Teilweise verständig – größtenteils verständig, weil ... Irgendwann merken es durchaus die meisten Patienten, dass wir es oftmals [...] nur schaffen, indem wir wirklich über die Station [...] – teilweise nur mit Rennen unsere tägliche Arbeit erreicht kriegen (Interview Nr. 6, S. 9).

Der Befragte lehnt es zwar ab, sich mit Patienten lautstark auseinander zu setzen, vermag jedoch durchaus seine Grenzen aufzuzeigen. Diese Strategie scheint nach seiner Schilderung in den meisten Fällen Erfolg zu haben, da er berichtet, dass die Patienten auf seine Bemerkungen „größtenteils verständig" reagieren. Ähnlich drückt es KSr A. aus. Sie reagiere auf gehäufte Bitten um Hilfe,

B: indem man halt mit den Patienten spricht und sagt: „Ja, das ist meine Lage, das ist meine Situation". [...] Dann geh ich zu dem Patient und sage: „Ich bin jetzt allein auf der Station, und ich hab halt mehrere Patienten zu versorgen", und [...]: „Welche Wünsche haben Sie denn noch?", damit dann halt dem Patienten zu sagen, in Anführungsstrichen: „Nun ist Schluss!", beziehungsweise: „Was kann man jetzt für Sie machen?" Oder man vereinbart halt, dass man halt sagt, jetzt [...] für die nächste halbe Stunde oder die nächste Stunde werd' ich dann halt nicht so oft reinkommen, dann kann er z.B. sammeln, was er alles braucht, und dass man [...] dann halt alles insgesamt macht [...]. Wenn's halt nur Bett hoch, Bett runter, Licht an, Licht aus ist, dann sind das halt mehrere Schritte, die man [...] sparen kann. Dass man halt mit dem Patienten redet. Und das klappt eigentlich oft bei mir in der Nacht, wenn ich halt sage, ich bin alleine auf der Station, ich hab mehrere Patienten und zusätzlich die Arbeit im Schwesternzimmer, und wenn ich die Situation schildere, verstehen die Patienten das auch, und dann sagen die: „O.k., ich weiß Bescheid“, und dann klappt das eigentlich auch (Interview Nr. 4, S. 8).

Recht heftig wird dagegen der Patient Herr D. durch KSr E. zurechtgewiesen:

Als der demente Herr D. zum wiederholten Mal notklingelt, stampft KSr E. hin, „Nervensäge“ fluchend. Streng fragt sie auf der Schwelle zu Herrn D.'s Zimmer: „Was ist denn hier los?!“ Herr D. will Wasser. (Jeder Patient bekommt hier eine Tagesration von einer Halbliter-Flasche Wasser, bei größerem Bedarf müssen die Patienten oder die Angehörigen selbst welches kaufen. Herr D. hat seine Tagesration bereits aufgebraucht.) „Nee!“ ruft sie und stampft wieder hinaus (FfP S. 130).

Auch KSr E. wendet die Strategie der Zurechtweisung an; wie Herr D. darauf reagiert, geht aus diesem Beispiel nicht hervor.

Frau L. beklagt sich laut bei mir, dass sie erst jetzt – nach Ausgabe des Frühstücks Tropfen gegen ihre Übelkeit bekommen habe, dabei solle sie diese doch eine halbe Stunde vor dem Frühstück einnehmen, das habe der Arzt extra gesagt – und nun würde sie erst jetzt die Tropfen bekommen! Ich beruhige sie dahingehend, dass sie sie vielleicht auch jetzt noch nehmen könne, und frage KSr K., die im Nebenzimmer eine andere Patientin füttert. Diese hat offenbar gehört, worum es ging, kommt ins Zimmer und kommentiert mit ärgerlichem Abwinken: „Ach! Mecker, mecker, mecker!“ Ich frage, ob Frau L. die Tropfen jetzt noch einnehmen könne, sie sagt in einem Tonfall, der zeigt, dass das alles völlig unwichtig sei und zur Patientin hin: „Jaja“ (FfP S. 151).

KSr K.'s gereizter Tonfall und ihr Kommentar („Mecker, mecker, mecker!“) zeigen der Patientin, dass die Krankenschwester mit ihrer Geduld am Ende ist, und dass es unklug wäre, sich ihr weiterhin mit ‚unwichtigen‘ Detailfragen zu nähern. Ihre Grenze ist erreicht, und dies macht sie zur Patientin hin sehr deutlich.

Pflegende schlagen häufig Bitten von Patienten ab oder setzen ihnen Grenzen, indem sie sich auf ärztliche Anordnungen berufen und damit ihrer Argumentation mehr Schlagkraft zu verleihen versuchen – auch dies eine Strategie. Dies illustriert der folgende kurze Dialog zwischen Herrn O. und KSr P.:

Als Herr O. KSr P. um Hilfe beim Gang zur Waage und ins Bad bittet, entgegnet diese: „Das können Sie doch alleine! Sie dürfen nicht die ganze Zeit im Bett liegen, das hat der Doktor auch gesagt“ (FfP S. 130).

Die Strategie der Auseinandersetzung und des Grenzensetzens scheint mir besonders typisch für das Pflegepersonal zu sein. Verglichen mit Ärzten haben Pflegende wesentlich häufigeren und längeren Kontakt mit den Patienten und tragen auftretende Konflikte eher direkt aus. Ärzte neigen nach meinen Erkenntnissen stärker zur Strategie der Distanzierung von Patienten.

(4) Patienten überlisten

Stellenweise wurden Patienten vom Personal im wahrsten Sinne des Wortes überlistet. Die Strategie der List wird von Mitarbeitern eingesetzt, um sich Arbeit mit Patienten zu ersparen und die Stationsordnung aufrechtzuerhalten. Dies mögen die beiden von mir beobachteten Beispiele illustrieren:

Nach dem Frühstückausteilen hantieren die Schwestern noch am Wagen und in der Teeküche. Da nimmt sich der Patient Herr Z. etwas Butter aus dem Wagen von den noch dort lagernden Tabletts mit noch unberührtem Frühstück. (Viele Patienten müssen morgens nüchtern bleiben und erhalten ihr Frühstück erst nach den Untersuchungen). KSrL A., die das sieht, sagt zu mir: „Unmöglich, wie die sich einfach was nehmen!", hindert aber Herrn Z. auch nicht daran. Ich äußere die Vermutung, dass die Patienten vielleicht nicht wüssten, dass sie das nicht dürften. „Oh doch", meint KSrL A. im Brustton der Überzeugung, „die wissen das!" Manchmal sage sie dann zu ihnen oder den Besuchern, die sich für ihre kranken Angehörigen was stibitzten: „Wenn Sie sich davon was nehmen, bekommen Sie eine ansteckende Krankheit!" Sie lacht. Auf meine Nachfrage meint sie, das würde immer wirken! (FfP S. 91-92)

Indem KSrL A. Patienten oder deren Angehörigen mit ansteckenden Krankheiten droht, hindert sie sie listig daran, sich etwas von den Tabletts zu nehmen und damit die Ordnung der Essenvergabe auf der Station durcheinander zu bringen. Offenbar hat sie damit durchaus Erfolg, wie ihr Kommentar, dass dies immer wirken würde, verrät. Ebenso überlistet KSr F. den Patienten Herrn G.:

Über Herrn G. erzählt Nachtschwester KSr F. während der Übergabe, er habe gestern Abend nicht schlafen können und partout eine Schlaftablette gewollt, obwohl er recht schläfrig wirkte. Sie habe ihm dann ein Placebo gegeben, „ein richtig schön rotes", und er habe dann ganz wunderbar die ganze Nacht geschlafen. Die anderen amüsieren sich über das „rote Placebo" (FfP S. 141).

KSr F. nutzt damit ihre Insider-Rolle und ihren freien Zugriff auf Medikamente, um den Patienten Herrn G. durch ein Placebo zu beruhigen und zum Schlafen zu bringen. Die genannten Beispiele der Strategie der Überlistung sind die einzigen, die ich im Untersuchungszeitraum beobachten konnte.

(5) Patienten durch Medikamente ‚ruhig stellen'

Auch das ‚Ruhigstellen' von Patienten durch (nicht nur ‚psychologisch' wirkende) Medikamente könnte man als List betrachten. Da dies jedoch einen schwereren Eingriff in die Persönlichkeitsrechte des Patienten darstellt, soll die Strategie des ‚Ruhigstellens' gesondert erwähnt werden. Dass Mitarbeiter zu dieser Strategie greifen, konnte von mir nur einmal beobachtet werden:

Bei der morgendlichen Übergabe berichtet KSr O., Frau N. habe gestern furchtbar getobt, sie sei ganz durcheinander und aufgeregt gewesen. Deshalb habe sie eine Anästhesie bekommen („auf Anordnung des Arztes!", meint KSr O. grinsend). Daraufhin habe sie dann tief und fest geschlafen und schlafe immer noch (FfP S. 158).

(6) Über Patienten klagen oder lachen

Diese Strategie wurde von mir oft beobachtet. Im Krankenhaus wird nach meinen Erkenntnissen sehr häufig gewohnheitsmäßig geklagt und gewitzelt. Dies dient wahrscheinlich der Entlastung der Mitarbeiter und ist daher auch nicht direkt als Interaktions- sondern eher als Entlastungsstrategie zu betrachten.

Einen ersten Eindruck von der Vielfältigkeit der Klagen über Patienten kann die folgende Interaktionssituation geben, die von mir im Stationszimmer beobachtet wurde:

Nach der Übergabe beklagen sich die Krankenschwestern beieinander über einzelne Patienten. KSr R. berichtet, ein Patient habe sie gestern gefragt, ob sie ihm seine Pampers anziehen könne. Sie habe ihm entgegnet: „Können Sie nicht zur Toilette gehen?“ Nein, er wolle Pampers. „Aber zum Raucherraum gehen kann er!“, empört sie sich. Auch Herr S. habe sich sehr inaktiv gegeben. Er stinke und habe sich gestern nicht ein Mal gewaschen. „Nicht mal 'ne Zahnbürste hat der in der Hand gehabt!“ Dabei könne er das sehr wohl. KSr T. beschwert sich über die Angehörigen einer Patientin. Die hätten ihr gestern gleich nach ihrer Ankunft gesagt: „Können Sie bitte das und das und das machen!“ Sie habe darauf entgegnet, sie habe auch zu tun, sie müssten auch ein wenig selber machen (FfP S. 132).

Besonders typisch, da solche Bemerkungen auf den Stationen durchgängig zu hören sind, erscheinen mir die beiden folgenden Ausschnitte:

KSrL M. mokiert sich im Vorbeigehen gegenüber den anderen Krankenschwestern über einen Patienten, der sich einfach auf ein frisch gemachtes Bett gelegt habe. „Ich hab ihm gesagt, wenn Sie das noch einmal machen, können Sie nach Hause gehen!“, berichtet sie entrüstet. Von den anderen Schwestern ist ein beifälliges Gemurmel zu hören (FfP S. 74-75).

Über Herrn I. berichtet KSr H., er sei unkooperativ gewesen. Er habe, obwohl Herzpatient, rauchen wollen, obwohl sie ihm das doch ausdrücklich verboten habe. Außerdem höre er nicht zu, wenn man etwas sage. Dies berichtet sie anklagend den anderen Schwestern, die sie durch affirmative Bemerkungen unterstützen. KSr. J. bestätigt: „Dann soll er nach Haus, wenn er sich unkooperativ verhält!“ (FfP S. 104)

Sehr häufig unterstützen sich die Mitarbeiter gegenseitig bei ihren Klagen über die Widerständigkeiten der Patienten. Sie beziehen routiniert, fast gewohnheitsmäßig Stellung für die Kollegen und gegen die Patienten, lassen zustimmende Kommentare fallen und berichten von ähnlichen Situationen oder über Konflikte mit denselben Patienten.

Eine ähnliche Strategie wie das Klagen ist das Lachen über bestimmte Patienten, über heikle Situationen sowie Dinge, denen nur mit Humor eine gewisse Leichtigkeit abgetrotzt werden kann. Teilweise, aber nicht immer, wird auf Kosten der Patienten gelacht. Ich unterscheide hier das Lachen als Entlastungsstrategie, sofern Mitarbeiter sich untereinander *über* Patienten amüsieren, von der unter Punkt 2) genannten Strategie, bei der Mitarbeiter direkt *mit* Patienten kommunizieren und sie dabei nicht ernst nehmen.

OA K. bringt mit seiner Karikatur des dicken, schnaufenden Patienten Herrn L. alle Schwestern zum Lachen. Der habe „den Oberarzt persönlich“ sprechen wollen und dann schnaufend hervorgestoßen: „Dr. M. (StA) – fffhh fffhhh – hat gesagt – ffhhh – fffhh – mein Körper ist eine Baustelle – fffhh – fffhh! Was meint er denn damit???“ (FfP S. 8)

Sogar dem Tod einer Patientin begegnen einige Krankenschwestern mit ätzendem Humor:

Bei der morgendlichen Übergabe unterrichtet KSr P. die anderen vom nächtlichen Tod einer Patientin mit den folgenden Worten: „Und Frau Q. könnt ihr heute leider nicht mehr antreffen, die ist nämlich gestorben.“ Sie erzählt, wie sie erst mal einen Katheter hätte legen müssen. KSr R.: „Und danach ist sie gestorben, ja?“ KSr P. bestätigt das. „Ach, wieder ’ne neue Methode!“ (einen Patienten umzulegen), ist KSr R.’s trockener Kommentar, und alle lachen (FfP S. 61).

Das – stellenweise grob anmutende – Amüsement über bestimmte Situationen und Patienten und deren für Mitarbeiter häufig schwieriges Verhalten stellt m.E. eine Strategie von Mitarbeitern dar, um schwere oder schwierige Situationen leichter, erträglicher, lebbarer zu machen.

Strategien von Patienten im Umgang mit Mitarbeitern

Auch Patienten verfügen über Strategien, mit denen sie versuchen, ihre Interessen durchzusetzen. Ich habe insgesamt drei Kommunikationsstrategien ausmachen können, die im Folgenden ausführlicher dargestellt werden sollen (siehe Abbildung 7). Teilweise decken sie sich mit Patiententypen, die von Mitarbeitern kritisch wahrgenommen werden; es soll hier jedoch das Strategische in ihren Handlungen besonders hervorgehoben werden.

(1) Forderungen stellen und die Auseinandersetzung suchen

Unter dieser Strategie sind all jene Verhaltensweisen zusammengefasst, mit denen Patienten aktiv die ‚Flucht nach vorn‘ antreten und Ansprüche anmelden, Mitarbeiter kritisieren und damit eine Auseinandersetzung mit ihnen riskieren. Diese Handlungsweisen können insofern als Strategien betrachtet werden, als Patienten damit für ihre eigenen Bedürfnisse eintreten und um Beachtung kämpfen, um nicht im allgemeinen Krankenhausbetrieb unterzugehen. Dazu folgende Passage:

Nachdem das Frühstück schon länger ausgeteilt ist und ich in sein Zimmer komme, um abzuräumen, finde ich Herrn A. wütend vor. Er hat noch nicht gegessen und sagt zu mir, er warte darauf, dass man ihn bediene. Ich frage ihn, was ich machen soll, darauf fährt er mich an: „Das Gleiche wie sonst!“ Ich sage, ich sei neu hier, deshalb müsse er es mir sagen, aber er schmollt beleidigt: „Dann nehmen Sie’s mit!“ Auf meine erneute Nachfrage entgegnet er wütend: „Nehmen Sie’s mit!“ An der Tür nimmt mir KSr B., die gerade den Raum betritt, das Tablett aus der Hand und trägt es noch mal zu ihm, um ihm, wie sie sagt, das Brot zu schmieren (FfP S. 133).

Indem Herr A. fordert, dass man ihn bediene, macht er unmissverständlich klar, dass Klinikmitarbeiter in seinen Augen zur Erfüllung seiner Bedürfnisse beizutragen haben.

In ähnlicher Weise verwickelt auch der Patient Herr V. die Ärztin StÄ W. in eine Auseinandersetzung:

Herr V. berichtet StÄ W. von einem nächtlichen Erstickungsanfall. Er will wissen, was das gewesen sei und vermutet, es sei Wasser in der Lunge. StÄ W. entgegnet ihm, dass er momentan wenig Wasser in der Lunge habe und es wohl daran nicht liegen könne. Im Übrigen solle er direkt Bescheid sagen, wenn er einen Anfall habe, dann könne man mehr sagen; so könne sie gar nichts sagen. Herr V. sträubt sich gegen diese Argumentation, er besteht darauf, dass sie das wissen müsse. Aber StÄ W. beharrt ihrerseits freundlich, aber bestimmt auf ihrer Argumentation. Sie habe ihm gestern schon gesagt, er solle Bescheid sagen, wenn was sei, und das müsse sie nun bekräftigen. Die Visite ist daraufhin beendet (FfP S. 134).

In diesem Beispiel besteht der Patient auf der Wahrung seiner Interessen und versucht aktiv, die Ärztin davon zu überzeugen, sich verstärkt um seinen Gesundheitszustand zu bemühen.

(2) Bitten

Diese Strategie steht Patienten zur Verfügung, um relativ unkompliziert ihr Bedürfnis nach Fürsorge, Hilfe und Nähe erfüllt bekommen; allerdings sind sie hier in hohem Grad abhängig von den Reaktionen der Mitarbeiter. Dazu folgende Beobachtung:

Der blinde, aber durchaus bewegliche Herr F. möchte, dass ich ihm beim Anziehen seines Oberteils helfe, was ich auch tue. Später fragt er KSr G., ob sie ihn zudecken könne. KSr G. sagt lachend: „Och Herr F., der liebe Gott hat Ihnen doch zwei gesunde Arme gegeben!“ Trotzdem deckt sie ihn, der schon im Bett liegt, dann zu (FfP S. 133).

An diesem Beispiel ist der Wunsch des Patienten zu erkennen, von der Krankenschwester umsorgt und ‚bemuttert‘ zu werden. Seiner Bitte wird von KSr G. zwar widerstrebend, aber doch mit deutlich freundlicher Zuwendung entsprochen.

Ebenso illustriert das bereits oben erwähnte Beispiel von Frau K., wie Patienten – auch nonverbal – den Kontakt zu Mitarbeitern suchen und um Nähe und Körperkontakt ‚bitten‘:

Frau K. (Jg. 1911 und geistig sehr rege) liegt im Krankenhaus, weil sie gefallen ist, der Arzt StA M. untersucht ihre Hüfte an der Seite. Während sie danach noch miteinander sprechen, legt sie ihm, da seine Hand gerade da ist, ihre Hand auf seine geöffnete Hand, aber er bleibt passiv, lässt den Händedruck geschehen, greift nicht zu, zieht seine Hand aber auch nicht weg (FfP S. 71).

(3) Mitgefühl von Mitarbeitern wecken

Mit dieser Strategie versuchen Patienten, auf sich aufmerksam zu machen und Mitarbeiter dazu zu bringen, sich verstärkt um sie zu kümmern, ihnen zu helfen und sie zu trösten. Es besteht eine sehr große Affinität mit der schon erwähnten Kategorie der „klagenden, wehleidigen Patienten“, die Mitarbeiter im allgemeinen schwierig finden (siehe „Kritisch wahrgenommene Patienten“ unter 3.3.2).

Auf die Strategie, bei Mitarbeitern Mitgefühl zu wecken, greift Frau D. im Kontakt mit StA E. zurück:

Bei der Visite sitzt Frau D. in ihrem Rollstuhl, die Hände vor das Gesicht geschlagen. Der Arzt setzt sich auf ihr Bett, beugt sich über sie, nimmt ihre Hand und spricht sie mit freundlichen Worten an. Als er fragt, was sie denn habe, antwortet sie, Luftnot. Und Schmerzen am Knie. Was schlimmer sei? Beides, sagt die Patientin leidend, und Frau F. im Nachbarbett verdreht die Augen. Sie habe letzte Nacht auch geweint, meint Frau D. Geweint? „Nein, das war doch die Nacht davor, wo Sie geweint haben“, verbessert die Bettnachbarin Frau F. lächelnd (FfP S. 120).

Ein ähnliches, oben bereits in anderen Zusammenhängen angeführtes Beispiel verweist ebenfalls auf diese Strategie:

Bei der Visite mit StA L., GÄ N. und PJw O. stellt sich StA L. Frau M. (Jg. 1921) namentlich vor. Die Patientin berichtet nun von ihren Beschwerden: wie ihr übel sei und schwindelig. StA L. geht auf diese Beschwerden ein und fragt gezielt nach. Die Patientin erzählt daraufhin, *wie* schlecht es ihr doch ginge, ohne aber genauere Angaben zu machen, sie sagt nur immer, es ginge ihr schlecht, dabei seufzt und stöhnt sie immer heftiger, fasst sich mit der Hand an die Stirn und atmet schwer. Die Ärzte reagieren darauf nicht und gehen irgendwann einfach. Als wir draußen sind, schaut mich StA L. belustigt mit hochgezogenen Augenbrauen an, als wollte er sagen: „Was war das denn für eine Vorstellung?! Was meinst du dazu?“ Ich lächle nur vielsagend. StA L.: „Das war ja ein sterbender Schwan!“ Die anderen grinsen. GÄ N. meint zu mir: „Sie möchte ein bisschen verwöhnt werden“ (FfP S. 87).

3.3.7 Fazit

Schwierigkeiten und Konflikte in der Interaktion zwischen Patienten und Klinikpersonal basieren, wie im vorangegangenen Kapitel ausgeführt wurde, auf den grundsätzlich einander entgegengesetzten Bedürfnissen, Interessen und Erwartungen der beiden beteiligten ‚Parteien‘. Patienten verlangen in einer Situation, in der sie großen Leiden und existenzieller Unsicherheit ausgesetzt sind, in hohem Maße nach Mitgefühl, Anteilnahme und Verständnis. Sie bedürfen der Fürsorge, einer allgemeinen Nähe und des Gefühls, umsorgt zu werden. Zudem ist es für Patienten sehr wichtig, in dieser unsicheren Situation über die eigene Krankheit, die Heilungsaussichten und das weitere Vorgehen in der medizinischen Behandlung gut informiert zu werden.

Das Klinikpersonal dagegen hat andere Interessen: Um den Klinikbetrieb aufrecht zu erhalten, muss es Zeit und ‚Arbeit‘ an Patienten sparen und diese dazu anhalten, sich an den vorgegebenen Tagesablauf und die Strukturen des Krankenhauses soweit wie möglich anzupassen. Auch ist eine gewisse Distanz zu den Patienten und ihren Leiden im Klinikalltag unerlässlich. Klinikmitarbeiter bedürfen zudem des Danks und der Anerkennung für die Arbeit, die sie im Krankenhaus verrichten. Aus dieser Konstellation gegensätzlicher Interessen ergeben sich häufig Konflikte, und es ist im täglichen Umgang ein beständiges Ringen um Fürsorge versus Abgrenzung, Zuwendung versus Zeitersparnis und Nähe versus Distanz zu bemerken (siehe Abbildung 1).

Dementsprechend werden ganz bestimmte Patienten bzw. Mitarbeiter von der anderen ‚Partei' als ‚schwierig' oder negativ wahrgenommen. Mitarbeiter bewerten, wie unter dem Abschnitt „Kritisch wahrgenommene Patienten" gezeigt wurde, insbesondere (1) anspruchsvolle und unkooperative Patienten, (2) Patienten, mit denen die Verständigung eingeschränkt ist, (3) wehleidige und klagende Patienten, (4) Patienten, die ‚nichts haben', (5) kritische Patienten, (6) aggressive Patienten sowie (7) Alkoholiker und Drogenabhängige negativ (siehe Abbildung 3). Patienten dagegen nehmen besonders solche Mitarbeiter kritisch wahr, die (1) schimpfen, (2) sich distanzieren und (3) sich unsensibel verhalten (siehe „Kritisch wahrgenommene Mitarbeiter", Abbildung 4 unter 3.3.2).

Hervorgehoben wurde im Abschnitt „Interaktionsstrategien der Akteure" (siehe Abbildung 7), dass die Akteure im Konflikt miteinander auf ganz bestimmte Strategien zurückgreifen, um ihre Interessen durchzusetzen bzw. zu verteidigen. Aufgrund des starken Machtgefälles zwischen Patienten und Klinikpersonal – und in besonderem Maße zwischen Patienten und Ärzten – stehen den Patienten weniger Strategien zur Verfügung, die zudem von geringerer Schlagkraft sind, als dem Klinikpersonal. Patienten können (1) um Zuwendung, Fürsorge etc. bitten, oder sie können (2) versuchen, das Mitgefühl von Mitarbeitern zu wecken – beides Strategien, bei denen sie im hohen Maße von der Reaktion der anderen Seite abhängig sind. Sie können aber auch (3) Forderungen stellen und die Auseinandersetzung suchen – eine Strategie, die oft in einen Machtkampf ausartet und aus diesem Grunde bei der Gegenseite, dem Klinikpersonal, besonders unbeliebt ist.

Das Personal hingegen hat die Möglichkeit, sich auf verschiedene Art und Weise (1) von Patienten zu distanzieren, (2) Patienten nicht ernst zu nehmen, (3) sich gegen Patientenforderungen abzugrenzen, (4) Patienten zu überlisten, und (5) Patienten durch Medikamente ‚ruhig zu stellen'. Es konnte festgestellt werden, dass Mitarbeiter außerdem oft zu einer ‚Entlastungsstrategie' greifen, indem sie (6) sich bei Kollegen über Patienten beschweren und/oder über Patienten Witze machen. Beobachtet wurde, dass die zuerst genannte Strategie der Distanzierung besonders von Ärzten genutzt wird, während Pflegende gerne Grenzen setzen, indem sie mit Patienten offen schimpfen oder ihnen Bitten verweigern. Alle Strategien dienen dem Personal dazu, Distanz zu Patienten und ihren Leiden herzustellen, Ruhe und Ordnung auf der Station zu gewährleisten, Patienten zur Kooperation anzuhalten und sich selbst zu entlasten.

Betont werden soll an dieser Stelle, dass in den untersuchten Krankenhäusern beileibe nicht nur konfliktuöse Situationen beobachtet wurden. Sehr häufig war die Interaktion zwischen Personal und Patienten auch von großer Harmonie getragen, die sich daraus ergab, dass die Akteure sich an die Bedürfnisse der anderen Seite anpassten (siehe 3.3.3). Besonders positiv wurden entsprechend von Patienten Mitarbeiter wahrgenommen, die (1) (auch körperlichen) Kontakt zu ihnen aufnahmen, (2) sie über ihre Krankheit gut informierten und (3) sie aufmunterten (Abbildung 6). Das Klinikpersonal dagegen betrachtete Patienten positiv, die sich (1) ruhig, dankbar und bescheiden verhielten, und (2) die dem Bedürfnis des Personals nach Distanzierung durch Humor und Lustigkeit entgegenkamen (Abbildung 5). Es wurden außerdem viele Situationen beobachtet, in denen Mitarbeiter mit Patienten sehr mitfühlend und empathisch umgingen, sie beruhigten und trösteten und damit deren spezifischen Bedürfnissen entgegenkamen (siehe „Weitere typische Interaktionsmuster“ unter 3.3.3).

Vereinzelt wurde auch ein ‚Ausstieg‘ aus dem typischen Interaktionsmodell beobachtet, welcher in der Regel von Patienten initiiert wurde. Dabei wurden die im Klinikkontext üblichen Rollenbeziehungen nicht eingehalten und teilweise auf den Kopf gestellt. Dies war beispielsweise dann der Fall, wenn Ärzte von Patienten nicht als Respektpersonen, als ‚Heiler‘ mit einem spezifischen, dem eigenen ‚Laienwissen‘ überlegenen, Fachwissen behandelt wurden, sondern als ganz ‚normale‘ Menschen (siehe 3.3.4).

Dieses Modell einer Interaktion wäre nicht vollständig, wenn nicht auch die selbstverständlich immer vorhandenen individuellen Unterschiede berücksichtigt würden. In Abschnitt über „Handlungsspielräume“ wurde entsprechend gezeigt, wie verschiedene Mitarbeiter mit denselben Patienten umgehen.[9]

Grundsätzlich sind – wie am besten aus den Abbildungen 3-7 zu ersehen ist – große Asymmetrien in der Quantität des Materials zu einzelnen Themenbereichen zu verzeichnen. So war über negativ wahrgenommene Patienten reichlich Material vorhanden, wohingegen die Gruppe der positiv wahrgenommenen Patienten nicht erschöpfend behandelt werden konnte. Zudem war auch zur Mitarbeiterperspektive deutlich mehr Material vorhanden als zur Patientenperspektive. Einige dieser Asymmetrien sind methodisch bedingt, andere betrachte ich als Indizien, die etwas über das Feld und die Rolle der Akteure aussagen.

Dass Patienten besonders stark dann wahrgenommen werden, wenn sie ‚negativ‘ auffallen, weniger aber, sobald sie sich anpassungsbereit geben, ist wohl einerseits auf das allgemein menschliche Problem zurückzuführen, dass Konflikte sich stärker ins Gedächtnis eingraben als Interaktionssituationen, in denen alles ‚glatt läuft‘. Andererseits hängt dieses Ungleichgewicht auch damit zusammen, dass ich meine Fragen an die Mitarbeiter eher negativ formulierte – d.h., ich fragte stärker nach ‚schwierigem‘ Patientenverhalten als nach positiv bewertetem, da ich davon ausging, dass die Konflikte besonders aussagekräftig sein würden.

9 Die wegen des einseitigen Machtgefälles weniger aussagekräftigen Unterschiede zwischen Patienten in ihrer Interaktion mit ein- und demselben Mitarbeiter wurden hier nicht berücksichtigt.

Dass bei den angeführten Konflikten die Mitarbeiterperspektive stärker vertreten war als die Sichtweise der Patienten, ist sicherlich auf das im Methodenteil bereits erwähnte Ungleichgewicht des Zugangs zurückzuführen: Zu den Mitarbeitern und damit ihren Äußerungen, Meinungen und Empfindungen bestand ein weitaus besserer Zugang als zu den Patienten.

Die unterschiedliche Gewichtung der Interaktionsstrategien der Akteure verrät dagegen, wie bereits angedeutet, sehr viel über die Beziehungen zwischen Patienten und Mitarbeitern. So stehen dem Personal weitaus mehr Strategien zur Verfügung, um seine Interessen zu vertreten, als den Patienten. Dies ist auf das starke Machtungleichgewicht zwischen Mitarbeitern und Patienten zurückzuführen, welches speziell in Fällen wirksam ist, in denen die besonders ‚mächtige' Berufsgruppe der Ärzte besonders hilflosen Patienten – z.B. Patienten, mit denen die Verständigung eingeschränkt ist – gegenübersteht. In diesen Fällen kann seitens der Mitarbeiter bequem zur Strategie der Distanzierung gegriffen werden – einer Strategie, die es erlaubt, unauffällig und ohne viel Aufhebens die eigenen Bedürfnisse nach Distanzierung durchzusetzen. Die Bedürfnisse der Patienten werden dabei meistens übergangen. Diese Strategie kann jedoch als weniger erfolgreich gelten bei Patienten, die sich wehren, sich unkooperativ und aggressiv zeigen, und mit denen Auseinandersetzungen geführt und Grenzen gezogen werden müssen. Entsprechend reagiert das Personal auch besonders gereizt auf Patienten, die Aufmerksamkeit suchen, Forderungen stellen und durch eher aggressive Verhaltenweisen auffallen.

Das hier behandelte Modell einer allgemeinen Interaktion zwischen Patienten und Klinikpersonal soll die Basis für die Darstellung der interkulturellen Kommunikation (zwischen Mitarbeitern und zugewanderten Patienten) bilden, um die es im folgenden Kapitel geht.

3.4 Zur Interaktion zwischen Klinikmitarbeitern und zugewanderten Patienten

In Kapitel 3.3 wurde dargestellt, wie Patienten und Klinikpersonal in den beiden untersuchten Krankenhäusern allgemein miteinander umgehen und welchen subtilen Regeln sie dabei folgen. Im folgenden Kapitel soll es nun speziell um die Interaktion zwischen Mitarbeitern und *zugewanderten* Patienten gehen.

3.4.1 Besonderheiten aus dem institutionellen Kontext

Die Auswertung der Feldprotokolle und Interviews zeigte, dass die Interaktion zwischen zugewanderten Patienten und Klinikmitarbeitern in vielerlei Hinsicht ganz ähnlich verläuft wie die zwischen deutschen Patienten und Mitarbeitern. Zugewanderte Patienten werden also nicht prinzipiell anders vom Krankenhauspersonal behandelt als andere Patienten und handeln im Gegenzug auch nicht anders. Dies ist wichtig, zunächst einmal als Grundsatz festzuhalten.

Dennoch bestehen auch Unterschiede in der Behandlung zugewanderter und deutscher Patienten. Vorab einige Ergebnisse in zusammengefasster Form – ohne die entsprechenden Textstellen aus Interviews und Feldprotokollen als Belege, da alle angesprochenen Themen im restlichen Teil von 3.4 wieder aufgenommen und dort ausführlicher diskutiert werden. Unter welchen Abschnitten die Themen aufgeführt werden, wird jeweils angegeben.

- Der Typus ‚kritischer' und ‚aggressiver' Patienten sowie der der Alkoholiker und Drogenabhängigen taucht bei zugewanderten Patienten praktisch nicht auf. Nach meinen Beobachtungen gab es nur sehr wenige zugewanderte Patienten, die diesem Typus entsprachen. Dafür zeigten sich besonders viele zugewanderte Patienten den Mitarbeitern gegenüber ‚dankbar' und bescheiden. Dieser Aspekt soll im Zusammenhang mit der Thematik des interkulturellen Machtgefälles (Abschnitt 3.4.2) diskutiert werden.
- Entsprechend fielen auch die Strategien zugewanderter Patienten aus: Die Strategie, Forderungen zu stellen und die Auseinandersetzung zu suchen, zeigte sich bei ihnen zwar schwächer ausgeprägt als bei deutschen Patienten. Andererseits griffen zugewanderte Patienten vermehrt auf eine Strategie[10] zurück, die ich ‚Anwälte einsetzen' nennen will: Bei ihnen fanden sich häufig Personen (Angehörige, Mitpatienten, professionelle Dolmetscher, zweisprachige Mitarbeiter etc.), die sich für ihre Belange einsetzten und ‚die Dinge in die Hand nahmen'. Teilweise ging die Initiative dazu von den Patienten aus, teilweise von den ‚Anwälten' selbst. Auch dieses Thema soll im Abschnitt über den „Machtaspekt" (3.4.2) ausführlich diskutiert werden.
- Andererseits fiel bei zugewanderten Patienten erwartungsgemäß der Typus der „Patienten, mit denen die Verständigung eingeschränkt ist" (siehe Typ 2 unter „Kritisch wahrgenommene Patienten", Abschnitt 3.3.2) durch seine besondere Häufung auf. Dieses Thema soll unter dem Abschnitt 3.4.1 behandelt werden.
- Als typisch für zugewanderte Patienten ist deren Tendenz zu betrachten, durch andere Gewohnheiten und Gebräuche den Stationsalltag ‚durcheinander zu bringen'. Wie diese ‚anderen' Verhaltensweisen vom Personal bewertet und wie mit ihnen umgegangen wird, soll in Abschnitt 3.4.3 näher besprochen werden.
- Zugewanderte Patienten brachten negativ erlebte Verhaltensweisen von Mitarbeitern ihnen gegenüber besonders häufig in Zusammenhang mit

10 Ob der Ausdruck ‚Strategie' in diesem Zusammenhang ein glücklich gewählter Begriff ist, sei dahingestellt. Schließlich suchen sich Patienten meistens nicht bewusst ‚Anwälte', um ihre Interessen zu vertreten; oft finden sich auch ohne Dazutun der Patienten schnell Fürsprecher. Der Ausdruck ‚Strategie' soll deutlich machen, dass Akteure in ihrem Handeln, bewusst oder unbewusst, bestimmte Interessen verfolgen – unabhängig davon, von wem die Initiative ausging.

potentieller Ausländerfeindlichkeit oder Rassismus. Dieses Problem soll in Abschnitt 3.4.2 diskutiert werden.
- Im Hinblick auf das Klinikpersonal wurde festgestellt, dass die Strategie, zugewanderte Patienten nicht ernst zu nehmen und sich von ihnen zu distanzieren, aufgrund des erhöhten Machtgefälles gegenüber zugewanderten Patienten weit besser möglich war und deswegen auch häufiger praktiziert wurde. Dies soll ebenfalls im Abschnitt über den 3.4.2 diskutiert werden.

3.4.2 Sprachliche Schwierigkeiten

Beschaffenheit sprachlicher Schwierigkeiten

Sprachliche Schwierigkeiten wurden von den befragten Akteuren im Allgemeinen als die bei weitem wichtigste und gravierendste Ursache für Kommunikationsprobleme genannt. Gerade von Mitarbeitern wurde häufig die Auffassung vertreten, dass sprachliche Verständigungsschwierigkeiten in der Interaktion mit zugewanderten Patienten das einzige Problem darstellen würden (was, wie sich zeigte, nicht der Fall ist). An dieser Stelle sollen zunächst nur Mitarbeiter zu Wort kommen, die ihre Schwierigkeiten mit zugewanderten Patienten beschreiben, bevor danach einige Auszüge aus den Feldforschungsprotokollen zur Diskussion gestellt werden. Über Sprachschwierigkeiten meint exemplarisch eine Ärztin:

> B: Verständigungsprobleme gibt's manchmal, auf Station. Das ist dann schwierig, weil man nicht weiß, was für Krankheiten jemand hat [...], also das ist so was, was nicht selten vorkommt. [...] Dass man halt aufgrund der Verständigungsproblematik dann Defizite hat in der Anamnese (Interview Nr. 11, S. 1-2).

Über einen Patienten, mit dem die sprachliche Verständigung bei der Anamneseerhebung besonders schwierig war, sagt dieselbe Ärztin:

> B: Das war schwierig bezüglich der Anamneseerhebung [...]. Das war nicht schwierig für die Therapie, weil man wusste, das ist der Patient mit der Luftnot, und da wusste man schon, worum es geht, ne? Da ist die Klinik *[d.i. die medizinische Symptomatik]* dann auch so führend, dass man eigentlich nicht sehr viel fragen muss. Ne? [...] Dann setzt man sich hin, wenn man den therapiert hat und es ihm besser geht. Und da ist der Punkt, dass man mit den Kollegen auf der Station 'n bisschen Daten zusammenkratzt, und dann wird's schwierig, ne? Das ist dann natürlich da, wo man die fragt: „Was für Vorerkrankungen haben Sie, welche Medikamente, wie leben Sie zu Hause, wie viel können Sie auf der Straße laufen, welche Vorbelastung?" oder so was, das sind dann Informationen, die später wichtig sind, und dann ist es schwierig, und dann braucht man eben einen Übersetzer. Das [...] war auch so 'n Notfall mit Luftnot, und es ging halt auch ganz gut mit der Therapie, und später hatten wir auch keinen dabei, weil der Patient alleine lebte und er nur mit dem Notarzt und dem Rettungswagen da war. Ja, und das war – nachher, als wir uns mit dem unterhalten haben, war es ganz schwierig (Interview Nr. 11, S. 4-5).

Schwierigkeiten in der Anamneseerhebung deutet auch OA M. in einem informellen Gespräch an:

Ich frage OA M. nach typischen Problemen mit ausländischen Patienten. Er meint, das Problem seien die Missverständnisse, die sich durch die Sprache ergäben, dadurch sei man in der Diagnose behindert. Auch viele deutsche Patienten würden ihre Leiden nur sehr diffus schildern können; für ausländische Patienten sei dies aber wegen der Sprache noch schwerer, man wisse dann nicht, ob und was jemand wirklich habe. Oft schieße man als Arzt auch übers Ziel hinaus, dann würde man annehmen, der Patient habe Schwindel, wenn er z.B. nur Kopfschmerzen habe (FfP S. 156).

Besonders mit Patienten, deren Sprache offenbar niemand im Haus spricht, scheint es große Probleme bei der Verständigung zu geben:

PJm C. erzählt, es gebe momentan im Haus einen indischen Patienten, der überhaupt gar kein Deutsch spreche und dessen Sprache auch niemand sprechen würde. Da sei man vollkommen aufgeschmissen, der könne sich überhaupt nicht verständlich machen (FfP S. 15).

KSrL A. erwähnt, dass es teilweise Patienten gebe, die als Touristen aus Afrika kämen und gar keine Sprache sprechen würden, die auch nur irgendwie bekannt sei oder auf der Dolmetscherliste des Krankenhauses stünde. Diese Patienten würden bei geringstem Verdacht auf ansteckende Krankheiten dann auf die Isolierstation verlegt. Die würden dann wirklich gar kein Wort verstehen, das sei tatsächlich ein großes Problem (FfP S. 51).

KSr U., befragt nach Kommunikationsproblemen mit zugewanderten Patienten, meint:

Es gebe oft Verständigungsschwierigkeiten. Zum Beispiel treffe sie manchmal auf Patienten mit gepackten Koffern, die nach Hause wollten. Wenn man nachfrage, stelle sich dann heraus, dass sie verstanden hätten, sie könnten nach Hause – obwohl der Arzt gesagt habe, der Patient könne „vielleicht bald" nach Hause (FfP S. 14).

Besonders ein Faktor schien Interviews, Befragungen und Situationsbeobachtungen zu dominieren: die fundamentale Verunsicherung der Beteiligten, insbesondere die Unsicherheit von Mitarbeitern hinsichtlich der Frage, ob die betreffenden Patienten tatsächlich (richtig) verstanden haben oder nicht. Explizit berichten darüber zwei Mitarbeiterinnen:

Ich befrage PJw V. nach Problemen mit ausländischen Patienten. Sie meint, es seien insbesondere Sprachprobleme, die ins Gewicht fielen. Viele Türkinnen und Perserinnen würden immer brav nicken, aber sie wüsste dann nicht, ab sie sie wirklich verstanden hätten (FfP S. 35).

Ich spreche mit PJw K. Sie findet es in Bezug auf ausländische Patienten bedenklich, dass diese im Allgemeinen keine bessere Aufklärung bekämen. Oft würden die Patienten brav „ja, ja" sagen, aber die Frage sei dann, ob sie es wirklich verstanden hätten. Im Grunde, meint sie, müsste immer ein Dolmetscher dabei sein (FfP S. 168).

Diese Unsicherheit, die aus Verständigungsschwierigkeiten folgt, kann durch mehrere Feldbeobachtungen bestätigt werden. Dazu die folgenden zwei Beispiele:

In Zimmer 01 erklärt KPf A. Herrn Z., der schlecht Deutsch spricht, ein Medikament. Er müsse das erst schlucken, dann müsse er in das Töpfchen Pipi machen, und danach erst zur Toilette gehen. KPf A. erklärt für meine Begriffe relativ schnell, der Patient hat, wie ich meine, Schwierigkeiten, ihm zu folgen, ich weiß nicht, wie viel er verstanden hat. Auf jeden Fall nickt er brav (FfP S. 110).

PatTr Frau Q. isst gerade, als OA P. und ich zur Visite das Zimmer betreten. OA P. wünscht der Patientin einen guten Appetit, was sie wohl nicht versteht, da sie ihn fragend anschaut. Er wiederholt das Gesagte aber nicht, sondern fährt fort zu sprechen. Er spricht langsam und deutlich mit ihr, fragt aber nie nach, ob sie verstanden hat. Sie nickt dazu brav mit dem Kopf. Dann sagt er, wenn Ramadan sei, solle sie trotzdem essen. Als sie ihn fragend anschaut, verdeutlicht er: „Essen gut!", zeigt auf das Essen, das vor ihr steht, und sagt noch einmal: „Gut!" Sie nickt daraufhin. Sie stellt gestisch eine Frage, indem sie sich mit einem Taschentuch über die Stirn wischt. OA P. scheint zu verstehen: „Sie schwitzen, ja?" Das liege am Cortison, meint er. Daraufhin gibt es keine Nachfragen mehr, die Visite ist beendet (FfP S. 155-156).

In Bezug auf das zweite Beispiel ist es fraglich, ob OA P. die Geste der Patientin richtig interpretiert, und ob Frau Q. den Oberarzt verstanden hat. Schließlich hat sie schon deutlich Schwierigkeiten, sein „Guten Appetit!" zu verstehen.

Im folgenden Abschnitt soll nun darstellt werden, welche Strategien des Umgangs mit solchen Situationen mangelhafter sprachlicher Verständigung die Beteiligten anwenden, um die Verständigung zu verbessern, bzw. welche Möglichkeiten ihnen dazu überhaupt zur Verfügung stehen.

Umgang mit sprachlichen Schwierigkeiten

In Bezug auf sprachliche Verständigungsschwierigkeiten zwischen Patienten und Mitarbeitern scheint es mehrere Möglichkeiten zu geben, damit umzugehen. Erwähnt wurde von Mitarbeitern die Verständigung „mit Händen und Füßen", die Hinzuziehung von professionellen oder Laiendolmetschern sowie die Versorgung von Patienten durch fremdsprachliches, schriftliches Informationsmaterial. Da letzteres Thema jedoch nicht die direkte (mündliche) Interaktion betrifft, soll es hier außer Acht gelassen werden und nur die anderen beiden Arten der Informationsvermittlung fokussiert werden.

Verständigung ‚mit Händen und Füßen'

Häufig verständigte man sich in den von mir beobachteten Krankenhäusern ‚mit Händen und Füßen', angereichert mit einigen wenigen Wörtern Deutsch. Dies bestätigt eine Reihe von Mitarbeitern, die in Interviews von mir befragt wurden. So antwortet eine Krankenschwester auf die Frage

I: Wenn sie *(KSrTr K., eine Kollegin türkischer Herkunft)* dann nicht da ist, wie macht ihr das denn dann auf der Station?
B: Also das ist [...] schwierig. Viele Leute fragen dann auch explizit immer: „(KSrTr K.)? (KSrTr K.)?", ne? Aber ... meistens mit Händen und Füßen, und dann so [...] mit Worten, wie man denkt, die die noch verstehen können. Das sind dann mehr so einzelne Worte, ja? Und dann versucht man so zu erklären. Man kann halt nicht irgendwie kompliziert umschreiben oder normal mit denen reden [...], weil sie es ja einfach nicht verstehen. Dann sagt man halt: „Nicht essen" oder „Nein", irgendwie (Interview Nr. 7, S. 3).

Ähnlich meint eine Ärztin:

B: Wenn nicht *(d.h. wenn niemand zum Übersetzen da ist)*, dann muss man sich helfen so wie man kann, ne? Dann muss man halt das Medizinische einschlagen, und man muss auch gebrochenes Deutsch sprechen und hoffen, dass der Patient dann zwei, drei Wörter versteht von dem, was man ihn fragt, und man macht die Erfahrung zum Beispiel – oder ich –, dass ich, wenn ältere Menschen schlecht Deutsch sprechen, man in ganz einfachem Deutsch spricht. Also alles im Infinitiv usw., dann verstehen die das viel besser. „Wo – du – Schmerzen?", oder – keine Ahnung: „Essen!", oder so was. Also wenn man keine zusammenhängenden Sätze, sondern nur irgendwelche Wörter in den Raum schmeißt, dann kann man sich viel besser mit denen verständigen, komischerweise (Interview Nr. 11, S. 4).
Sonst ist es so, dass sie meistens zumindest das Wesentliche verstehen. Und das beschränkt sich aber wirklich auf ... einen Wortschatz von vielleicht dreißig Wörtern oder so. Aber sie verstehen, wenn man sagt: „Wann kommt Sohn?" oder: „Wann kommt Tochter?" Also das schnallen die dann doch. Und „Morgen" können sie dann auch noch sagen, ne? Und wenn es nicht zum Beispiel akute Sachen sind, dann kann man die fragen (Interview Nr. 11, S. 7).

Eine andere Ärztin meint:

B: Wenn er halt schlecht spricht, gut, dann versuch' ich's halt von der Kommunikation her mit den einfachsten Sätzen, aber untersuche, verlass' mich auf meine Untersuchung auch. Die Anamnese hab ich dann vorher erhoben, Informationen gesammelt, und dann kommt's ja letztendlich darauf an, was ich untersuche und finde. Das mach' ich halt so (Interview Nr. 12, S. 7).

Viele Befragte geben an, dass sie immer dann auf Zeichensprache zurückgreifen, wenn gerade niemand zum Übersetzen da sei.

Andere wiederum erklären, dass sie nur im Notfall Dolmetscher zu Hilfe holen und sich in der Regel mit Händen und Füßen und einigen wenigen Brocken Deutsch behelfen. Drei befragte Krankenschwestern geben in einem informellen Gespräch an, dass sie sich praktisch ausschließlich der Zeichensprache, angereichert mit einigen Worten Deutsch, bedienten:

Einen ‚Dolmetscher' aus dem Haus (d.h. zweisprachige Mitarbeiter) würde sie nie holen, sagt KSr D. auf meine Nachfrage hin. Das bestätigt auch KSr E., die hinzukommt. Aus dem Hintergrund meint dann ein wenig unwirsch KSr F.: Man habe ja auch Hände und Füße, und wenn es verbal nicht klappen würde, müsste man eben die zu Hilfe nehmen (FfP S. 159).

Wie die Verständigung ‚mit Händen und Füßen und etwas Deutsch' konkret aussieht, mögen die nachstehenden Beobachtungsprotokolle illustrieren:

Mit Frau T. verständigt sich KSr U. durch viel Zeichensprache. „Kopfschmerzen?" fragt sie und führt die Hand zum Kopf. Nein, antwortet Frau T. Als ich später KSr U. auf die Verständigung mit der Patientin anspreche, meint sie, Frau T.s Deutsch sei zwar nicht so besonders, aber sie verständige sich mit Gesten und ein paar Worten, z.B. „Kopfschmerzen", „nicht gut" usw. (FfP S. 27).

Frau A., befragt, ob sie „Stuhlgang" gehabt habe, versteht nicht. „Toilette?", fragt KSr B. Das versteht sie und antwortet mit ja (FfP S. 122).

StÄ R. sagt zu Frau S. sehr langsam und deutlich: „Heute um vier Uhr: Chirurg und Ihre Tochter!", begleitet von den Handbewegungen für „vier", des auf-die-Uhr-Tippens und „Zusammentreffens". Frau S. nickt heftig, offenbar hat sie verstanden (FfP S. 129).

Zu Frau N. sagt KSrL O. langsam und deutlich: „ (KSrTr P.) kommt bald, die erklärt Ihnen alles." Frau N. nickt, sie sieht aus, als hätte sie verstanden. Als KSrL O. sie wiegen möchte, nimmt sie die Patientin bei der Hand und sagt: „Kommen Sie – wiegen!" Frau N. folgt ihr zur Waage (FfP S. 150).

KSr V. geht zu Frau W. ins Zimmer, um sich nach eigener Aussage von der Patientin zeigen zu lassen, wie diese den Blutzucker misst. Es stellt sich heraus, dass Frau W. das eigene Messgerät noch nie benutzt hat und KSr V. ihr die Funktionsweise des Geräts erst zeigen muss. KSr V. erklärt ihr das weitgehend durch Vormachen, und die wenigen Worte, die dabei fallen, werden von Frau W. nach meiner Einschätzung auch verstanden. Beispielsweise fragt KSr V. nach der Batterie oder sagt, später würden sie noch mal üben. „Wann?", fragt Frau W. „Um 11.30 Uhr", antwortet KSr V. langsam und deutlich, Frau W. nickt. (FfP S. 135-136)

Diese Ausschnitte belegen, dass eine Verständigung zwischen Mitarbeitern und zugewanderten Patienten zwar nicht immer ohne Schwierigkeiten vonstatten geht, jedoch mit etwas Zeichensprache und durch langsames, deutliches Sprechen auf einem sehr niedrigen Niveau durchaus bewältigt werden kann.

Hinzuziehung von Dolmetschern

Als – in der Regel nicht professionelle – Dolmetscher zur sprachlichen Vermittlung wurden in den von mir beobachteten Krankenhäusern vier verschiedene Gruppen von Personen eingesetzt: Angehörige der zugewanderten Patienten, Mitpatienten (meist aus demselben Zimmer wie die Patienten), zweisprachige Mitarbeiter oder, in einem Fall, eine professionelle Dolmetscherin von außerhalb des Krankenhauses.

(1) Angehörige

Angehörige werden von vielen Mitarbeitern als wichtige Sprachmittler betrachtet – insbesondere dann, wenn es keine Klinikmitarbeiter gibt, die übersetzen können, und wenn sprachintensive Dinge, wie z.B. in der Inneren Medizin der Umgang mit Diabetes, geklärt werden müssen. So meint KSr A.:

Wirklich wichtig sei die Sprache bei Diabetes-Patienten, wo man sehr viel erklären müsse. Das würde man, auch und besonders bei türkischen Patienten, durch die Hinzuziehung von Angehörigen regeln, insbesondere die Kinder, die könnten dann übersetzen (FfP S. 147).

Eine Krankenschwester schlägt ganz ähnlich vor:

B: Oder du beziehst die Angehörigen mit ein, dass du halt sagst, du wolltest bestimmte Termine haben und die sollen das dann übersetzen. [...] Vor allen Dingen, wenn irgendwelche extremen Probleme sind, ist es besser, wenn die Angehörigen das mit übersetzen und dann auch dabei sind, anstatt wenn du dann irgendwelche Fremden hast, ne? (Interview Nr. 5, S. 2-3)

Eine Ärztin sagt, dass in Akutsituationen ohnehin meistens Angehörige zum Übersetzen da seien, während in weniger dringlichen Situationen Zeit vorhanden wäre, um auf die Ankunft der Angehörigen zu warten:

I: Was macht ihr denn da [*bei Sprachproblemen],* also [...] sind da Angehörige ganz oft dabei, oder...?
B: Also das ist zu 99 Prozent so. Dass da schon jemand mitkommt, der dann Deutsch spricht, vor allem wenn die in die Notaufnahme kommen [...]. Natürlich, auf der Station ist nicht immer jemand da, der übersetzen kann, da ist dann bei der Untersuchung das Personal da, da sind auch Sachen nicht so dringlich, die man klären muss, da kann man auch warten, bis jemand kommt, der übersetzen kann. In der Notaufnahme ist es wiederum wichtig, weil die ja notfallmäßig ins Krankenhaus kommen, und da ist zu 99 Prozent sag ich mal jetzt so, aus meiner Erfahrung – schon jemand dabei, der übersetzen kann (Interview Nr. 11, S. 3-4).
Es ist so, es hängt davon ab, [...] wenn es in einer Akutsituation ist, dann versucht man jemanden zu finden, wenn es dem Patienten dann wieder besser geht. Also natürlich, wenn es ihm ganz schlecht geht, dann ist keine Zeit. Ansonsten auf der Station – guckt man. Da fragt man. Es gibt ganz, ganz selten ... Also wir hatten mal eine Marokkanerin z.B., die wirklich kein Wort Deutsch verstand, da musste man immer abwarten, wann die Verwandten kamen. Die kamen aber auch jeden Tag (Interview Nr. 11, S. 7).

KSr K. meint in einem Interview:

B: Wenn die Angehörigen da sind, dann spricht man sowieso meistens eher die Kinder an. Und die können ja meistens gut Deutsch. Meistens. Und dann versucht man, denen das zu erklären. Dass die dann das wiederum den Eltern erklären (Interview Nr. 7, S. 3).

Wie aus der letzten Passage hervorgeht, besteht allerdings ein Problem in der Tatsache, dass nicht alle Angehörigen gut Deutsch sprechen und damit in der Lage sind, das Gesagte adäquat zu vermitteln: „Die können ja meistens gut Deutsch. Meistens.“ Dies bestätigen mehrere Mitarbeiter in Befragungen.

Entsprechende Schwierigkeiten wurden von mir stellenweise, aber nicht oft beobachtet bzw. erfragt. Dazu folgender Textausschnitt:

StÄ P. fragt die Patientin Frau Q. nach ihrem Befinden, diese meint, „gut“ und strahlt dazu. Ihre Tochter ist auch wieder da, übersetzt jedoch nicht. Nachher frage ich StÄ P., wie sie es mache, wenn sie der Patientin etwas Längeres, Wichtigeres mitteilen wollte. Sie meint, ihre Tochter spreche genau wie die Patientin überhaupt kein Deutsch, teilweise würde die Kommunikation über ihren Mann laufen, der aber auch nicht viel besser als Frau Q. spreche, und notfalls über eine Nichte, die rufe oft hier an, der würde man dann Wichtiges mitteilen (FfP S. 41).

Andererseits scheint es auch häufig Fälle zu geben, in denen das Dolmetschen relativ gut funktioniert – wobei hier natürlich keine Aussagen über die tatsächliche Qualität der Übersetzungen gemacht werden können, sondern nur darüber, inwieweit dies aus der Perspektive der Mitarbeiter und dem Anschein nach funktionierte.[11] Dazu folgende Beobachtungen:

Frau S. spricht, wie ich höre, ein eher schlechtes Deutsch, ihre Freundin ist gekommen, um für sie zu übersetzen. (Frau S. sagt selbst: „extra gekommen".) Diese spricht sehr gut Deutsch, nimmt das Gespräch mit StÄ T. in die Hand und fragt nach, wie das Röntgenbild der Lunge von Frau S. war. StÄ T. meint, das würde erst heute Nachmittag oder morgen gemacht werden. Die Freundin informiert sich sehr genau über alles und übersetzt dies dann Frau S. (FfP S. 149).

Visite bei Herrn G., dessen erwachsener Sohn an seiner Seite sitzt. Der Vater spricht leidlich Deutsch, sein Sohn hingegen quasi perfekt. Er fungiert offenbar als Bindeglied zwischen seinem Vater und StÄ H., die alle Maßnahmen und die Gründe dafür ausführlich erklärt. [...] Anfangs übersetzt er dem Vater Einiges, später geht er dazu über, sich nur mit der Ärztin zu unterhalten. Er informiert sich ganz genau über alles, fragt viele Details nach und meint dann, er würde seinem Vater später alles detailliert erklären. Dieser liegt unterdessen da und wartet, dass sein Sohn das alles für ihn regeln wird. Dabei wirkt er ruhig und vertrauensvoll (FfP S. 5-6).

Bei Herrn M. sind ca. sechs Leute zu Besuch. Zur Visite schickt StA N. alle bis auf einen jungen Mann, der dolmetschen soll, hinaus. Der junge Mann spricht ziemlich gut Deutsch, das Übersetzen klappt augenscheinlich sehr gut. Vor allem wird Herrn M. durch StA N. (über den jungen Mann) eingeschärft, viel zu trinken, auch wenn er sich zwingen müsse. Das übersetzt der junge Mann mehrmals lächelnd, Herr M. brummt schließlich eine Antwort, und der junge Mann sagt: „Er sagt, er probiert's" (FfP S. 81).

Anhand dieser Beispiele wird deutlich, dass auch Angehörige durchaus in der Lage zu sein scheinen, für Patienten erfolgreich sprachlich zu vermitteln. Über die tatsächlich Qualität der Übersetzung sagt dies freilich wenig aus.

(2) Mitpatienten

Patienten, die dieselbe Muttersprache sprechen, werden laut Aussage mehrerer Mitarbeiter häufig zusammen in ein Zimmer gelegt – nicht nur, damit sie sich miteinander unterhalten können, sondern auch, um für den jeweils anderen Patienten zu übersetzen. So meint ein Krankenpfleger in einem Interview:

---

11 In diesem Zusammenhang sei verwiesen auf diskursanalytische Studien, bei denen Tonbandaufnahmen von gedolmetschten Visiten wortgetreu auf ihre übersetzerische Qualität hin untersucht wurden (z.B. Meyer 2004).

B: Es wird durchaus versucht, dass zumindest Patienten *[die dieselbe Sprache sprechen]* [...] im selben Zimmer liegen – wenn sie das entsprechende Geschlecht haben natürlich nur. Das klappt selten, aber manchmal klappt's halt wirklich, also wenn wir gerade 'n Bett frei haben oder so, dann ist es gar nicht so schlecht [...]. Zum einen können sie sich wesentlich besser unterhalten [...] und liegen dann nicht für die meiste Zeit, wenn sie tatsächlich kein Deutsch sprechen, eben halt da so rum, ganz stumm – und wir haben eben nun halt die Möglichkeit des Dolmetschers (Interview Nr. 6, S. 16).

Auch eine Pflegerin sagt:

B: Das kann natürlich auch sein, dass ein Mitpatient dann [...][...?] – der übersetzt das dann auch. Also so kleinere Sachen. Wenn halt jetzt keiner da ist zum Übersetzen, dann lässt du halt durch die Mitpatienten übersetzen (Interview Nr. 5, S. 4).

Ich habe diese Konstellation nur selten beobachten können. Abgesehen vom Eingangsbeispiel (siehe Abschnitt 3.1) mit Frau H., die für ihre Bettnachbarin russischer Herkunft, Frau G., eintrat (bei der man aber von ‚Übersetzen' im eigentlichen Sinne sicher nicht sprechen kann), waren diese Fälle rar gesät. Eines der wenigen Beispiele ist das von Frau I. und Frau J., beide Patientinnen türkischer Herkunft, die in dasselbe Zimmer gelegt wurden. Da Frau I. nur wehr wenig Deutsch sprach und Frau J. etwas besser, übersetzte Frau J. ab und an einen Kommentar der Krankenschwestern, so auch in diesem Fall:

Bei Frau I. gibt es ein Missverständnis mit der (Sitz-)Waage. Sie sitzt darauf, während KSr K. zu KSr L. sagt: „Guck mal, ob sie abgenommen hat!" Begleitend zum Wort „abgenommen" macht sie eine Art wegwerfende Geste. Frau I., die praktisch kein Deutsch versteht, missversteht diese Geste offenbar und versucht, von der Waage aufzustehen. Sie wird von KSr L. am Aufstehen gehindert, und ihre Bettnachbarin Frau J. übersetzt den Satz von KSr I. für sie. Daraufhin setzt sie sich wieder (FfP S. 84).

Eine Krankenschwester berichtet von einer schwierigen Situation, in der ihr der türkische Bettnachbar eines Patienten half, sich diesem gegenüber verständlich zu machen:

B: Jetzt ist es so, dass noch 'n türkischer Mitpatient *[bei der Interaktion mit einem anderen türkischen Patienten]* dabei ist, der Türkisch, Arabisch und ... ach, weiß der Kuckuck, der spricht alles Mögliche – und der übersetzt das dann halt. [...] Heute Morgen, ich hab's erstmal mit Zeichensprache versucht, hat nicht so gut funktioniert. Es sind so viele medizinische Sachen, wo die überhaupt nicht wissen, wenn man was untersuchen soll. Zum Beispiel, wie erklärt man, dass sie Urin abgeben sollen? Da geht's schon los! Ich hab 'nen Becher in der Hand, zeig auf die Toilette, er sagt dann: „eheh (*verneinend*), ich muss nicht", also gibt mir jetzt mit allen möglichen Mitteln zu verstehen, er muss überhaupt gar nicht. [...] Das ist irgendwie ganz schwierig. Aber er *[der türkische Mitpatient]* kam dann halt dazu, und ich hab gefragt: „Könnense's übersetzen?", und das war kein Problem (Interview Nr. 8, S. 9).

Hier scheint also der Mitpatient eine gute Möglichkeit gewesen zu sein, um sich dem Patienten verständlich zu machen. Insgesamt kommen diese Situationen jedoch eher selten vor.

(3) Zweisprachige Mitarbeiter

Zweisprachige Mitarbeiter beherrschen in der Regel neben Deutsch auch eine andere Sprache als Erst- oder Zweitsprache, die sie dadurch erworben haben, dass sie oder zumindest ein Elternteil aus einem anderen Land herstammen. Es wird davon ausgegangen, dass diese Mitarbeiter entsprechend auch über kulturelle Kenntnisse des Herkunftslandes verfügen.

Die Untersuchung ergab, dass zweisprachige Mitarbeiter in beiden beobachteten Krankenhäusern häufig anzutreffen waren und auch gern als Dolmetscher für zugewanderte Patienten eingesetzt wurden. In beiden Krankenhäusern existierte eine Liste aller Mitarbeiter, die über entsprechende Fremdsprachenkenntnisse verfügten und auch von anderen Stationen als Dolmetscher angefragt werden konnten. In einem Krankenhaus wurde diese Liste von praktisch allen auf Sprachprobleme angesprochenen Mitarbeitern erwähnt, hing jeweils im Stationszimmer aus und war auch im Intranet des Krankenhauses zu finden. Sie war von der Pflegedienstleitung erstellt worden und umfasste insgesamt 26 Sprachen, wobei einige davon durch mehrere Mitarbeiter vertreten wurden (Stand: Juni 2000). Im zweiten Krankenhaus wurde zwar im Zusammenhang mit Sprachschwierigkeiten auch häufig eine „Liste" erwähnt, jedoch wusste man nicht genau, wo diese aufzufinden sei, und es wurden Zweifel geäußert, ob sie überhaupt aktuell sei. Die meisten befragten Mitarbeiter dieses Krankenhauses beriefen sich darauf, „im Kopf" zu haben, auf welcher Station Mitarbeiter mit bestimmten Fremdsprachenkenntnissen arbeiteten, und notfalls im Haus herumtelefonieren zu können.

Der Anteil von Mitarbeitern mit Migrationshintergrund und entsprechenden Sprachkenntnissen (ohne Auszubildende, aber mit Gastärzten), denen ich im Untersuchungszeitraum begegnete, war auf allen untersuchten Stationen ein relativ hoher. Dabei war der Anteil von Mitarbeitern mit Migrationshintergrund bei den Pflegenden höher als bei der Ärzteschaft (siehe Tabelle 2).

Wie mir in beiden Häusern häufig mitgeteilt wurde, gehört die Einstellung von Mitarbeitern mit Migrationshintergrund erklärtermaßen zur Politik der Krankenhausleitung. So erwähnt ein Arzt in einem Interview:

B: Der Chef *[der ärztliche Leiter des Krankenhauses]* ist ja nicht ungeschickt, ja? Der hat einfach aus dem Wissen heraus, dass er hier viele ausländische Patienten hat, [...] ausländisches Personal eingestellt, ganz bewusst. [...] Und GÄ G. ist hier, weil sie Türkisch sprechen kann, aber auch so Leute wie StA H. oder [...?], also andere türkische Kollegen auch, ne. Und das haben sie jetzt gut kalkuliert, das ist halt die Politik. Und diese Leute, die sind halt aus dem Grund auch mit eingestellt worden (Interview Nr. 10, S. 9-10).

Ähnliches vermutet auch eine Pflegende des anderen untersuchten Krankenhauses:

B: Dass man das noch mal übersetzen kann, [...] das ist schon mal ganz gut. [...] Auf jeder Station ist ja auch immer jemand da, den man wirklich mal ... Also ich vermute, dass die sogar eingestellt haben einige Kollegen aus den Gründen, dass man dann Dolmetscher sich sparen kann [...]. Das find ich schon mal ganz gut, dass man das machen kann, wenn die wirklich so – so hilflos liegen und verstehen gar nichts, das ist schon mal schwierig, ne? Ich vermute, dass die Verwaltung aus diesen Gründen auch verschiedene Schwestern einstellt. Ich find das schon mal in Ordnung so, ne? (Interview Nr. 2, S. 8)

Die Einstellungspolitik der beiden Häuser wird von allen Befragten – Mitarbeitern wie Patienten – durchweg als positiv und hilfreich beurteilt. In Gesprächen über Sprachschwierigkeiten und den Umgang damit äußern sich die Befragten meistens erleichtert, dass zumindest prinzipiell die Möglichkeit besteht, auf die Dienste dieser Mitarbeiter zurückgreifen zu können. Bei Fragen nach dem Umgang mit Sprachproblemen wurde entsprechend der Rückgriff auf zweisprachige Mitarbeiter als eine der wichtigsten Handlungsoptionen bezeichnet:

Eine Krankenschwester: Aber sonst im Haus, muss ich sagen, sind die Schwestern *[von den Sprachkenntnissen her]* irgendwie ziemlich gemischt, da kriegst du immer jemand, der dir dann übersetzt. Das geht (Interview Nr. 5, S. 4).

Frage: Und wenn das ganz schwierig wird, was machst du dann?
Eine Ärztin: Was macht man dann? Also, manchmal rufen wir schon jemanden aus dem Krankenhaus, wir haben so Listen im Computer, wo die Leute eingetragen sind, die die Sprachen sprechen, dann werden sie angerufen auf der Station und geguckt, ob gerade jemand da ist, [...] in dem Dienst (Interview Nr. 11, S. 3).

Dieselbe Ärztin: Als ich auf der [Station x] gearbeitet habe, da [...] gab's zwei türkische Schwestern. Und mit denen habe ich dann oft morgens die Visite gemacht. Das ist was anderes, wenn man dann auf der Station jemanden hat, der dann die Sprache spricht. Dann macht man das natürlich auch bei den Visiten. Zumindest hab ich das gemacht, dann hab ich die immer mitgenommen, wenn ich zu den Patienten gegangen bin, und das ist viel wert. Da kann man immer [fragen]: „Wie geht es Ihnen heute, was hat sich geändert, wie wirken die Medikamente?“, was weiß ich (Interview Nr. 11, S. 7).

Eine Krankenschwester: Oder man versucht, andere Schwestern von andern Stationen zu organisieren. Also ich kenn mich schon seit sechs Jahren im Haus aus: Wo ist eine russische Schwester, wo ist eine albanische Schwester. Dann versucht man da anzurufen und zu sagen: „Ach, bist du im Dienst? Kannst du mal kurz hier übersetzen kommen?“ Das versucht man schon irgendwie (Interview Nr. 7, S. 4).

Frage: Und wie ist es denn bei sprachlichen Problemen?
Ein Arzt: Ja gut, das ist einigermaßen gut organisiert im Haus, ich weiß nicht ob Sie das System kennen. Wir haben ja hier [...] eine Liste von [...] sicher 50, 60 Personen, die irgendeine Sprache beherrschen. Von türkischen [...] haben wir auf jeder Station eine Schwester, die Türkisch beherrscht. [...] Die beziehen wir grundsätzlich in die Anamnese ein oder in irgendwelche therapeutischen Schritte, die den Patienten klar gemacht werden müssen, auch diagnostische Schritte (Interview Nr. 9, S. 5).

Eine Krankenschwester: Und es gibt für die Verständigung wiederum diesen Dolmetscherkreis oder so ähnlich heißt das, wo halt, wenn's Probleme gibt mit der Sprache, wirklich hier in dem Haus sämtliche Leute mit allen möglichen Sprachen oder Sprachkenntnissen da sind, und wenn's die Möglichkeit gibt, dann kommt jemand runter. Oder wir hatten's schon mal, dass eine hoch musste, die Russisch sprach [...]. So wird sich dann halt ausgeholfen. [...] Und wenn sie dann noch Fragen haben an einen Arzt und der versteht's wieder nicht, dann kommen halt wieder die Dolmetscher rein, so dass das dann irgendwie geregelt wird. So dass sie auch ihre zusätzlichen Fragen noch beantwortet bekommen – so, dass sie's dann auch verstehen und wissen, was mit ihnen passiert. Also das find ich super-supertoll, diese Sachen. Dass die Möglichkeit da ist, dass darauf eingegangen wird, sei es mit der Kost, sei es die Aufklärungsbögen – find' ich sehr, sehr gut (Interview Nr. 8, S. 12).

Bezüglich der tatsächlichen Inanspruchnahme dieser hausinternen Dolmetscherdienste scheint es jedoch größere Unterschiede zu geben. Mehrere Mitarbeiter äußern, dass sie – u.a. um die Kollegen nicht allzu stark zu belasten – nicht allzu häufig bzw. nur in Notfällen auf die „Liste" zurückgreifen würden. Phyw V. beispielsweise

erzählt von einer Perserin, die sie letztens nicht verstehen konnte. Sie verweist auf die Dolmetscherdienste, die sie aber nur in Anspruch nehme, wenn es sehr wichtig sei und die Verständigung gar nicht klappe (FfP S. 35).

Auch eine von mir interviewte Krankenschwester meint, sie nehme die Dolmetscherdienste im Hause nur in dringenden Fällen in Anspruch:

I: Was machen Sie denn dann, wenn es sprachlich große Probleme gibt?
B: Ja, wir haben immer im Haus [...] so von jeder ausländischen Schwester oder irgendwie jemand, der übersetzen kann – wenn es um die Krankheiten geht, für Kleinigkeiten kann man doch nicht jemand holen (Interview Nr. 2, S. 6).

Auf einer Station wurde mir sogar von mehreren Krankenschwestern bestätigt, dass über die „Liste" nie jemand gerufen werde (FfP S. 159).

Eine Ärztin dagegen sagt von sich, dass sie jeden oder jeden zweiten Tag einen Dolmetscher dazuhole; dies bezieht sich allerdings auf Mitarbeiter, die auf der Station selbst arbeiten (FfP S. 33).

Nicht nur Krankenhausmitarbeiter, auch die betroffenen Patienten selber scheinen es positiv wahrzunehmen, wenn sie im Krankenhaus Mitarbeiter vorfinden, die ihnen bei der Verständigung helfen, und mit denen sie sich in ihrer Muttersprache unterhalten können. Es wird auch von vielen Patienten positiv vermerkt:

Befragung der türkischsprachigen Patientinnen Frau V. und Frau W. im Krankenzimmer. Frau V. spricht ganz gut Deutsch; als ich sie aber auffordere, für Frau W. zu übersetzen und mir ihre Antworten zu nennen, sagt sie, diese sei einer Meinung mit ihr. Auf meine Aufforderung hin übersetzt sie mein Anliegen kurz für Frau W., auch ihre Bemerkung, dass sie einer Meinung seien, und Frau W. nickt dazu. Beide seien recht zufrieden, die Schwestern würden sich gut um sie kümmern („ja, normal!"), sie seien nett und freundlich, auch die Verständigung klappe gut, sie, Frau V. könne

sich ja ganz gut verständigen. StÄ X. sei auch in Ordnung. Dann kommt aber heraus, dass sie sich eigentlich nur intensiv mit GÄTr Y. austauschen. Mit StÄ X. würden sie nur kurz sprechen, den Rest erkläre dann GÄTr Y. – insbesondere der Patientin Frau W., die ja praktisch überhaupt kein Deutsch spricht. Frau W. bestätigt währenddessen immer wieder durch Kopfnicken, dass alles „gut" sei. Während sie die ganze Zeit über eigentlich gar nichts richtig auf Deutsch sagt, äußert sie sich jedoch zum Thema GÄTr Y. vehement, indem sie mehrfach bekräftigt: „Türkische Doktor gut!" (FfP S. 85-86)
Ich spreche PatTr Herrn Z. auf GÄ Y. an, er meint, sie habe bisher jedes Mal übersetzt, das sei tatsächlich eine große Hilfe für ihn. Sein Deutsch sei nämlich ziemlich schlecht (FfP S. 64).

Ich befrage die türkischstämmige Patientin Frau A., die sich ganz gut auf Deutsch verständlich machen kann, nach ihrer Meinung zum Krankenhaus und zum Personal. [...] Sie meint, es würde ihr gut hier gefallen, das Krankenhaus sei gut, auch die Schwestern – alle. [...] Später im Gespräch kommt sie auf GÄTr Y. zu sprechen, mit der habe sie auch sprechen können, die würde viel erklären, die sei gut! (FfP S. 95-96)

Ich gehe zu Frau P., die türkischer Herkunft ist, ins Zimmer und unterhalte mich kurz mit ihr. [...] Als ich sie auf die türkische Krankenschwester auf der Station anspreche, wird sie lebhaft. Das sei gut, wenn die übersetze! Das türkische Mädchen solle wieder kommen und übersetzen! (FfP S. 116)

Auch die aus der Türkei stammende Patientin Frau R. fühlt sich mit einer türkischsprachigen Mitarbeiterin offenbar wohler:

KSr Q. bittet mich, Frau R. zur CT zu begleiten. Frau K. wirkt beunruhigt, sie fragt – mit Hilfe von Gesten –, ob diese Untersuchung wieder mit einem Schlauch in die Speiseröhre gemacht werde. Ich verneine und beruhige sie, sie guckt aber weiter beunruhigt und will wissen, warum sie sonst nichts habe essen dürfen und deutet auf ihr noch unberührtes Frühstück. Ich bin überfragt und gehe zu KSr Q., wobei mir Frau R. noch hinterher ruft: „Türkische Schwester?" Ich verneine, sie ist heute nicht da. Ich sage zu KSr Q., Frau R. hätte Fragen, die ich nicht beantworten könne. KSr Q.: „Da musst du jetzt auf stur schalten. Ich versuche die ganze Zeit ihr zu erklären, dass CT keine Spiegelung ist, aber sie versteht das nicht." Sie wirkt entnervt. Ich gehe wieder zu Frau R. und beruhige sie nochmals, das sei keine Spiegelung, sondern etwas anderes. Sie guckt zwar immer noch beunruhigt, aber sie geht, sagt sogar, das könne sie alleine, sie würde das schon finden. Als sie später wieder nach oben kommt, frage ich sie im Vorbeigehen: „Alles klar?" Sie nickt und grinst erleichtert: „Ja, alles klar" (FfP S. 155).

Offensichtlich wäre hier der Patientin die Anwesenheit einer des Türkischen mächtigen Mitarbeiterin lieb gewesen, um Unsicherheiten auszuräumen.

Mitarbeiter, die die Muttersprache der Patienten sprechen, fungieren offenbar als Brücke bzw. Bindeglied zwischen Personal und zugewanderten Patienten, die wenig oder kein Deutsch sprechen und werden gern als Übersetzer und Vermittler eingesetzt.

Trotzdem wurde auch von Problemen berichtet, und zwar von Seiten der befragten Mitarbeiter selber, welche als Sprachmittler fungierten. Sie gaben häufig an, dass sie Schwierigkeiten hätten, das medizinische Fachvokabular adäquat zu übersetzen.

So erwidert KSr T. auf meine Frage, ob sie oft für türkischsprachige Patienten übersetze:

Ja, und zwar auf dieser Station, aber auch auf anderen. Auf Nachfrage meint sie, das mache ihr auch Spaß. Bloß sei es für sie manchmal schwierig, die Krankheiten und Körperteile zu übersetzen. Sie würde sich dann mit Zeichnungen behelfen (FfP S. 163).

Auch die in Deutschland aufgewachsene, türkischstämmige KSr L. erzählt, dass sie zumindest anfangs häufig Schwierigkeiten gehabt habe, Fachbegriffe ins Türkische zu übersetzen:

Ich frage KSr L., ob sie häufig für türkische Patienten übersetze. Ja, meint sie, oft auch für Ärzte. Ich frage, ob sie denn gut Türkisch spricht, und sie sagt: „Ja, meine Muttersprache spreche ich perfekt". Am Anfang habe sie allerdings manchmal Schwierigkeiten gehabt mit der Fachsprache, die sie ja während der Ausbildung auf Deutsch gelernt hätten, z.B. hätte sie sich gefragt: „Was heißt jetzt Gebärmutter auf Türkisch?" Aber dann hätte sie ihre Mutter gefragt und habe sich einiges angeeignet, so dass es jetzt ginge (FfP S. 114).

Auch eine Krankenschwester russischer Herkunft bestätigt, dass sie manchmal Schwierigkeiten mit dem Dolmetschen habe:

Ich frage KSr P., ob sie später für Frau Q. übersetzen werde. Ja, meint sie, aber sie würde es nicht so gern machen. Es falle ihr sehr schwer, sie schaffe es nicht perfekt, wolle es aber gern perfekt machen. Ich frage, ob Russisch nicht ihre Muttersprache sei. Sie meint, doch, aber sie sei als 12-Jährige nach Deutschland gekommen, und in der Familie würden sie seitdem nicht mehr richtig Russisch sprechen, sie hätten sich damals gut integrieren wollen (FfP S. 102).

Während sich die beiden zuerst zitierten Krankenschwestern sprachlich im Großen und Ganzen sicher fühlen und angeben, nur an manchen Stellen Schwierigkeiten mit der Fachsprache zu haben, verweist die Befragung der zuletzt genannten Pflegerin darauf, dass die Herkunftssprache nicht automatisch gleichzusetzen ist mit derjenigen Sprache, die tatsächlich am besten beherrscht wird.

(4) Andere Dolmetscher

Im gesamten Beobachtungszeitraum habe ich auf den untersuchten Stationen nur eine einzige Dolmetscherin von außerhalb des Krankenhauses angetroffen. Sie war vom Stationsarzt angerufen worden, um im Fall eines schwer kranken griechischen Patienten und seiner Frau zu vermitteln, die beide schlecht Deutsch sprachen. Die Dolmetscherin arbeitete für den griechischen Sozialdienst eines Wohlfahrtsverbandes. Auf das Gespräch, das unter ihrer Vermittlung geführt wurde, soll in anderen Zusammenhängen näher eingegangen werden (siehe 3.4.2).

Bewertung sprachlicher Schwierigkeiten durch die Akteure

Von den meisten Akteuren werden die sprachlichen Schwierigkeiten – hier: die schlechten Deutschkenntnisse vieler zugewanderter Patienten – recht negativ bewertet und nur in Ausnahmefällen neutral oder verständnisvoll gesehen.

Befragt nach Sprachproblemen, regten sich viele Mitarbeiter – mit oder ohne Migrationshintergrund – über zugewanderte Patienten auf, die auch nach jahrelangem Aufenthalt in Deutschland nur über sehr geringe Deutschkenntnisse verfügen. Häufig begegnete man dem mit Unverständnis, stellenweise auch mit Ärger.

Oft wird diese Problematik in Zusammenhang mit dem Geschlecht der betreffenden Patienten gebracht. So erklärt KSrTr C., dass sie es bei Frauen noch eher verstehen könne als bei Männern, wenn sie auch nach Jahren noch wenig Deutsch sprächen:

KSrTr C. meint, was sie stören würde seien ausländische Patienten, auch Türken, die nach so vielen Jahren hier noch kein Deutsch könnten. Bei Frauen sei es noch einsehbar, da diese mehr zu Hause seien und teilweise nur türkische Freundinnen hätten, aber bei Männern würde sie das nicht verstehen (FfP S. 35). Dies bestätigt auch PJw K.:

Es ärgere sie, wenn Patienten nach längerer Zeit hier immer noch kein Deutsch sprächen, wobei sie es bei Frauen noch eher verstehen könne als bei Männern. Sie selbst würde schließlich im Ausland auch versuchen, die Sprache zu lernen, z.B. letztens in Frankreich sei anfangs auch alles ungewohnt für sie gewesen, aber sie habe dann eben versucht, sich durchzubeißen (FfP S. 36).

Ähnlich urteilen KSr D. und E.:

Als ich KSr D. auf Probleme mit ausländischen Patienten anspreche, meint sie als Erstes, die sprachlichen Verständigungsschwierigkeiten seien ein Problem. Es gebe viele, die seit vielen Jahren in Deutschland lebten und kein Wort Deutsch sprächen, besonders Frauen, da diese eher zurückgezogen lebten. Sie ärgere sich oft darüber, wenn besonders Männer nach jahrelanger Berufstätigkeit noch immer so schlecht Deutsch sprächen. In diesen Fällen sei man dann angewiesen auf Dolmetscher im Haus auf der ‚Liste' oder auf die Übersetzung durch Angehörige. Kurz darauf klinkt sich KSr E. in das Gespräch ein. Sie meint, die Patienten wüssten einfach nicht, in welche Gefahr sie sich begäben. KSr D. stimmt dem nachdrücklich zu. Während KSr E. nun jedoch anfängt, sich sehr über das Thema zu ereifern, bleibt KSr D. dabei ruhig und besonnen (FfP S. 49).

Hier wird schon sichtbar, dass sich Mitarbeiter in der Bewertung der Problematik graduell unterscheiden: Einige stehen der Thematik recht pragmatisch gegenüber, andere reagieren emotionaler (meist negativ) auf das Thema. Zwei Mitarbeiterinnen, die ich kennen lernte, darunter die eben erwähnte KSr E., störten sich besonders stark daran, wenn zugewanderte Patienten wenig Deutsch sprachen, und wirkten sehr emotional bei der Schilderung der Schwierigkeiten. Dies belegen folgende Auszüge:

Als ich KSr E. um ihre Meinung über Schwierigkeiten mit ausländischen Patienten bitte, sagt sie: „Na ich kann Ihnen sagen, was da los ist mit den ausländischen Patienten. Es sind immer die gleichen Probleme!“ Einmal gebe es Sprachprobleme. Sie fände es unmöglich, dass die jahrelang in Deutschland lebten und dann mit ihrem nicht vorhandenen bzw. vernachlässigenswerten Deutsch eine Behandlung forderten. Ich frage sie, was sie denn bei solchen Sprachproblemen mache. Sie antwortet: „Nichts!!“ Gut, es gebe hier eine Liste mit Dolmetschern im Haus, aber die seien auch nicht jederzeit erreichbar, jedenfalls nicht um 3 Uhr nachts. Es sei deren Schuld, wenn sie nicht genug Deutsch lernten, und sie fände es unverantwortlich von ihnen, das nicht zu tun. Es könne ihr Leben kosten und sie brächten sich selbst in Gefahr – denn was solle man hier machen, wenn sie nicht sagen könnten, was mit ihnen geschehen sei? (FfP S. 47)

Ähnlich aufgebracht wirkt eine Ärztin in einem Interview, die ich zum Thema befrage:

B: Türkische Patienten sprechen, wenn sie älter sind – entweder können sie's richtig gut oder *gar nicht*. Also mir fällt nur auf, sie können's wirklich *gar nicht*, null, nicht mal zwei Worte. Also das ist schon erschreckend, und dann fragt man halt schon mal: „Wie lange leben Sie denn in Deutschland?“ Und dann kommt so der Kommentar: „20, 30 Jahre“. Ich habe früher noch gefragt: „Warum lernen Sie's denn nicht?“, weil's wirklich null einsichtig ist. Also ich weiß, dass ich gut Sprachen lernen kann, und ich hab mich immer bemüht, und ich bin der Auffassung, dass wenn man sich jeden Tag zehn Stunden dahinter klemmt, dass man nach 'nem halben Jahr eine Sprache, und sei sie auch noch so schwierig, spricht. Das ist einfach so, egal wie sprachbegabt man ist, wenn man wirklich Bemühen zeigt, dann kann man's. Und dafür zeig' ich innerlich sehr wenig Verständnis (Interview Nr. 12, S. 10-11).

Die Befragte verurteilt in dieser Textpassage die mangelnden Sprachkenntnisse vieler älterer türkischer Patienten u.a. deshalb, weil sie sie in Zusammenhang bringt mit deren für sie offensichtlich fehlendem Bemühen, die deutsche Sprache zu erlernen – die ja grundsätzlich erlernbar sei, wenn man sich „jeden Tag zehn Stunden dahinter klemmt“.

Andere Mitarbeiter versuchen, geringen Sprachkenntnissen ausländischer Patienten mit mehr Neutralität zu begegnen. Interessant sind dazu die Äußerungen eines Krankenpflegers, der sich über den tieferen Sinn geringerer Sprachkenntnisse ausführlich Gedanken macht:

B: 'N bisschen Unverständnis empfinde ich schon, wenn ich merke, dass Patienten schon relativ lange Zeit hier in Deutschland weilen und abgesehen von „danke“ und „bitte“ [...] fast *gar* nichts sprechen können! Also das versteh ich nicht, im Grunde genommen ist das schon fast eine Gettoisierung des Lebens. Natürlich, zur Deckung des täglichen Bedarfes, zum Einkaufen [...] gibt es unzählige Möglichkeiten [...], in türkische Geschäfte zu gehen, zum Gemüse-, Obsthändler, Supermarkt, was auch immer. Man braucht dazu kein gutes Deutsch. Und irgendwelche Bankgeschäfte oder was auch immer übernimmt dann der Ehemann, der dann halt arbeitet, der auch relativ gut Deutsch spricht [...]. Und dann kommt man halt irgendwann ins Krankenhaus rein, und da ist dann halt die Situation da, dass dann tatsächlich ein Dolmetscher gebraucht wird. Und das, das find ich schon ein wenig ... ja, ärgerlich nicht, aber irgendwie ein wenig ... – Warum nicht? Ich meine ... verständnislos! Genau, verständnislos. Das versteh' ich irgendwie nicht, dass das Eingehen von deren Seite irgendwie da nicht so groß ist (Interview Nr. 6, S. 16).

Ja, das ist [...] ein Negativum. [...] Ja, das kann ich ganz klar als Negativum bringen, dass es irgendwie ... ja, dass der Umgang mit Patienten einfach schwierig ist, die de facto einfach eben halt nur rudimentär halt sozusagen Deutsch sprechen, zum Beispiel. Also insgesamt, das macht nicht nur den Umgang im Krankenhaus eben halt schwerer, sondern denk ich mir mal auch in anderen Lebensbereichen. Ich mein', es ist deren eigene Entscheidung, es nicht zu tun, o.k., und wenn die sich damit schwer tun, gut – aber ... na ja. Es ist zumindest schwierig, es macht ...
I: Es ist schade, ja.
B: Aber es ist schade. Ja gut, für wen jetzt schade? Für mich persönlich? Nun gut, ich meine, ich will ja nicht in einen interkulturellen Austausch mit gerade jener Person treten, von daher kann ich sozusagen die Berührungspunkte, die ich mit dem Patienten habe, im Grunde genommen versuchen nonverbal zu lösen oder mit anderen Möglichkeiten eben halt zu lösen. Und wenn jene Person [...] sich nicht austauschen *möchte*, dann ist das im Grunde genommen ihre eigene Entscheidung, also die Welt wird nicht untergehen, und das Abendland oder was auch immer wird davon auch nicht untergehen, wenn jene Person nicht Deutsch lernt, abgesehen von „Guten Morgen!" und „Guten Abend!". Ne? Von daher, was soll's, das ist eben ihre eigene Entscheidung, irgendwo. Nur, es ist schon ... Ich meine, es wäre schon zu begrüßen, wenn eben halt, wenn eben doch zahlenmäßig mehr Leute Deutsch sprechen würden als nicht (ebd., S. 24).

In dieser Passage kann sich der Befragte nicht zwischen zwei verschiedenen Standpunkten entscheiden. Einerseits kann er es nicht nachvollziehen und findet es unverständlich und auch bedauernswert, dass diese Patienten so wenig Deutsch sprechen; andererseits versucht er, eine neutralere Haltung einzunehmen, wenn er formuliert: „Ja gut, für wen jetzt schade? [...] Die Welt wird nicht untergehen, und das Abendland oder was auch immer wird davon auch nicht untergehen, wenn jene Person nicht Deutsch lernt." Letztlich findet er am Ende der Passage jedoch nur bedingt zu einer Synthese für beide Positionen.

Beide hier auftauchenden Standpunkte – eine überwiegend negative Bewertung einerseits, andererseits der Versuch, diesem Problem trotz alledem pragmatisch und neutral zu begegnen – sind typisch für die Haltung der Mitarbeiter gegenüber mangelnden Deutschkenntnissen von Patienten. Letztere Haltung wird jedoch definitiv seltener geäußert:

StÄJu A. meint, dass sie als „Ausländerin" sich wohl besser in ausländische Patientin hineinversetzen könne und ihnen immer zeige, dass sie nicht böse sei, wenn ihr Deutsch schlecht sei: Durch Blickkontakt, Körperkontakt, Hände und Füße. Mit einer Marokkanerin, die schon lange hier liege und aus deren Krankheit man nicht so richtig schlau werde, könne sie sich schwer verbal verständigen, es gebe auch nicht so häufig arabische Dolmetscher, und so würden sie sich immer mit Händen und Füßen verständigen. Die ganz wichtigen Dinge verstünde die Patientin so nicht, aber vieles, wie z.B. „Atemnot" *(atmet demonstrativ schwer)* würde sie verstehen. Sie sei total lieb und man würde sich eben gegenseitig Mühe geben, und so sei eine Verständigung auch ohne tolle Deutschkenntnisse möglich (FfP S. 32-33).

Aus den Äußerungen von StÄ A. wird ersichtlich, dass sie es offenbar nicht negativ wertet, wenn ausländische Patienten wenig Deutsch sprechen: Sie sei „nicht böse, wenn ihr Deutsch schlecht sei".

Ähnlich urteilt eine Krankenschwester türkischer Herkunft, befragt nach ihrer Einstellung gegenüber Patienten, die kein Deutsch sprechen und mit denen sie auch nicht auf Türkisch kommunizieren kann:

B: Also mir tun die [...] sehr Leid, die Patienten. Wenn ich weiß, der liegt da jetzt und weiß überhaupt nicht was mit ihm passiert, dann ist das natürlich sehr schwierig, dem Menschen irgendwas beizubringen, irgendwas zu erklären oder verständlich zu machen. Aber wie gesagt, man kommt immer irgendwie klar mit den Menschen, das klappt immer irgendwie (Interview Nr. 7, S. 4).

In der Mehrheit der Fälle werden Sprachprobleme jedoch als problembehaftet wahrgenommen. Dies bestätigen auch Gespräche mit Patienten, die in der Frage nach der Bewertung ihrer *eigenen* Sprachkenntnisse meist selbstkritisch einräumen, sich darum zu wenig gekümmert zu haben. Dazu ein informelles Gespräch mit dem türkischen Patienten Herrn H.:

Herr H. äußert sich nur positiv über das Krankenhaus und das Personal hier. Die Ärztin, die Schwestern, alle würden ihm helfen. Als ich ihn auf eventuelle Sprachschwierigkeiten anspreche, meint er: „Eigen Schuld". Er lebe seit 32 Jahren in Deutschland, aber er habe sich einfach nicht genug um sein Deutsch gekümmert. Tatsächlich ist es schwierig, sich mit ihm zu verständigen. Ich frage ihn, was er denn mache, wenn er mal die Ärztin oder jemand anderes nicht verstehe, aber er versteht meine Frage nicht. Auch ob seine Kinder oder jemand von der Station übersetzen, kann er mir nicht sagen, da er die Frage nicht versteht. Er meint nur, für Ausländer sei es sehr schwer, wegen der Sprache. Aber, und er zieht die Schultern dabei hoch: „Eigen Schuld!" (FfP S. 118)

Auch Herr Z. äußert sich selbstkritisch:

Herr Z. spricht leidlich bis schlecht Deutsch. Er erzählt mir, er lebe jetzt seit 32 Jahren in Deutschland, davon 23 Jahre auf derselben Arbeitsstelle. Zwei Deutsche habe es dort gegeben, einen Meister und einen Vorarbeiter, der Rest waren überwiegend Türken, es habe da wenig Notwendigkeit bestanden, Deutsch zu lernen, was er heute bedaure. Auf meine Frage nach der Verständigung meint er selbstkritisch, es sei ja seine Schuld, dass die Verständigung nicht so gut sei, er spreche eben nicht so toll Deutsch, sei auch leider nie in einen Deutschkurs gegangen (FfP S. 64).

Die Patientin Frau O. berichtet:

Sie komme aus Marokko und wohne seit 25 Jahren in Deutschland. Ich frage, wie die Verständigung mit den Schwestern und Ärzten klappt. Sie meint, naja, das laufe nicht so gut. Sie habe ja keine Arbeit hier und sei immer zu Hause, ihr Deutsch sei daher sehr schlecht. Und es ist in der Tat schwer, mit ihr ein längeres Gespräch zu führen, obwohl sie das Allernotwendigste verstehen und ausdrücken kann. (FfP S. 27)

Resümee

Sprachliche Schwierigkeiten werden von den meisten Mitarbeitern als das gravierendste, von manchen gar als das einzige Problem in der Interaktion mit zugewanderten Patienten betrachtet. Zwar konnte letztere These nicht bestätigt werden; jedoch wurden viele Situationen beobachtet, in denen die Schwierigkeit der sprachlichen Verständigung eine große Rolle spielte – von alltäglichen Situationen, in denen es um die leiblichen Bedürfnisse der Patienten ging, bis zu Problemen bei der Anamneseerhebung. Besonders schwierig war es für alle Mitarbeiter, die Unsicherheit und die Zweifel zu handhaben, ob die betreffende Person das Gesagte tatsächlich richtig verstanden habe oder nicht.

Bezüglich des Umgangs mit sprachlichen Problemen zeigte sich, dass in vielen Situationen zunächst einmal versucht wird, sich mit Händen und Füßen und einigen Brocken Deutsch zu verständigen. Dies gelang unterschiedlich gut, je nachdem, wie viel Zeit und Mühe Mitarbeiter investierten, wie schnell sie die Verständigungsversuche abbrachen, und ob sie nachprüften, ob das Gesagte tatsächlich verstanden wurde. Es konnten diesbezüglich große Handlungsspielräume beobachtet werden. Verständigungsbemühungen führten dann – auf einem niedrigen Niveau – zum Erfolg, wenn tatsächlich von beiden Seiten Anstrengungen unternommen wurden, sich einander verständlich zu machen.

Zur besseren Verständigung werden im Krankenhaus gezielt Dolmetscher einsetzt, in der Hauptsache Laiendolmetscher: Angehörige der Patienten, Mitpatienten oder auch zweisprachige Mitarbeiter. Nur einmal konnte ich im Erhebungszeitraum die Übersetzung durch eine professionelle, externe Dolmetscherin beobachten. In Bezug auf dolmetschende Angehörige ergab sich, dass die Qualität des Übersetzens dem Anschein nach[12] stark variierte, je nach der Qualität der Deutschkenntnisse der Angehörigen. Mitpatienten betätigten sich nur selten als Übersetzer; auch hier schwankten die Deutschkenntnisse. Besonders gern wurden vom Personal zweisprachige Mitarbeiter eingesetzt.

Die Möglichkeit der Übersetzung durch zweisprachige Mitarbeiter wird vom Personal, genau wie von den Patienten selbst, durchweg positiv beurteilt. Beide begrüßen es, wenn zweisprachige Mitarbeiter zum Übersetzen zur Verfügung stehen. Dabei tun sich zwei Probleme auf: Zum einen sind diese Mitarbeiter neben ihrer Dolmetschertätigkeit auch noch mit der regulären Stationsarbeit betraut, so dass ihre Kollegen sich oft scheuen, ihnen durch das Übersetzen zusätzliche Arbeit zuzumuten, und sie ungern von anderen Stationen holen. Zum anderen hegen die befragten Mitarbeiter selbst zum Teil Zweifel an der Qualität der Übersetzung, da sie entweder mit ihrer ‚Muttersprache' nicht vertraut genug sind, oder ihnen medizinische Fachausdrücke fehlen (siehe „Hinzuziehung von Dolmetschern" unter Abschnitt 3.4.1).

12 Es wurde nicht die Qualität der Übersetzung überprüft. Siehe dazu den Abschnitt „Hinzuziehung von Dolmetschern" (3.4.2)

Sprachliche Schwierigkeiten – bzw. mangelnde Deutschkenntnisse seitens der Patienten – wurden von den meisten Akteuren negativ bewertet, und zwar sowohl vom Klinikpersonal als auch von den zugewanderten Patienten selbst. Seltener war eine neutrale bzw. nicht wertende Sicht, bei der die schlechten Deutschkenntnisse der Patienten einfach als gegeben angenommen wurden.

3.4.3 Der Machtaspekt

Mit „Machtaspekt" wird hier die Tatsache bezeichnet, dass Immigranten von Angehörigen der Mehrheitsgesellschaft häufig (bewusst oder nicht bewusst) herablassend oder verächtlich behandelt werden. Dies hängt in vielen Fällen mit fehlenden sprachlichen Ausdrucksmöglichkeiten von Einwanderern zusammen, aber auch mit einer fremden Hautfarbe, fremder Kleidung, Aussehen und Auftreten einer Person. Auch lässt sich häufig ein Gefälle bestimmter Nationalitäten ausmachen (vgl. dazu Auernheimer 2000, 2002a, siehe auch Kapitel 1.2). In vielen Fällen wird dieses Ungleichgewicht noch verstärkt durch die Zugehörigkeit der Einwanderer zu bildungsfernen Schichten oder niedrigen Einkommensgruppen.

Dass in Deutschland überhaupt ein Machtgefälle zwischen Einwanderern und Deutschen existiert, ist teilweise so selbstverständlich, dass es leicht übersehen wird. So wie vielleicht in folgendem Gespräch:

Vorgespräch zur Visite. Bevor wir zu der Patientin Frau T. hineingehen, erzählt StÄ U. von ihrem gestrigen Gespräch mit Frau T. Schwerpunkt seien häusliche Probleme gewesen, fehlendes Geld, ihre Wohnung. StÄ U. wirkt etwas genervt und erzählt, dass die Patientin sehr ausufernd und z.T. grundlos geklagt und gejammert habe. Zum Beispiel habe sie sich darüber beklagt, dass sie nur in einer 3-Zimmer-Wohnung wohne, aber „damit ist sie wohl besser gestellt als mancher Deutscher", meint StÄ U. ärgerlich mit einer wegwerfenden Handbewegung (FfP S. 17).

Unabhängig davon, welche Wohnungsgröße einem Ein-Personen-Haushalt tatsächlich angemessen sein mag, ist hier herauszuhören, dass es StÄ U. unverständlich ist, wie die Patientin sich über ihr Schicksal beklagen kann – als Immigrantin. Die Bemerkung der Ärztin, „damit ist sie wohl besser gestellt als mancher Deutscher" verrät, dass sie wie selbstverständlich davon ausgeht, dass Immigranten allgemein sozial ‚niedriger' stehen als Deutsche und sich vor diesem Hintergrund darüber wundert, dass Frau T. sich überhaupt beklagt. Dies spiegelt m.E. so stark die öffentliche Meinung, dass der Hinweis fast lapidar erscheint.

Auch die Bemerkung einer Krankenschwester türkischer Herkunft ist aufschlussreich:

KSrTr E. erzählt mir, türkische Patienten und Besucher seien immer ganz stolz auf sie, dass sie hier arbeite, sie werde als eine angesehen, die es in Deutschland ‚geschafft' habe (FfP S. 114).

Es als Kind türkischer Eltern in Deutschland ‚zu schaffen' scheint also für die türkischen Patienten erstrebenswert, da mit Prestigegewinn verbunden und nicht selbstverständlich. Auch dies verweist auf generelle Statusunterschiede zwischen Einwanderern und Deutschen.

In eine ähnliche Richtung geht auch eine andere Bemerkung derselben Krankenschwester:

Ich frage KSrTr E., ob sie mit den türkischen Patienten immer Türkisch rede. Ja, sagt sie. Meistens. Viele Jüngere sprächen ja auch sehr gut Deutsch, aber bei den Älteren würde sie gleich auf Türkisch anfangen. Wenn sie nicht Türkisch mit den Türken sprechen würde, käme dann häufig der Kommentar: „Bist du aber arrogant, sprichst du denn kein Türkisch mit uns?" (FfP S. 113)

Bemerkenswert dabei ist, dass der Umstand, dass KSrTr E. nicht Türkisch mit den Patienten spricht, von diesen als „arrogant" gewertet wird. Auch dieser Kommentar weist auf die Existenz eines subtilen Machtgefälles zwischen Sprechern der deutschen und denen der türkischen Sprache.

Diskriminierung und Nicht-Ernst-Nehmen von Patienten

Dass manche Deutsche sich Einwanderern gegenüber als überlegen betrachten und wenig mit ihnen zu tun haben möchten, wird von mehreren Mitarbeitern erwähnt – allerdings immer in Zusammenhang mit deutschen Patienten, nie mit deutschen Kollegen. Exemplarisch dafür ist die Aussage von KSr S. Sie berichtet von negativen Bemerkungen deutscher Patienten gegenüber Mitarbeitern mit Migrationshintergrund:

Ich befrage KSr S. zu Problemen mit ausländischen Patienten, sie sagt, es gebe keine. Außer manchmal mit der Verständigung, aber im Prinzip gebe es da keine. Manchmal würden allerdings ausländische Schwestern von deutschen Patienten beleidigt werden, nach dem Motto: „Du hast hier nichts zu suchen". Aber, so KSr S.: „Da gibt's eben immer welche. Muss man drüber stehen" (FfP S. 42).

Von diskriminierenden Äußerungen von Mitarbeitern gegenüber ausländischen Patienten ist hingegen (zumindest seitens ihrer Kollegen) nie die Rede.

Tatsächlich wurden offen feindselige Auslassungen von Krankenhausmitarbeitern von mir sehr selten beobachtet. Meistens äußerten sich ablehnende, herablassende oder kritische Töne in Nebensätzen, kurz dahingeworfenen Bemerkungen oder der Körpersprache der Beteiligten. Und hier zeigt sich auch das eigentlich Interessante an von Machtungleichheit geprägten Beziehungen zwischen zwei Interaktionspartnern: Dass diese oft eher unterschwellig und auf nonverbaler Ebene vermittelt werden als auf der Sachebene (durch Worte)[13]. Daher musste für die Aufzeichnung weniger darauf geachtet werden, *was* jemand sagte, sondern *wie* jemand etwas sagte.

13 Über das Wie, die Art, in der eine Person mit einer anderen spricht und damit etwas über die Beziehung zu ihr aussagt, vgl. Schulz von Thun (2000, 1: 156 ff.).

Nach meinen Erkenntnissen besteht jedoch das eigentliche Problem in den seltensten Fällen aus bewusst rassistisch motivierten[14] Handlungen. Vielmehr sind es die kleinen, unbeabsichtigt fallen gelassenen Bemerkungen und Herabsetzungen des Alltags gegenüber zugewanderten Patienten – ein falscher Tonfall, eine herablassende Gebärde, ein unfreundliches Wort –, welche von diesen und ihren Angehörigen diskriminierend empfunden werden. Ein solche Diskriminierungen sind jedoch schwer von denjenigen Herabsetzungen zu unterscheiden, die auch andere, deutsche Patienten aufgrund ihrer ungünstigen Machtposition erfahren müssen; sie ähneln strukturell sehr stark der unter „Strategien von Mitarbeitern im Umgang mit Patienten" (siehe Abschnitt 3.3.6) bereits beschriebenen generellen ärztlichen Strategie, Patienten – auch deutsche Patienten, besonders solche, die sich verbal schlecht wehren können – schlichtweg nicht ernst zu nehmen. Zugewanderte Patienten, die schlecht Deutsch sprechen, gehören also einer ohnehin benachteiligten Kategorie von Patienten, von Patienten nämlich, mit denen die Verständigung eingeschränkt ist (siehe „Kritisch wahrgenommene Patienten", Abschnitt 3.3.2). Eine bewusst rassistische Haltung muss wie schon gesagt nicht unbedingt dahinter stecken.

Die einzige von mir beobachtete Interaktionssituation, bei der sich rassistische Motive für das Gebaren der Ärztin aufdrängen, ist das folgende Visitengespräch:

In Interaktion mit Herrn C., einem afrikanischen Patienten, erscheint StÄ B. mit einem Mal distanzierter zu sein als mit den Patienten, die sie hiervor behandelt hat. Beim Visitengespräch steht sie an seinem Fußende seines Bettes, hinter ihrem Aktenpult. Anfangs fragt sie ihn nach seinem Befinden. Als der Patient, etwas um Worte ringend, zum Sprechen ansetzt, unterbricht sie ihn jedoch ziemlich schnell und teilt ihm in relativ gewundener Sprache mit, sie sehe, dies und jenes habe sich gebessert, deswegen könne er morgen entlassen werden, müsse aber wegen seiner Schulter noch einmal den Hausarzt aufsuchen. Ich habe vorher kurz mit Herrn C. gesprochen, sein Deutsch war zwar nicht schlecht, trotzdem zweifle ich, ob er ihren recht elaborierten Sprachcode versteht. Er schaut etwas verwirrt, ich kann seinen Gesichtsausdruck aber nicht deuten. Dann fragt er noch etwas wegen seiner Schulter, sie gibt ihm eine kurze Antwort und beendet dann die Visite, indem sie sich von ihm abwendet. Das war heute die kürzeste und unfreundlichste Visite von StÄ B., die sich hiervor stets recht freundlich gegenüber ihren Patienten gezeigt hatte. Daraufhin wendet sie sich Herrn C.s Bettnachbarn Herrn D. zu, Herr C. greift zu seiner Zeitung und verschanzt sich dahinter. Der Gegensatz zwischen beiden Visiten könnte nicht größer sein: Bei Herrn D. verändert sich die Tonlage der Ärztin, sie wirkt nun freundlich und mütterlich, kommt zu ihm ans Bett und streichelt mit mitfühlender Miene seine Hand (FfP S. 134-135).

14 Ich lehne mich hierbei an Jägers (2005) Definition von Rassismus an, die schreibt: „Unter Rassismus verstehe ich eine ‚Einstellung' im Sinne von ‚Für-Wahr-Halten' bzw. ‚Wissen', bei der Personen, die anders aussehen und/oder andere Lebensgewohnheiten pflegen als die Mehrheit der Bevölkerung, als ‚Rasse' angesehen und negativ beurteilt werden, wobei diese Beurteilung in Einklang damit steht, was in der Gesellschaft hegemonial über diese Menschen gedacht wird" (2005: 13).

Es ist ungewiss, ob sich hinter dem ablehnenden Verhalten von StÄ B. nicht auch andere Motive als rassistische oder ausländerfeindliche Stimmungen verbergen. Möglicherweise zeigt sie sich Herrn D. gegenüber aus anderen Gründen – z.B. persönlicher Sympathie – freundlicher als zu Herrn C. Dennoch drängt sich der Eindruck auf, dass sie zu diesem tatsächlich wegen seiner Hautfarbe bzw. Herkunft so unfreundlich ist.

Weit häufiger sind, wie bereits erwähnt, Situationen, in denen Einwanderer vom Personal schlicht nicht ernst genommen und aus diesem Grunde geringschätzig behandelt werden. Dabei spielt, wie erwähnt, eine schlechte Sprachkompetenz der Immigranten (im Deutschen) häufig eine prominente Rolle. Dies zeigt das folgende Fallbeispiel:

Während StA S., PJm T. und ich auf dem Gang stehen, kommt ein älterer, mutmaßlich türkischstämmiger Besucher auf uns zu, der den gerade nach Hause entlassenen Herrn U. besuchen möchte. Er fragt den relativ jungen StA S. in sehr gebrochenem Deutsch nach ihm. Dieser sagt, dabei leicht laut werdend: „Nein, er ist NACH HAUSE gegangen!“ Der Besucher hakt nach: „Er und … Frau auch?“ StA S. geht darauf nicht ein, er wiederholt: „Ist *NACH HAUSE* gegangen! NACH HAUSE!“ Der Mann gibt auf und wendet sich zum Gehen. PJm T. lacht beifällig über den ‚Witz‘ des Arztes (FfP S. 23).

StA S. behandelt den Besucher in recht beschämender Weise: Auf dessen Frage hin wird er laut und unhöflich, was von PJm T. mit beifälligem Lachen quittiert wird. Die schlechten Deutschkenntnisse des Besuchers hindern diesen wahrscheinlich daran, sich effektiv zur Wehr zu setzen. So muss er sich das Verhalten des Arztes gefallen lassen und den Rückzug antreten.

Ähnlich von oben herab behandelt StA P. die griechische Ehefrau eines Patienten, die sich Hilfe suchend an ihn wendet:

Als ich in einem allgemeinen Gewusel aus Ärzten und Schwestern, die alle ihren diversen Tätigkeiten nachgehen, im Personalbereich der Station stehe, wendet sich die Frau von Herrn O. an mich. Ihr Mann habe große Schmerzen. Sie kämpft mit den Tränen. Ich verweise auf StA P., der ihr aber den Rücken zuwendet. KSr Q. spricht die Frau an, diese erzählt ihr was los ist. KSr Q. meint daraufhin ruhig, fast unbewegt: „Gehen Sie bitte ins Zimmer, ich komme gleich.“ Frau O. fragt mich daraufhin, ob KSr Q. Krankenschwester oder Ärztin sei. Ich sage, Krankenschwester, da bleibt sie stehen und wartet weiter auf den Arzt. Als sie StA P. dann erwischt und diesem ihre Geschichte erzählt, meint er, im Moment sei StÄ R. für Herrn O. zuständig. Er redet ungewöhnlich laut und überdeutlich, in leichtem ‚Ausländerdeutsch‘ mit ihr. Von seiner Mimik her wirkt er auf mich genervt und gelangweilt, während er ihr erklärt, sie solle sich doch erst mal ins Zimmer setzen, er werde dann StÄ R. Bescheid sagen. Sie will ihn wohl aus der Reserve locken und berührt seinen Arm mit bittendem Blick. Er wehrt aber ihren erneuten Versuch auf ihn einzureden ab, indem er noch einmal laut und deutlich und etwas belehrend das Gesagte wiederholt, als sei sie ein kleines Kind, das nicht verstanden hat (FfP S. 97).

Zu beobachten ist, dass StA P. das Ansinnen von Frau O. abwehrt, indem er sie belehrend und von oben herab behandelt. Wahrscheinlich tragen die schlechten Deutschkenntnisse von Frau O. – neben anderen Faktoren wie z.B. seiner Arztrolle – dazu bei, dass er hier die Rolle des überlegenen Parts einnehmen kann. Sein herablassendes Gebaren kann auch als Strategie interpretiert werden, mit der er versucht, seine ‚Arbeit' mit Frau O. möglichst gering zu halten und sich anderen, bereits wartenden Aufgaben zu widmen. Ähnlich gestaltet sich die Interaktion zwischen StA J. und Herrn K.:

Visite mit StA J. und GÄ L. Während StA J. Herrn M., einem deutschen Patienten, gerade noch alles mit leiser Stimme und in allen Einzelheiten auseinandergesetzt hat, spricht er mit dem türkischen Patienten Herrn K. auf einmal mit sehr lauter Stimme, in ein paar wenigen Worten, fast als würde er mit einem Schwachsinnigen reden. Auch wenn Herr K. tatsächlich nicht allzu gut Deutsch versteht, wirkt diese Form auf mich herabsetzend. Herr K. bemüht sich indessen nicht lange um eine Verständigung mit StA J., sondern schaut GÄ L. an, die daraufhin anfängt zu übersetzen, bald die Visite selbständig führt und ihm alles auf Türkisch erklärt. Offensichtlich wurde dies schon vorher so gehandhabt, so dass der Patient sich auf GÄ L. verlässt (FfP S. 63).

Auch diese Situation ist geprägt von einem herabsetzenden Tonfall seitens des Stationsarztes; sie wird jedoch entschärft durch die Vermittlung von GÄ L., die bald selbständig die Gesprächsführung mit Herrn M. übernimmt.

Die Tendenz, Patienten, die kein gutes Deutsch sprechen, als dumm darzustellen, kommt in dem Witz eines Oberarztes zum Vorschein:

OA Y. wartet mir mit einer Anekdote auf. Er habe letztens einen türkischen Patienten aufgefordert, je ein Nasenloch zuzuhalten, und ihn dann gefragt: „Durch welches Nasenloch können Sie besser atmen?" Dieser habe geantwortet: „Nase gutt!" Und noch mal: „Durch welches Nasenloch können Sie besser atmen?" – „Nase gutt!" Dabei ahmt er den schnarrenden, ‚dummen' Tonfall des Patienten nach und lacht herzlich über seinen Witz (FfP S. 4).

Auch in der folgenden Situation wird eine zugewanderte Patientin mit schlechten Deutschkenntnissen, Frau C., von der Mitarbeiterin KSrS A. teilweise von oben herab behandelt:

Nach dem Essenausteilen – der Essenswagen steht vor der Stationsküche, KSrS A. und KSrS B. räumen noch darin herum – kommt Frau C. auf mich zu und spricht mich an: „Zucker!", sagt sie klagend. Ich will ihr ein Päckchen Zucker aus dem Essenswagen geben, da meint KSrS A. lachend zu mir: „Nein, sie meint, sie will den Blutzucker gemessen haben." Weiter beachtet sie Frau C. nicht, schaut ein bisschen genervt, so dass Frau C. sich nach einer Weile umdreht und unverrichteter Dinge wieder in ihr Zimmer geht. Als ich ihr später dorthin folge (sie hat sich inzwischen aufs Bett gelegt), stellt sich heraus, dass ihr übel ist, wahrscheinlich wegen Unterzuckerung. Sie weint leicht und wischt sich mit einem Taschentuch die Augen. Sie ist ca. 60 Jahre alt, Türkin und trägt ein Kopftuch, ihr Deutsch ist ziemlich schlecht, sie kann sich mir schwer verständlich machen. Ich sage KSr D. Bescheid, welche wiederum KSrS A. zu Frau C. schickt.
KSrS A. ist nunmehr recht freundlich zu Frau C. „Erst Blutdruck!", sagt sie und fängt an, den Blutdruck von Frau C. zu messen. Diese lässt alles mit sich geschehen, das Blutdruckmessen, das Pulsmessen, dann die Blutzuckerabnahme. Sie scheint alles genau zu kennen und fragt jedes Mal nach den Werten. Ihr Blutzuckerwert ist sehr niedrig. Sie fragt dann – mit Gesten – nach einer Spritze. KSrS A. meint, die käme später, der Doktor käme dann, was Frau C. so akzeptiert. Zu mir sagt KSrS A. draußen, man wisse nicht, wann die Spritze käme, das würden die Ärzte machen.

Allerdings sagt sie den Ärztinnen nicht Bescheid. Ich bringe dann in der Nähe von StÄ E. und GÄ F. die Rede auf Frau C., diese fragen nach, und StÄ E. entscheidet dann, dass ihr gleich eine Spritze gegeben werden solle: „Fang mal mit Frau C. an", sagt sie zu GÄ F. (FfP S. 79-80)

In diesem Textausschnitt scheint seitens KSrS A. wenig Interesse daran zu bestehen, der Patientin Frau C. in ihrer Situation zu helfen. Auf deren Klagen über Übelkeit, die KSrS A. durchaus richtig deutet, reagiert sie genervt und ablehnend, als ob diese eine Belästigung für sie darstellen würden. Sogar nachdem sie von KSr D. aufgefordert worden ist, sich um Frau C. zu kümmern, gibt sie ihre Informationen nicht weiter, sondern delegiert sämtliche Verantwortung an die Ärzte. Frau C., die abhängig ist von KSrS A., fügt sich, was auch damit zusammenhängen mag, dass sie sich schlecht auf Deutsch verständigen bzw. wehren kann.

Die Ausschnitte zeigen, dass von einer bewussten Diskriminierung zugewanderter Patienten aus ausländerfeindlichen Motiven heraus in den untersuchten Häusern eher nicht die Rede sein kann. Vielmehr war seitens einiger Mitarbeiter zu bemerken, dass sie diese Patienten schlicht nicht ernst nahmen, sie aus einer gewissen Machtposition heraus unhöflich behandelten und über ihre Bedürfnisse hinweggingen. Zudem brachen sie die Verständigung mit den Patienten unter Zuhilfenahme von Vorwänden ab oder gingen nicht genügend auf den Sprachstand der Patienten ein.

Sprache und Macht

Wie sehr die Machtposition abhängig ist von der Möglichkeit, sich verbal zu verständigen, illustrieren einige Textpassagen, die zeigen, dass der Aufwand, der hinsichtlich der Verständigung von Mitarbeitern betrieben wurde, stark variiert. So gab es nach meiner Beobachtung Mitarbeiter, die besonders viel Mühe und Zeit investierten, um Patienten Sachverhalte durch Zeichensprache und einige wenige Wörter nahe zu bringen; andere dagegen beendeten nach kurzen Versuchen der Verständigung sehr schnell ihre Bemühungen und brachen das Gespräch ab. Insofern gibt es auch in diesen Situationen Handlungsspielräume.

Zu den Fällen, in denen Mitarbeiter sich viel Zeit nahmen, gehört die Interaktion zwischen KSrL I. und der türkischstämmigen Patientin Frau J. Jene versucht in dem nachfolgend abgedruckten Gespräch, dieser die Funktionsweise des Blutzuckermessgeräts zu erklären:

Im Vorfeld hatte KSr K. mir mitgeteilt, es würde schwierig werden mit dem Erklären, da die Patientin kaum Deutsch spreche und zudem Analphabetin sei. Ich frage, ob man KSrTr L. zum Übersetzen hinzuziehen würde. KSr K. meint, normalerweise schon, aber heute habe sie frei.
KSrL I. nimmt auf Frau J.s Bettkante Platz und klopft neben sich auf das Bett, fordert Frau J. damit auf, sich neben sie auf die Bettkante zu setzen, was diese auch tut. Als Erstes fragt KSrL I. die Patientin, unterstrichen mit entsprechenden Gesten, ob sie eine Brille trage. Frau J. entgegnet, gleichfalls gestisch, nein, auf dem einen

Auge könne sie nicht sehen, auf dem anderen ginge es. Auf diese Art setzt sich auch der Dialog zwischen den beiden Frauen fort: Mit viel Gestik und Mimik und nur den wichtigsten deutschen Wörtern. Beide wirken sehr bemüht, sich einander verständlich zu machen. Frau J., die heute alles zum ersten Mal macht, wirkt sehr eifrig, wissbegierig und bemüht, alles zu verstehen und gut nachzumachen. [...] Die Schulung der verschiedenen Handgriffe beim Blutzuckermessen und Insulinspritzen erfolgt weitgehend durch Vor- und Nachmachen.
Bei der Diskussion des gemessenen Werts ‚3' fragt KSrL I.: „Gut?" Die Patientin wiederholt: „Gut". KSrL I. sagt daraufhin: „Nein, 3 ist schlecht. Hoch." Die Patientin nickt eifrig: „Hoch. Schlecht." (KSrL I. hat mir gestern schon erklärt, dass sie ein System für Analphabeten hätten, um klarzumachen, dass 5 ganz schlecht, 1 aber gut sei: Mit ☺ habe man die 1 gekennzeichnet, mit einem traurigen Gesicht die 3, mit zweien davon die 5.) KSrL I. zeigt mit der Hand (Daumen, Zeige- und Mittelfinger) die 3, Frau J. wiederholt die Geste, indem sie Zeige-, Mittel- und Ringfinger nach oben hält. KSrL I. korrigiert sich und zeigt nun die 3 auf Frau J.s Weise, während diese es gleichzeitig auf KSrL I.s Weise versucht, wobei beide einige Schwierigkeiten haben und am Ende lachen, KSrL I. umarmt dabei Frau J., diese legt ihren Kopf auf KSr I.s Schulter.
Bei der Wiederholung des ganzen Vorgangs macht Frau J. immer wieder kleine Fehler, und KSrL I. bemerkt in meine Richtung, sie würde es morgen noch mal mit einem einfacheren Gerät probieren, „sonst gibt das Mord und Totschlag". Am Ende der Schulung sagt KSrL I. noch mehrmals zu Frau J.: „Wir üben!" Morgen würden sie noch mal trainieren, und übermorgen auch. Frau J. nickt, lächelt dankbar und bedankt sich bei KSrL I. Draußen spreche ich kurz mit KSrL I., sie meint, die Patientin würde eine Woche hier bleiben, und diese Zeit wollten sie nutzen, um ihr das Messen und Spritzen beizubringen. Sie sei zuversichtlich, das könne sie schaffen, eine Woche sei viel. „Das muss so einfach wie Zähne putzen gehen."
Später berichtet mir KSrL I., KSr K. habe eben noch mal mit Frau J. Blutzucker gemessen, der sei auf 375 gewesen. Frau J. habe dann überlegt und schließlich gesagt: „3 hoch!", also habe sie es wirklich verstanden (FfP S. 154-155).

Diese Situation zeigt, dass auch schwierigere Sachverhalte grundsätzlich vermittelt werden können, wenn auf beiden Seiten Bereitschaft und Fähigkeit dazu gegeben sind.

Die prinzipielle Neigung, auf das sprachliche Niveau der Patienten einzugehen, zeigt sich auch in den folgenden zwei Textausschnitten:

Gespräch zwischen PJm F. und Herrn G. Einige Wörter, die PJm F. im Gespräch benutzt, kennt der Patient Herr G. nicht und fragt nach. Dann ‚übersetzt' sie PJm F. sogleich in einfachere Wörter. So wird aus „Wasserlassen und Stuhlgang": „zur Toilette gehen", aus „Vorerkrankungen": „krank sein: Herz, Lunge...", und das versteht der Patient dann auch. Alles in allem wird das ganze Gespräch ruhig und vertrauensvoll geführt, PJm F. nimmt sich viel Zeit zum Erklären (FfP S. 173).

StA R. hat eine sehr schnelle Sprechweise, und die Patienten – oft alte, geschwächte Leute oder Patienten, die nicht so gut Deutsch sprechen – müssen manchmal nachfragen. Bei zugewanderten Patienten macht StA R. ganze Sätze, spricht aber etwas langsamer. Herrn S., einem Patienten marokkanischer Herkunft, stellt StA R. ein paar Fragen, drosselt aber auf dessen Nachfragen hin die Sprechgeschwindigkeit und wiederholt das Gesagte etwas langsamer, deutlicher. Das Gespräch wird mit deutlich freundlichen und vertrauensvollen Mienen fortgesetzt (FfP S. 65-66).

Beide Textbeispiele zeigen, dass eine Verständigung offenbar auch dann noch erzielt werden kann, wenn das Sprachniveau der Patienten von Mitarbeitern anfangs fälschlicherweise als höher eingeschätzt und daraufhin entsprechend korrigiert wurde.

In anderen Fällen wiederum wurden die Versuche der Interaktion schnell aufgegeben und damit:

KSrL X. hilft Frau Y. beim Blutzuckermessen, wobei die Patientin schon vieles allein kann. KSrL X. sagt zu ihr, sie solle sich erstmal die Hände waschen. Anfangs versteht diese das Gesagte – auch mit Gestik – nicht, dann aber versteht sie und geht zum Waschbecken, wäscht sich die Hände. KSrL X. fragt daraufhin in einfachen Worten, ob sie verstanden habe, warum sie sich die Hände waschen müsse? Damit die Blutzuckerwerte durch Angefasstes nicht verfälscht würden! Ich meine an Frau Y.s Miene zu erkennen, dass sie das nicht versteht, KSrL X. gibt daraufhin die Erklärung auf und sagt während der nun folgenden Verrichtungen nichts mehr (FfP S. 39).

Auch in der folgenden Situation spricht die Patientin nur schlecht Deutsch:

In Zimmer 999 liegt Frau D. aus Marokko. Vorab wird mir von StÄ E. erzählt, die Patientin spreche sehr schlecht Deutsch, und ihr Mann ebenso. Sie habe eine akute Tbc, was eine sehr komplizierte, lange Behandlung nach sich ziehe (Untersuchung der ganzen Familie durch das Gesundheitsamt, sehr viele Medikamente, die alle pünktlich eingenommen werden müssten, etc.). Auf jeden Fall soll laut StÄ E. Frau D. in die Uniklinik verlegt werden, da der Fall zu kompliziert sei.
Die Situation im Zimmer ist folgende: Frau D. sitzt auf dem Bett, auf Stühlen neben ihr sitzen – jeweils mit Mundschutz und Schutzkittel angetan – ihr Mann und ihr Sohn. Eingangs fragt StÄ E., wer am besten Deutsch spreche, und die Eltern deuten auf den erwachsenen Sohn. Dieser sagt zwar nicht viel, aber ich meine ihm eine größere sprachliche Unsicherheit anzumerken. StÄ E. erklärt ihm daraufhin alles, was für die Krankheit seiner Mutter wichtig ist – langsam und deutlich, aber mit sehr vielen Fachtermini. Am Anfang fragt sie noch, ob er wisse, was Tuberkulose überhaupt sei, was sie verneinen, später vergewissert sie sich aber nicht mehr. Ich vermute, dass er ihre Ausführungen nicht gut verstanden hat. Auch StÄ E. sagt mir später, als wir den Raum verlassen haben, sie sei sicher, dass sie inhaltlich „nichts verstanden" hätten (FfP S. 5).

Interessant ist die Einschätzung der Ärztin, die überzeugt ist, dass die Patientin und ihre Angehörigen letztlich „nichts verstanden" hätten; gleichzeitig werden von ihr aber weder Anstrengungen unternommen, sich stärker auf das sprachliche Niveau des Sohnes einzustellen, noch – wie spätere Beobachtungen belegen – andere Dolmetscher hinzuzuholen. So entschärft sie nicht die schwierige Situation, dass der Sohn von Frau D. nicht genug Deutsch spricht, um die Ärztin verstehen zu können.

Noch schneller gibt StA C. seine Versuche, mit Frau D. eine Verständigung zu erzielen, auf:

Über Frau D., eine portugiesische Patientin, berichtet StA C. vor der Visite, sie spreche kein Wort Deutsch. Lakonisch bemerkt er: „Ich verstehe sie nicht, sie versteht mich nicht." Dabei sei die Blutzuckereinstellung, die ihr bevorstehe, eine sehr sprachintensive Sache. Aber übermorgen würde jemand kommen, der übersetzen könne. Fr. D. isst gerade, als wir hereinkommen, ihre erwachsene Tochter sitzt neben ihr, kann aber auch nicht übersetzen, da auch sie sehr schlecht Deutsch spricht. Frau D. beginnt, dem Arzt eindringlich etwas auf Portugiesisch zu erklären, deutet dabei aufs Essen und schaut ihn intensiv an. StA C. sagt daraufhin resigniert zu mir: „Ich versteh' sie nicht." Und dann zu ihr, ohne weitere Verständigungsversuche: „Tschüss!", und reicht ihr die Hand zum Abschied. Ende der Visite. Während wir dann mit der Bettnachbarin von Frau D. beschäftigt sind, kommt KSr E. ins Zimmer und redet Portugiesisch mit der Patientin. (Dazu erklärt mir KSr F. später: „KSr E. hat eine Zeitlang in Brasilien gelebt."). Zu einer Übersetzung für den Arzt kommt es dabei nicht (FfP S. 10).

Bemerkenswerterweise unternimmt StA C. weder Versuche, sich mit Händen und Füßen und einigen Brocken Deutsch der Patientin verständlich zu machen, noch fordert er KSr E. (die ja Portugiesisch spricht) auf, ihm Frau D.s Anliegen zu übersetzen. Die Erklärung des Arztes, dass keine Verständigung mit der Patientin möglich sei, deutet auf die Instrumentalisierung von Sprachschwierigkeiten. Auf diese Weise kann es sich der Arzt gestatten, das Gespräch mit der Patientin so schnell wie möglich abzubrechen.

Manche Mitarbeiter sprechen mit Patienten auch dann noch in einem recht elaborierten Sprachcode, wenn schon erkennbar ist, dass deren Deutsch schlecht ist – und machen auf diese Weise die eigenen Versuche, sich sprachlich verständlich zu machen, selbst zunichte. So geschieht es z.B. bei der Visite von StA M. bei Herrn N.:

Herr N. ist an ein Atemgerät angeschlossen, er fächelt sich Luft zu, seufzt und ächzt dabei stark und atmet schwer. StA M. fragt Herrn N.: „Geht es Ihnen besser?" Herr N. versteht ihn nicht und fragt nach, StA M. fragt: „Besser – besser als gestern?" Herr N. versteht immer noch nicht, grummelt etwas. StA M. wechselt das Thema und sagt: „Wenn der Sauerstoff zu Ende ist, sagen Sie Bescheid!", und zeigt auf das Sauerstoffgerät. Herr N. nickt und sagt „ja". Der Arzt verabschiedet sich mit Handschlag (FfP S. 77).

Hier ist es mehr als fraglich, ob Herr N. den letzten Satz von StA M. verstanden hat. Offensichtlich hat dieser resigniert die Verständigung mit dem Patienten aufgegeben, nachdem Herr N. schon die in relativ einfachem Deutsch gestellte Eingangsfrage nicht verstanden hatte, und benutzt seine Worte über das Sauerstoffgerät gewissermaßen als Abschiedsfloskel. Eine Anpassung an das Sprachniveau des Patienten findet hier nicht statt. Ähnlich verläuft die Interaktion zwischen Frau A. und StÄ B.:

Visite mit StÄ B., PJw C., PJm D., PJm E. Im Zimmer liegt eine schmale Afrikanerin, deren Deutsch sehr schwer zu verstehen ist und die offenbar auch nur schlecht Deutsch versteht, denn die anfängliche Frage der Studenten, woher sie komme (die sie stellen, als StÄ B. noch einmal für längere Zeit den Raum verlässt), kommt erst nach mehreren Anläufen an. Beim Visitengespräch zwischen StÄ B. und der Patientin geht es um den Diabetes von Frau A. StÄ B. erklärt ihr ernst, was sie nicht oder nur wenig essen solle: Obst, Reis, Brot, Nudeln. Frau A. wirkt bei dieser Aufzählung konzentriert, wiederholt brav das Verstandene. StÄ B. spricht mit der Patientin in recht elaboriertem Sprachcode, benutzt dabei beispielsweise die Vokabeln „Fruchtzucker" und „Kohlehydrate". Ob sie lesen und schreiben könne, fragt sie dann. Nein, das könne sie nicht. Zum Schluss meint StÄ B. noch, sie werde ihr eine Diätberaterin schicken. Abschied, die Frau bleibt – wie ich aufgrund ihres Gesichtsausdrucks annehme – verwirrt zurück. Draußen kommentiert PJm D. die Situation mit den Worten: „Hier sind wir schon mitten im Geschehen." StÄ B. macht ihrem Frust Luft, dass die Frau sie nicht verstehen würde: „Wenn ich sie morgen frage, was sie nicht essen darf, heißt es ganz sicher wieder nur: ‚kein Zucker'!" Das Einzige was man machen könne sei, die Patientin hier im Krankenhaus optimal ‚einzustellen'. Zu Hause dürfe sie dann kein Insulin bekommen, da sie sich ohnehin nicht an die Diät halten werde und ihr Insulin so schaden könne (FfP S. 17).

StÄ B. nimmt im Gespräch mit der Patientin wenig Rücksicht auf den Sprachstand von Frau A.: Sie gebraucht weiterhin schwierige, halb medizinische Begriffe, obwohl deutlich ist, dass diese den Sprachkenntnissen von Frau A. nicht entsprechen. Dadurch sabotiert sie selbst die Verständigung mit Frau A. Vielleicht ergibt sich diese Haltung daraus, dass sie es wohl von vorneherein als gegeben annimmt, dass die Patientin sie nicht verstehen und ihre Anweisungen daher auch nicht befolgen werde.

In Fällen, in denen wenig auf das Sprachniveau der Patienten eingegangen wurde, vergrößert sich die Machtdistanz zwischen den Akteuren. Da das Personal in der Position ist, das Verhältnis zu definieren, und sich die Patienten verbal besonders schlecht wehren können, entsteht auf diese Weise ein sehr ungleiches Machtverhältnis.

Angst vor Diskriminierung bei zugewanderten Patienten und Angehörigen

Unhöfliches oder grobes Verhalten Patienten mit Migrationshintergrund gegenüber, unabhängig von der Frage, ob auch andere Patienten ähnlich behandelt werden, löst wiederum bei zugewanderten Patienten und ihren Angehörigen große Irritationen und Ängste aus. Vom Personal wird oft auf die besondere Sensibilität, teilweise Überempfindlichkeit zugewanderter Patienten hingewiesen. So erzählt eine Krankenschwester deutscher Herkunft:

Besonders Türken würde sie als besonders empfindlich erleben. Letztens habe sie in einem 4-Bett-Zimmer zwei Türkinnen und zwei Deutsche zu liegen gehabt. Aus Versehen habe sie während des Aufstehens vergessen, die Betten der beiden Türkinnen zu machen. „Bin ich wieder reingegangen und hab mich entschuldigt und erklärt: War keine böse Absicht – aber die waren richtig sauer!" (FfP S. 4)

Ähnlich der Bericht derselben Krankenschwester über die Interaktion mit einem Patienten, der sich ebenfalls von ihr aufgrund seiner Herkunft benachteiligt fühlte, und ihren Umgang mit solchen Patienten:

B: Ich hab mir [...] angewöhnt, wenn jetzt 'n ausländischer Patient kommt, mit besonders viel Freundlichkeit auf sie zuzugehen, damit die von vornherein das Gefühl haben, angenommen zu werden. Weil ausländische Patienten vielleicht auch oft mit dem Gedanken sich beschäftigen müssen, abgelehnt zu werden. Und ich glaube, dass es so leichter ist. [...] Also ein Patient, der kam an – ich hab den nicht verstanden, irgendwie. Kein Türke, kein Italiener [...], ich hab' keine Ahnung, jedenfalls hat 'n anderer Patient irgendwas geholt, 'n Stück Butter, und dann kam er auf einmal an mit so 'nem Stück Margarine und beschwerte sich bei der [...?]. Ich hab ihn absolut nicht verstanden. Ich hab aber gemerkt, dass der meinte, weil er irgendwie Ausländer wär', würde er nicht genauso behandelt. Und erzählt, irgendwas von Wasser wollte er haben. Und dann hab ich gesagt, ja, wir behandeln ihn genau wie ihn, „Könnense gerne Wasser haben", und wenn er was anderes haben möchte, sollt' er es ruhig sagen. Also das war 'n totales Missverständnis, und ich konnt' es nicht hundertprozentig ausräumen. Ich hab ihm dann Wasser gegeben, hab versucht ihm klarzumachen, dass er alles bekommen kann, was er haben möchte. [...] Er hatte wohl das Gefühl, dieser deutsche Patient kriegt jetzt was und er nicht! Ne? (Interview Nr. 3, S. 11)

Auch eine Ärztin mit Migrationshintergrund bezeichnet es als auffällig, dass Einwanderer sich häufig durch Deutsche diskriminiert fühlen. Befragt danach, ob sie selbst im Kontakt mit deutschen Patienten manchmal Schwierigkeiten hätte, sich zu behaupten, meint sie:

B: Nee. Also das kann ich wirklich nicht sagen, ich hab noch nie 'n ausländerfeindliches Wort gehört. Also eher hab ich so Situationen erlebt, wo Ausländer Deutsche ausländerfeindlich genannt haben. Also das muss ich ganz ehrlich sagen, also die Situation gab es öfters, als dass umgekehrt irgendwelche Deutsche Ausländer nicht akzeptiert haben. Ich weiß nicht wie's bei anderen Kollegen aussieht, die vielleicht auch 'ne andere Hautfarbe haben oder 'n bisschen schlechter Deutsch sprechen als ich, das weiß ich nicht, aber ich persönlich habe es nicht erlebt (Interview Nr. 11, S. 16).

Damit stellt die Ärztin die Angst dieser Patienten vor Diskriminierung als stärker dar als die tatsächliche Diskriminierung selbst.

In einem Interview bestätigt ein ‚Experte' die „Überempfindlichkeit" vieler Patienten mit Mirgrationshintergrund und versucht nachfolgend, dieses Muster zu erklären:

I: Sie haben grade auch angesprochen, dieses Gefühl [...], dass eben als ausländischer Patient, dass man vielleicht nicht ernst genommen werden würde. Ist das denn oft der Fall, dass viele da so denken?
B: Sehr, sehr verbreitet. Sehr, sehr verbreitet. Weil besonders die erste Generation, ich glaube, die [haben] sehr viel erdulden müssen. Sie haben sich nie verbal verteidigen können. Sie waren hier in untersten Schichten. Sie haben schwierige Arbeit gemacht, am Arbeitsplatz immer unterdrückt: „Hey, du, kommen, machen", und so weiter, wirklich wie ein Laufbursche benutzt. Und das lässt natürlich sehr große Spuren hinter, ne? Und so gesehen haben sie sowieso ... Als Ausländer nicht akzeptiert zu werden, dieses Gefühl haben sie tagtäglich, haben sie auch viel Erfahrung damit. Wenn sie natürlich im Krankenhaus kommen, muss nicht rassistisch orientiert sein, aber wenn jemand sie nicht beachtet, nicht sie einfach ernst nimmt als Person, denken sie natürlich automatisch, weil sie Ausländer sind. Ich kenne aber im Krankenhaus – zu meiner Zeit, als ich diese Praktika gemacht habe – bei den deutschen unteren Schichten hab' ich [das] genauso erlebt. Ärzte machen ihre Visiten und so weiter, reden [...] untereinander gezielt Lateinisch, damit die Patienten nicht mitkriegen. Das muss nicht unbedingt rassistisch orientiert sein. Aber dieses Nicht-Ernst-Nehmen der Patienten ist schon ein Problem der Ärzteschaft, das man diskutierten muss. Die sagen „mündige Patienten" und so weiter, aber ich glaube nicht, dass alle Ärzte diese mündigen Patienten wollen, ja? Aber die *[zugewanderte Patienten]* haben dieses Gefühl wirklich sehr, sehr stark, ja? Kleine

Bemerkung; die sind auch sehr sensibel in dem Bereich, eine kleine Bemerkung, das unüberlegt, das ein Blödsinn ist, aber dieses Gefühl wieder weckt (Interview Nr. 13, S. 8-9).

Ähnlich formuliert dieses ‚Missverständnis' auch eine andere ‚Expertin' auf die Frage:

I: Worüber beklagen sich denn die *[zugewanderten]* Patienten ganz oft im Krankenhaus?
B: Im Großen und Ganzen sind eigentlich die Menschen zufrieden. Wenn sie so gut untersucht werden. Das schon, aber ... Viele denken, dass sie zu wenig Aufmerksamkeit, irgendwie, dass sie schlechter da aufgehoben sind als die Deutschen. Dass der Arzt weniger Zeit für sie nimmt (Interview Nr. 14, S. 3).
I: Da kommen dann auch die Klagen von den Patienten öfter, dass die *[die Ärzte]* keine Zeit haben, nicht?
B: Ja, ja, ja. Und dann denken auch viele, ja, er sei ausländerfeindlich, zum Beispiel. Aber das muss nicht so sein, das ist andere ... Arbeitsweise (Interview Nr. 14, S. 5).

Die Befragte wertet in ihrem letzten Satz den Konflikt um Zeit und Zuwendung (wie in Zusammenhang mit anderen Passagen deutlich wird) als kulturelles Problem, das jedoch von den Patienten, die sich benachteiligt fühlen, anders gedeutet werde. Sie kämen sich dann – fälschlicherweise – ausländerfeindlich behandelt vor.

Zurückhaltende zugewanderte Patienten und ihre ‚Anwälte'

Das Machtgefälle zwischen Deutschen und Immigranten offenbart sich – neben oben genannten Aspekten – auch in der besonders bescheidenen Haltung vieler zugewanderter Patienten und der Tendenz, sich zurückzunehmen, um nicht negativ aufzufallen.
Während ich nur wenige deutsche Patienten beobachtete, die sich solchermaßen benahmen („Positiv wahrgenommene Patienten" unter Abschnitt 3.3.3) zeigten sich zugewanderte Patienten nach meinen Beobachtungen besonders zurückhaltend, bescheiden und ‚dankbar'. Auch konnte ich trotz gegenteiliger Erwartungen bei der Auswertung des Materials relativ wenige offene Konflikte zwischen zugewanderten Patienten und Personal finden. Als Beispiele folgende Beobachtungen:

Ein typisches Beispiel für die recht anspruchslose Haltung vieler zugewanderter Patienten ist Frau K., eine Patientin türkischer Herkunft:

Der Dialog zwischen StÄ J. und der Patientin Frau K. ist sehr kurz. StÄ J. fragt, ob alles klar ist, sie sagt, ja, alles sei gut, dabei strahlt und lächelt sie dankbar (FfP S. 17).
Bei Frau K. geht es um die Einnahme von Pillen, welche in morgens-mittags-abends-Schächtelchen verpackt sind. KSr L. macht ihr klar, dass sie die verpackte grüne Pille noch vor dem Frühstück einnehmen müsse – „deswegen ist die auch verpackt" – und den Rest direkt nach dem Frühstück. Frau K. versteht das offenbar auch, wiederholt das Wichtigste und nickt brav (FfP S. 21).

Die Kommunikation zwischen den Mitarbeiterinnen KSr L. bzw. StÄ J. und Frau K. verläuft relativ ‚reibungslos' – unter anderem wohl, weil die Patientin sich so ‚brav' und bescheiden verhält. Dies kommt beim Personal, wie auch in Zusammenhang mit ähnlich strukturierten deutschen Patienten gezeigt wurde (siehe „Positiv wahrgenommene Patienten" unter Abschnitt 3.3.3), offenbar gut an:

Während der morgendlichen Übergabe heißt es über die türkischstämmige Patientin Frau H., sie sei „eine ganz Nette". Sie sei immer ganz dankbar und würde immer „Danke!" sagen (FfP S. 10).

Die besondere ‚Dankbarkeit' zugewanderter Patienten wird auch an anderer Stelle sichtbar. Sie zeigten sich im Beobachtungszeitraum vergleichsweise häufiger gegenüber dem Personal erkenntlich, indem sie bei ihrer Entlassung Geld gaben, als deutsche Patienten – wie z.B. Herr G., ein Patient türkischer Herkunft:

Am Ende seines Krankenhaus-Aufenthaltes kommt Herr G. ins Stationszimmer mit einem Geldschein in der Hand – für die Kaffeekasse. Während er das Geld reicht, sagt er etwas, was ich nicht verstehen kann und geht wieder. KSrL H. zu mir: „Haben Sie ihn verstanden?" (FfP S. 165)

Die Tatsache, dass die sprachliche Verständigung hier gestört war, ist möglicherweise von Belang für die Art und Weise, in der Herr G. sich erkenntlich zeigt: Er tut dies nicht verbal auf Deutsch, da er weiß, dass er dazu nicht ausreichend in der Lage ist, sondern nonverbal, durch ein Geldgeschenk.

Diese Tendenz – dass zugewanderte Patienten sich häufig zurückhaltend, dankbar und bescheiden zeigen – bestätigen mehrere Mitarbeiter in Interviews. So erzählt eine Krankenschwester:

B: Zwei deutsche Männer, muss ich einfach so sagen: unfreundlich, unhöflich.... Das ist mir mit 'nem türkischen Patienten noch nicht passiert. Die sind selbst dann ruhig, wenn ich fünf Mal frage, weil ich die einfach nicht verstehe. [...] Die sind ruhig, die sind zurückhaltend, die gucken mal kurz, sind freundlich, „Guten Tag!", „Guten Morgen!", und dann ist Ruhe. [...] Es sind viele andere deutsche Patienten auch noch auf der Station, da muss ich sagen ... Wir haben ganz hinten einen, Herrn F. Der war anfangs auch böse, ganz bös, war nichts richtig, er hat jeden Morgen [...] 'n Brötchen gewollt, dann hat er Weißbrot bekommen, wollte 'n Brötchen, am nächsten Tag hat er sein Brötchen bekommen. „Ja, was soll ich mit dem Brötchen, das ist zu hart, das kann ich nicht essen!" Ja, also haben wir ihm morgens wieder Weißbrot bestellt. „Ja, das kann ich ja nicht essen!" Am nächsten Tag hat er Weißbrot bekommen, hat der wieder gemeckert! Und es war immer irgendwas an seinem Essen. Das passiert da *[bei türkischen Patienten]* nicht. Die gucken vielleicht drunter, wenn es ihnen nicht passt, rümpfen sie die Nase – aber die sagen nichts. Nichts! Ich weiß nicht, es sieht manchmal aus wie Unterdrückung z.T., muss ich wirklich sagen, es ist, weil ... Ganz klein und gucken so *(schüchternes Stimmchen)* und „Mhmhm!" *(zaghaft verneinend)*. Mund haltense zu, aber essen nur das was sie wollen, was ihnen schmeckt, den Rest geben sie ab (Interview Nr. 8, S. 7-8).

Weiter heißt es:

B: Ja, das ist aber das, was ich schon über die [deutschen] Patienten sagte, was ich auch jetzt wieder über die sagen kann: Es fehlt der Anstand. Durch die Erziehung. Mit ausländischen Patienten, das merkt man richtig, dass die einfach höflich sind, zuvorkommend. Und dieses Fordernde von den Deutschen (ebd., S. 10-11).

Die befragte Pflegerin differenziert hier stark nach der Herkunft. Deutsche Patienten werden von ihr überwiegend als fordernd und anspruchsvoll, mit schlechtem Benehmen dargestellt, zugewanderte (hier: türkische) Patienten tendenziell als bescheiden, zurückhaltend und wenig aufbegehrend. Ähnlich beschreibt es eine Ärztin:

B: Also die, die kein Deutsch sprechen z.B., die sind sicher sehr zurückhaltend und fordern nicht viel, also die haben auch keine Ansprüche auf viele Sachen, die liegen dann meistens im Bett, denen ist das dann auch nicht so wichtig, welches Fernsehprogramm läuft usw. Die sind eher leichter, sage ich mal, also da gibt's auch keine Konflikte, muss ich sagen. Die meisten liegen da und vegetieren vor sich hin, es sei denn, wenn jemand kommt und spricht mit denen, ne? (Interview Nr. 11, S. 10)

Auch eine andere Krankenschwester, türkischer Herkunft, bestätigt diese Beobachtung:

B1: Was ich erlebt habe, wenn türkische und deutsche Patienten zusammen liegen, dass die türkischen Patienten eher die Ruhigeren sind, die Zurückhaltenden. Außer jetzt die Angehörigen, die sind immer ziemlich laut und viele da. Aber der Patient selber ist zurückhaltender. Der nimmt vielmehr wenig vom Zimmer in Anspruch, viel weniger. Hab ich den Eindruck, dass die immer noch im Hinterkopf haben: „Ich bin ja nur der Ausländer, ich bin ja nur die Türkin." Oder haben auch selber gesagt. Ich frag dann: „Wieso sitzt du jetzt nicht am Tisch? Oder soll ich den Fernseher ein bisschen auch zu dir drehen?" – „Nee, nee. Sonst denken die schlecht über uns. Lass mal. Ich will ja nur einen guten Eindruck hinterlassen." So ungefähr, ne? Das kommt auch häufig (Interview Nr. 7, S. 16).

Allerdings wird dieser Befragten (B1) daraufhin im Interview von ihrer nicht Türkisch sprechenden Kollegin (B2) widersprochen:

B2: Das hab ich jetzt so noch nicht erlebt. Aber...
B1: Nee. Wie auch. Klar (ebd.).

B2 hat nämlich andere Beobachtungen gemacht, wie an anderer Stelle ersichtlich wird:

B2: Also was schon schwierig ist, ist dieses Fordernde. [...] Ich meine, generell haben das fast alle.
I: Alle ausländischen Patienten oder alle Patienten?
B2: Nee, alle Patienten. [...] Aber bei türkischen Patienten oder südländischen Patienten kommt es oft sehr viel härter rüber. Dadurch dass die die Sprache nicht richtig –
B1: Der Tonfall.

B2: – sprechen können, daran liegt es vielleicht auch. Aber: „Ich will das! Das muss doch jetzt gemacht werden! Ich muss jetzt das und das haben!“ Ja? „Bring mir das!“ Weißt du, kein Danke, kein Bitte, sondern: „Ich will das jetzt haben!“ Und das ist dann schon … Also ich werd dann schon leicht sauer, ne? Also das ist schwierig. Besonders, dann macht nicht nur der Patient das selber, der kommt schon, sondern auch noch der Bruder. Dann kommt auch die Tochter, dann kommt noch der Sohn, dann kommt noch mal die Tochter, dann kommt noch ein anderer Sohn, dann kommen tausend Leute zu dir an und wollen immer das Gleiche. Und, weißt du, die kommen so in kurzen Abständen immer wieder, und dann hast du schon […] so einen Kopf, echt. Also das ist schon schwierig, ne? Also das Problem hab ich jetzt (Interview Nr. 7, S. 8).

Krankenschwester B2 hat also Erfahrungen mit zugewanderten Patienten gemacht, die scheinbar im Widerspruch stehen zu denen von Krankenschwester B1 und den weiter oben zitierten Befragten: Sie meint, diese Patienten würden besonders fordernd auftreten, was durch eine durch schlechte Sprachkenntnisse „härter“ wirkende Ausdrucksweise begründet sei. Bemerkenswerterweise stimmt ihr B2 durchaus zu, wenn sie sagt, dass es durch die Sprache „sehr viel härter rüber“ komme – obwohl sie an anderer Stelle ausländische Patienten als besonders zurückhaltend bezeichnet. Festzuhalten ist daher, dass nicht alle befragten Mitarbeiter die Auffassung teilten, dass zugewanderte Patienten sich bescheidener verhielten als deutsche.

(1) Unterstützung durch Angehörige

In den beiden zuletzt zitierten Interviewausschnitten kommt noch auch ein anderer Aspekt zum Tragen: Dass die Angehörigen zugewanderter Patienten eine große Rolle spielen, wenn es um die Durchsetzung von Interessen geht, und sich zum Teil lauter und fordernder verhalten als die Patienten selbst:

B1: … dass die türkischen Patienten eher die Ruhigeren sind, die Zurückhaltenden. Außer jetzt die Angehörigen, die sind immer ziemlich laut und viele da.
B2: Also das ist schwierig. Besonders, dann macht nicht nur der Patient das selber, der kommt schon, sondern auch noch der Bruder. Dann kommt auch die Tochter, dann kommt noch der Sohn, dann kommt noch mal die Tochter, dann kommt noch ein anderer Sohn, dann kommen tausend Leute zu dir an und wollen immer das Gleiche.

Auch von mir als Beobachterin wurden Konflikte von Mitarbeitern eher mit den Angehörigen der Patienten als mit den zugewanderten Patienten selbst beobachtet. Angehörige – teilweise auch Mitpatienten, zweisprachige Klinikmitarbeiter u.a. – treten nämlich häufig nicht nur als Dolmetscher, sondern auch als ‚Anwälte‘ für die Interessen der Patienten ein. Dabei ergreifen sie in der Regel die Partei der Patienten und setzen sie sich für Belange ein, die die Patienten selbst scheinbar nicht vertreten können.

Zweisprachige Mitarbeiter stehen dabei oft zwischen den Fronten und fühlen sich von zugewanderten Patienten stellenweise subtil dazu gedrängt, Partei für diese zu ergreifen – was nicht immer auf Gegenliebe stößt. Daher kann vermutet werden, dass es sich bei der Verfechtung der Interessen zugewanderter Patienten nicht immer um freiwillig getätigte Unterfangen seitens der Helfer handelt, sondern auch um eine Strategie der Patienten, um ihre Bedürfnisse (siehe Abbildung 1) besser durchsetzen zu können. Daher der Ausdruck einer Strategie des Einsetzens von ‚Anwälten'.

Im Folgenden sollen typische Konflikte zwischen den Angehörigen zugewanderter Patienten und Krankenhausmitarbeitern beschrieben werden.

Zwei Krankenschwestern berichten in einem Interview über einen Konflikt, der sich auf ihrer Station zugetragen hatte:

B1: Wir hatten das letztens noch, dass es total eskaliert ist. Da ist auch ein türkischer Patient bei uns gestorben. Und die Angehörigen waren auch sehr fordernd. [...] Und als der noch da lag, war das so, die Frau kam immer schon ganz früh morgens, hat den soweit versorgt, und [...] die war immer in dem Zimmer und hat da irgendwie rumgewuselt. Und dann kam irgendwann die Tochter und meinte, es wäre ja schon acht Uhr. „Warum ist mein Vater noch nicht gewaschen?" Ja? Und die hat dann auch wüst, also wirklich derbe beschimpft, alle Schwestern, alle Ärzte wären ja total Scheiße [...] Also richtig übelst beschimpft. [...]
B2: Das war auch wieder ein forderndes Problem gewesen.
B1: Ja.
B2: Die Frau hat ihn angefangen um sieben Uhr schon auszuziehen, schon mal Gesicht und Oberkörper zu waschen, um sieben Uhr morgens, wo wir noch durch die Zimmer gehen, um Blutdrucke zu messen, wo wir auch andere Schwerpatienten haben. Und die Frau hat ihn dann halt soweit fertig gemacht und [...] stand da mitten auf dem Flur und hat nach uns gerufen: „Jetzt kommt ihn doch weiter waschen!", oder: „Jetzt bringt ihn aus dem Bett unter die Dusche!" Wir dann so: „Ja, jetzt geht es leider nicht." „Ja, aber mein Mann friert." Wir dann so: „Ja, aber Sie können den auch nicht um sieben Uhr morgens aus dem Bett holen, anfangen zu waschen, ohne mit uns irgendwas zu besprechen!" Das war ihr Problem. Die war sehr beleidigt, wenn wir gesagt haben, dass sie zu Besuchszeiten kommen soll oder: „Lassen Sie uns erst das machen. Wenn Ihr Mann fertig versorgt ist, kommen Sie einfach nur zum Besuchen." Das hat sie auch nicht verstanden, ne? (Interview Nr. 7, S. 10-11)

Die auf diese Situation folgende Auseinandersetzung wird von Krankenschwester B2 folgendermaßen beschrieben:

B2: Also (...) ich war dabei dann bei dem Gespräch, als Schwester, um die Situation auch zu erklären. Auch als türkische Schwester, weil (...) meistens ist es so, wenn ich als türkische Schwester gegenüber türkischen Patienten was Negatives äußere, kommt es nicht so böse rüber, das wird eher verstanden und wird eher akzeptiert, als wenn jetzt eine deutsche Schwester ihr eben sagt: „Ihre Mutter kommt aber schon um sieben Uhr." Dann heißt es: „Ja, warum? Darf meine Mutter nicht kommen oder was, als Türkin?" – so ungefähr kommt es rüber. Aber wenn ich als türkische Schwester sage: „Das ist nicht wie in der Türkei. Bei uns ist das anders", und wenn ich ihr das richtig erkläre, wird's anders verstanden. Wir haben halt das Gespräch geführt, ich von der ärztlichen Sicht her und von der pflegerischen Sicht her mit der Tochter gemeinsam (Interview Nr. 7, S. 11).

Deutlich wird aus dieser Passage, dass Frau und Tochter des türkischen Patienten sich für dessen Interessen einsetzen und zur Kooperation mit dem Personal nur bedingt bereit sind. Mangelndes Entgegenkommen seitens der Pflegerinnen oder Kritik wird von ihnen schnell persönlich genommen und abwehrend darauf reagiert. Die interviewte Krankenschwester deutet dies als Angst vor Diskriminierung: „Dann heißt es: ‚Ja, warum? Darf meine Mutter nicht kommen oder was, als Türkin?‘ – so ungefähr kommt es rüber.“ Bezeichnenderweise sieht B2 sich selbst als Krankenschwester türkischer Herkunft in einer Vermittlerfunktion, die die Diskussion versachlichen kann. Denn bei ihr müssten Angehörige keine Angst haben, ‚als Türkinnen‘ schlecht behandelt zu werden.

Auch im folgenden Interview mit einer Pflegenden tritt die Furcht zugewanderter Angehöriger vor der Diskriminierung der Patienten hervor:

B: Wir hatten in der 111 ’ne Frau, [...] die war Diabetikerin, ’ne türkische Frau. [...] Und mich hatte die Endoskopie-Schwester ’nen Tag vorher angerufen: „Bitte mach das so, dass die Leute ganz früh vorbereitet werden, damit die um halb neun fertig sind zur Koloskopie.“ Das hab ich dann so weitergegeben an den Spätdienst, der hat das an die Nachtwache weitergegeben, also wurden die beiden Damen von unserer Station zur Koloskopie morgens um, ich weiß nicht, fünf geweckt und mussten dieses Zeug trinken – was unangenehm ist, das ist wirklich ’ne Sauerei, morgens so ’n Salzzeug zu trinken, du [...] wirst aus deinem Schlaf gerissen, hast wahrscheinlich sowieso schlecht geschlafen, weil du ständig Angst hast, dass du ins Bett machst, und dann musste die Frau bis Nachmittags, bis wir dann irgendwann um fünf oder so. Und der Mann, hat das dann darauf gemünzt, dass sie jetzt Ausländerin ist.
I: Wie, sie musste bis nachmittags da bleiben?
B: Ja, [...] die war schon sehr früh fertig und musste jetzt warten bis sie drankommt, bis nachmittags.
I: Ach so, verstehe.
B: Eine, die ist morgens drangekommen, und dann kamen jetzt aber von außen Notfälle. Dann werden die natürlich zwischendurch drangenommen, und dann müssen die Leute, die hier ’n Bett haben im Krankenhaus, die müssen dann warten. Und es ist nun mal so gewesen, dass die Frau G. dran glauben musste, irgendwie. Ungeschickt fand ich das, weil sie Diabetikerin ist, insulinpflichtig, und ich kann mir vorstellen, dass sie nach anderthalb Tagen Fasten dann irgendwann wirklich Kohldampf auch hat. Wenn man sowieso krank ist, empfindet man das noch viel schlimmer, aber ich konnte leider nichts dran machen. [...]
I: Und der Mann, der hatte dann so drauf reagiert, also –
B: Der hatte dann –
I: – der hat sich dann bei euch beschwert?
B: Ja, hat sich dann beschwert. Ich meine, ich versteh’ das! Ich würd’ wahrscheinlich auch sagen, wenn meine Mutter da liegen würde: „Hörnse mal, wann isses denn jetzt soweit?“ Aber vielleicht auch nicht, weil ich weiß, wie dieser Ablauf im Krankenhaus ist. Äh – man weiß es nicht, wie ich reagieren würde. *(lacht)* Aber er hat das halt da drauf gemünzt, dass seine Frau Türkin ist, und hat dann auch gesagt: „Wenn meine Frau stirbt, dann komm ich mit ’nem Anwalt!“ Da hab ich gesagt: „Herr G., jetzt ist mal gut, so schnell stirbt man hier nicht. [...] Wir kontrollieren ständig den Blutzucker, und ich kann leider nichts dafür.“ Es ist einfach so: Sobald unten jemand anruft, sie geht runter, dann geht die sofort runter. Und dann war’s dann irgendwann 5 Uhr, und das ist unangenehm (Interview Nr. 1, S. 17-18).

In dieser Situation führt der Ehemann der türkischen Patientin den Umstand, dass seine Frau so lange auf die Untersuchung warten muss, schnell darauf zurück, dass sie ‚als Türkin‘ benachteiligt werde – obwohl die Verspätung mit der Herkunft der Patientin nach Darstellung der Krankenschwester nichts zu tun hat. Der Ehemann versucht sich gegen die vermeintliche Diskriminierung zu wehren, indem er schimpft und mit einem Anwalt droht. Die Pflegende reagiert darauf mit teilweisen Beschwichtigungsversuchen, gleichzeitig wird deutlich, dass sie die schwierige Lage der Patientin durchaus nachempfinden kann.

Neben Situationsbeschreibungen, in denen ein direkter Zusammenhang zwischen dem fordernden Verhalten von Angehörigen und deren Angst vor Diskriminierung hergestellt wird, gibt es andere Beispiele, in denen Angehörige sich einfach sehr stark machen für die Rechte der zugewanderten Patienten.

So fallen die Verwandten von Frau V. dem Pflegepersonal einer Station wegen ihres „aufbrausenden Verhaltens“ auf. Aus den Feldforschungsprotokollen:

Bei der Übergabe wird über Frau V. kurz bemerkt, dass sie fast kein Deutsch spreche, so dass man sich mit ihr nicht direkt verständigen könne. Außerdem hätten sich, als sie kam, die Angehörigen sofort aufgeregt: Sie dürfe nicht an der Tür schlafen, da bekomme sie keine Luft, sie müsse ans Fenster. (Sie hat Asthma und Pneumonie.) Man habe sie dann – da „zum Glück für sie“, wie man den Angehörigen auch mitteilte, noch ein Bett am Fenster frei war – dorthin gelegt. Dann hätten die Angehörigen noch gesagt, sie kämen jetzt öfter! Dies, laut KSr W., „im Kommandoton“, auf unangenehme Art und Weise. KSr X. meint, die Patientin habe dann nachts oft geklingelt. Zu KSrL Y. gewandt (die heute für Frau V.'s Zimmer zuständig ist), meint sie: „Sprich du mal mit ihr, später.“ Man einigt sich dann darauf, später KSrTr Z. für die Verständigung hinzuzuziehen, die etwas später kommen soll (FfP S. 149-150).

Strukturell ähnlich ist folgendes Fallbeispiel:

KSr Z. erwähnt ein Problem mit einem türkischen Patienten auf der Station, mit dem sich das Pflegepersonal kaum verständlich machen könne. Jetzt ginge es langsam, jetzt habe man sich ein wenig aufeinander eingestellt und kenne ihn auch schon, aber am Anfang sei es gar nicht gegangen. Dieser Patient lasse die Krankenschwestern gar nicht an sich ran, er lasse sich nicht von ihnen waschen und sage, seine Frau würde das machen. Das stimme aber nicht, und dann käme die Tochter und würde schimpfen, ihr Vater würde hier nicht ausreichend gepflegt (FfP S. 4).

In einer anderen Situation beobachte ich die Interaktion zwischen dem Sohn einer türkischen Patientin und zwei Mitarbeiterinnen:

Visite mit StÄDt K. Bei Frau L. ist ihr erwachsener Sohn. Nach ein paar einführenden Sätzen – die Patientin kann bald nach Hause – stellt StÄ K. eine Kontrollfrage, um zu hören, ob sie jetzt besser als vor ein paar Tagen über ihren Diabetes Bescheid weiß: Ab welchem Wert sie aufpassen müsse? Frau L. lässt sich das von ihrem Sohn übersetzen und sagt dann, sie wisse es nicht. Ihr Sohn ist recht aufgeregt und spricht schnell. „Sehen Sie, das weiß sie gar nicht!“, sagt er zweimal zu StÄ K. Diese meint, sie würde die türkische Schwester (KSr M.) holen. Der Sohn sagt, er könne doch übersetzen, aber StÄ K. äußert, sie wolle sie auch deswegen holen, weil sie mit der Patientin geübt habe und besser Bescheid wisse. KSr M. kommt und spricht mit Frau L., erklärt ihr noch mal alles auf Türkisch. Mit ihrem Sohn spricht sie Deutsch, dazwischen erklärt sie StÄ K. auf Deutsch, was sie gesagt habe. KSr M. und StÄ K. lassen sich im Folgenden viel Zeit, erklären wieder und wieder die Wirkungsweise der Medikamente, die Diät, die Funktionsweise der Geräte und sagen am Ende, beide könnten auch jederzeit Fragen stellen. Der Sohn, der weit aufgeregter gewirkt hatte als seine Mutter, beruhigt sich langsam. Immer wenn sie wieder etwas erklären, stößt er ein erleichtertes „Ah!“ aus. Er wirkt sehr wissbegierig und weiß offenbar noch praktisch nichts über die Krankheit seiner Mutter. (StÄ K. erzählt mir später, sie habe ihn zum ersten Mal hier gesehen, normalerweise komme immer die Tochter.) Am Ende wirkt er ganz beruhigt. Ich vermute, dass die Anwesenheit KSr M.s (die ein Kopftuch trägt) und das ruhige, ausführliche Erklären von KSr M. und StÄ K. bewirken, dass er schnell beruhigt ist (FfP S. 144-145).

Es ist hier undeutlich, ob der Sohn von Frau L. im Gespräch mit StÄ K. anfangs vermutet, dass seine Mutter aufgrund der Tatsache, dass sie aus der Türkei kommt, nicht ausreichend informiert wurde. Klar ist, dass er sich für sie stark macht und in der Folge recht erleichtert wirkt, als die Krankenschwester und die Ärztin ihnen alles so ausführlich und geduldig erklären. KSr M. fungiert dabei als Brücke zwischen der (deutschen) Ärztin, der Patientin und ihrem Sohn.

Insgesamt setzen sich also Angehörige zugewanderter Patienten – hier v.a. türkischer Patienten – sehr für deren Belange ein. Bezeichnenderweise spielen im Vergleich dazu Angehörige deutscher Patienten eine sehr geringe Rolle, zumindest was die Verteidigung von deren Interessen angeht. Möglicherweise ist dies auf die bessere sprachliche Verständigungsmöglichkeit deutscher Patienten zurückzuführen, durch die diese die eigenen Interessen besser vertreten können. Eine andere Interpretationsmöglichkeit ist die, dass sich deutsche Angehörige generell weniger für die Belange der Patienten stark machen als zugewanderte. Letztere Auffassung wird vom Krankenhauspersonal sehr häufig vertreten. Neben Hinweisen darauf, dass viele ältere deutsche Patienten heute ‚verwaisen‘ würden, da sich ihre Angehörigen zu wenig um sie kümmern (KSrL T. in FfP S. 32), werden oft Vergleiche mit dem festeren Familienzusammenhalt ausländischer, besonders türkischer Patienten angestellt.

Die Thematik des Besuchsverhaltens von Angehörigen kann als kulturelle Prägung interpretiert werden und soll unter „Familienbindung und Besuchsverhalten“ in diesem Abschnitt und unter „Unterstützung durch Angehörige“ im Abschnitt 3.5 ausführlicher diskutiert werden.

(2) Unterstützung durch Mitpatienten

Neben ihren Angehörigen scheinen sich um zugewanderte Patienten auch Mitpatienten verstärkt zu kümmern – vermutlich aufgrund einer besonderen Hilflosigkeit, die jene ausstrahlen. In den beobachteten Situationen handelte es sich bei den Mitpatienten sowohl um zugewanderte Patienten derselben Herkunft als auch um deutsche Patienten.

Um Herrn P., einen türkischen Patienten, scheint sich sein ebenfalls türkischer Bettnachbar Herr Q. zu sorgen:

Nachdem StA O. ein Visitengespräch mit Herrn Q. geführt hat und sich Herrn P. zuwendet, ruft Herr Q. hilfsbereit dem Arzt zu: „[Herr P.] hat heut Nacht schlecht geschlafen!“ (FfP S. 9)

Frau S., eine deutsche Patientin, hat ihre Bettnachbarin, die irakische Patientin Frau R., unter ihre Fittiche genommen:

Frau R. kommt aus dem Irak, sie ist erst seit einem Jahr in Deutschland, seitdem ihr Mann gestorben ist, jetzt lebt sie bei ihrem Sohn. Ihr Deutsch ist sehr schlecht, aber sie bemüht sich redlich, sich verständlich zu machen, und meint, ihre Bettnachbarin Frau S. sei ihre ‚Schule‘. Die beiden verstehen sich offensichtlich sehr gut. Frau S. meint, sie habe Frau R. schon „Augen“, „Nase“ und „Mund“ beigebracht und fügt dann hinzu, das müsse man sich mal vorstellen, in einem fremden Land die Sprache nicht zu sprechen, das sei doch sehr schwer, da müsse man sich immer wieder reindenken (FfP S. 62).

Mitfühlend hinsichtlich der sprachlichen Eingeschränktheit von Herrn A., der aus dem ehemaligen Jugoslawien stammt, äußert sich auch dessen (deutscher) Mitpatient Herr B.:

Als wir nach der Visite das Patientenzimmer verlassen, sehe ich Herrn B., wie er die Angehörigen von Herrn A. wieder hereinholt (die vom Arzt während der Visite hinausgeschickt wurden): „Ihr könnt wieder reinkommen!“ Zu mir sagt er dann, Herr A. würde sich immer so freuen, wenn er morgens seine Landsmänner hier auftauchen sähe, er würde richtig strahlen. Schließlich könne er sich ja mit niemandem unterhalten, da würde es ihm gut tun, mit seinen Landsmännern ein Schwätzchen zu halten (FfP S. 81-82).

Auch aus einem Gespräch mit der aus Polen stammenden Patientin Frau U. geht hervor, dass ein ebenfalls Polnisch sprechender Mitpatient, Herr V., sich bei StÄ W. für sie verwandt hat:

Ich spreche Frau U. auf die verschwundene Akte an, um die sie sich nach Auffassung von StÄ W. kümmern soll. Sie meint, sie würde vielleicht bald nach Polen fahren und dort im Krankenhaus nach der Akte fragen. Am Telefon würde sie das nicht schaffen – warum, kann sie mir nicht erklären. Herr V., der auch aus Polen komme – sie habe ihn am Telefon Polnisch sprechen hören und sich daraufhin an ihn gewandt – habe sich für sie bei der Ärztin eingesetzt und wegen der verschwundenen Akte vermittelt (FfP S. 126, 130).

Insgesamt ergibt sich ein Bild der grundsätzlichen Bereitschaft von Mitpatienten, sich für zugewanderte Patienten einzusetzen und für sie zu vermitteln.

(3) Professionelle Dolmetscher

Ähnlich wie die Mitpatienten tritt auch die Dolmetscherin Frau F. gegenüber den Krankenhausmitarbeitern als Anwältin des sterbenskranken, griechischen Patienten Herrn G. und seiner Frau auf. Sie wurde vom Stationsarzt in einer schwierigen Situation zu Hilfe geholt und war die einzige professionelle, externe Dolmetscherin, die ich im Beobachtungszeitraum zu Gesicht bekam. Ihr Benehmen bzw. ihre Positionierung im Beziehungsgefüge zwischen der

Ärztin, dem Patienten und der Ehefrau des Patienten ist sehr aufschlussreich. Zur beobachteten Situation:

Die Dolmetscherin Frau F. kommt hinzu, sie arbeitet für einen Wohlfahrtsverband und tritt im Gespräch mit PJw H. als Anwältin von Frau G. auf. So sagt sie zu PJw H. (die das Gespräch im Patientenzimmer erst nur mit ihr alleine führt) gleich zu Anfang, dass hier an Schmerzmitteln gespart würde: Letztens habe sie im Focus oder im Spiegel gelesen, dass bei ‚normalen', d.h. keinen Privatpatienten, in der Schmerztherapie gespart würde. PJw H. entgegnet ruhig, hier würden hundert Prozent der Mittel eingesetzt. [...]
Dann geht es um den Wunsch von Frau G., dass ihr schwer kranker Mann nach Griechenland geflogen würde. PJw H. fragt nach Gründen für die Notwendigkeit dieser Reise, darauf antwortet die Dolmetscherin knapp: „Das kann man unter diesen Umständen wohl verstehen, seine Mutter möchte ihn auch sehen." An dieser Stelle bittet PJw H. Frau G. und Frau F. nach draußen, um dort das Gespräch in Ruhe fortzusetzen. PJw H. meint, der Patient sei zu einer Reise nur sehr schwer in der Lage, zumindest aber sei es eine große Strapaze für ihn. Die Dolmetscherin entgegnet, es müsste ihn wohl auch ein Arzt begleiten, für den Fall dass sich sein Zustand verschlechtere. PJw H. fragt, wer das denn bezahlen solle, und die Dolmetscherin pflichtet ihr bei: „Das kann keiner bezahlen!" Dann geht es um die finanziellen Möglichkeiten eines Transports nach Griechenland. Die Dolmetscherin berichtet, die beiden hätten wohl gar kein Geld, nicht mal für einen normalen Flug für sie beide reiche es, und mit 800 EUR sei da schon zu rechnen. Sie beklagt, unter ihrem alten Chef wäre das Geld da gewesen, um in solchen Notsituationen helfen zu können; aber jetzt sei ihr Verband ja ein Unternehmen geworden, das nur nach den Kosten und Gewinnen frage, und da seien solche Ausgaben nicht mehr drin. Andererseits, meint sie, hätte sie selbst sogar als Studentin immer etwas zurückgelegt, „für alle Fälle", und könne nicht verstehen, wie man so gar kein Geld haben könne. Ich werfe ein, sie könnten sich vielleicht auch etwas Geld leihen. Die Dolmetscherin fragt: „Von wem denn?" Ich: „Von Verwandten oder guten Bekannten". Aber Frau F. lässt das nicht gelten: „Wenn man Geld hat, bekommt man auch welches, aber wenn man keins hat, gibt einem niemand was, das ist schon mal klar." Schließlich löst sich die Gesprächsrunde auf, Frau G. und die Dolmetscherin gehen wieder ins Zimmer, PJw H. und ich gehen zum Stationszimmer (FfP S. 101-102).

Die Dolmetscherin tritt hier als Interessenvertreterin des Ehepaars G. auf. So behauptet sie eingangs, dass bei der Behandlung des Patienten an Schmerzmitteln gespart würde, obwohl sie bezüglich der tatsächlichen ärztlichen Behandlung keineswegs im Bilde ist; sie macht sich für Frau G.s Wunsch stark, dass ihr Mann nach Griechenland geflogen würde, und als PJw H. nach Gründen fragt, weist sie sie mit den Worten zurecht: „Das kann man unter diesen Umständen wohl verstehen." – ohne die Frage der Ärztin für Frau G. zu übersetzen und sie damit in das Gespräch und die Entscheidungsfindung einzubeziehen. Auch bei der Frage nach der Bezahlbarkeit des Fluges, die große Probleme aufwirft, stellt sie sich in fast allen Fragen auf die Seite des Ehepaars G., vertritt ihre Belange: „Wenn man keins [Geld] hat, gibt einem niemand was, das ist schon mal klar." Insofern geht ihre Aktivität über die reine Sprachvermittlung, die beim Dolmetschen ja gefragt ist, hinaus.

(4) Zweisprachige Mitarbeiter

Etwas anders sieht die Situation in Zusammenhang mit Mitarbeitern aus, die die Muttersprache der jeweiligen Patienten sprechen. Diese berichten von einem subtilen Druck, der seitens der Patienten auf sie ausgeübt werde, damit sie sich verstärkt um sie und ihre Belange kümmern. Klinikmitarbeiter, mit denen ich über dieses Thema sprach, äußerten sich hierzu kritisch und fühlten sich innerhalb des Krankenhauses in eine (Sonder)-Rolle gedrängt, die sie nicht gerne einnahmen. So erzählt eine Ärztin:

B: Also es ist so, dass ich früher immer gedacht habe, ich tu ihnen was Warmes ums Herz, wenn ich mit ihnen [in meiner Muttersprache] spreche, was sich aber als Nachteil gezeigt hat, weil die sehr persönlich geworden sind immer. [...] Manche denken auch dann, dass, nur weil der Arzt aus dem gleichen Land kommt, sie bevorzugt behandelt werden. Nicht alle, aber es gibt welche, die dann denken: „Ja, das ist meine Ärztin".
I: Wie wirkt sich das aus?
B: Ja wenn man dann reinkommt, dann [...] gucken die einen so vertraut schon an, dann denken diejenigen, wir sind die besten Freunde schon. Und dann kommen oft solche Aussagen: *(in vertraulichem Ton)* „Und die Untersuchung, die läuft morgen, ne?" Und dann kommt man in unangenehme Situationen, ne, weil da kann man jetzt sagen, irgendwie: „Das wird aber der Reihe nach gemacht". Dann sind die aber sofort enttäuscht, [...] und dann will man die ganze Problematik gar nicht erst herausfordern. Zweitens sind die dann auch oft so, wenn dann die Oberärzte oder Chef zur Visite kommen, dann schalten die nicht um, auch wenn die Deutsch können. Also ich nehm' das den Leuten dann nicht übel, die kein Deutsch können – aber die, die Deutsch können und da aber weiterhin mit mir [in meiner Muttersprache] reden, obwohl sie wissen, dass andere Mitmenschen das überhaupt nicht verstehen. Es muss ja nicht der Chefarzt sein, auch eine Schwester, ein Student oder so. Und das find ich oft ganz unangenehm. Dann muss ich die immer darauf hinweisen, dass die anderen das nicht verstehen, und dann gibt's manche, die sagen: „Ah, das ist ja nicht schlimm" und so, und das ist dann irgendwie problematisch. Nicht bei allen, aber beim größten Teil. Und das finde ich schon so – für meine Arbeit oder – ja, auch für andere Kollegen, die dann auch hier tätig sind, in der Klinik und auch mit den Patienten was zu tun haben, dann schlägt das oft ins Negative um, wenn man dann mit denen alles in der Muttersprache bespricht (Interview Nr. 11, S. 9-10).

Die Befragte schildert hier einen Intra-Rollenkonflikt, in den sie gerät: Auf der einen Seite sieht sie sich den Ansprüchen der Patienten ausgesetzt, sich aufgrund der gemeinsamen Herkunft verstärkt um sie zu kümmern und sich ihnen zu widmen; auf der anderen Seite möchte sie als Ärztin alle Patienten gleich behandeln und bei den anderen Mitarbeitern, denen sie sich ja auch zugehörig fühlt, keine Sonderrolle einnehmen. Dabei identifiziert sie sich letztlich stärker mit ihrer Rolle als Ärztin: „[Das schlägt] dann oft ins Negative um, wenn man dann mit denen alles in der Muttersprache bespricht." Auf die Frage, ob sie sich besonders um ihre Landsleute kümmere, antwortet sie folglich auch:

B: M-mh (*verneinend*). Ich find's auch, wenn das so die Erwartung sein sollte, von den Leuten her unangenehm. Also ich kümmer' mich um alle, besonders wenn ich merke, dass da 'n Grund dafür besteht. Wenn das alte Omis sind, die – ja, die hilflos sind oder auch sensibel sind oder so was, und dann ist es mir egal, ob das 'ne deutsche Omi ist oder 'ne Jugo-Omi oder 'ne türkische Omi oder so, aber nur weil sie meine Landsleute sind, nicht (ebd., S. 16).

Auch eine Krankenschwester erwidert auf die Frage, ob sie ihre Landsleute teilweise besonders behandele:

B: Nee, würd' ich nicht sagen. Jedermann ist gleich. Ich quatsche, wenn ich Zeit hab, dann rede ich mit jemand, den ich lange nicht mehr gesehen hab, dann quatscht man so oder fragt man, wie das da ist oder so, ne? Aber ich kümmer' mich gleich um Patienten (Interview Nr. 2, S. 11).

Eine Krankenschwester türkischer Herkunft berichtet ebenfalls über das Problem, dass türkischstämmige Patienten besondere Erwartungen an sie richteten:

B: Es gibt welche, wo ich sehr hart bin [...] Wo die immer sehr fordernd waren. Auch gesagt haben: „Ach, komm. Du bist doch Türkin, du bist doch anders. Kannst du denn nicht mal grade was machen?“ [...] Wenn du nein sagst, wirst du komisch angeguckt. Die sind sehr enttäuscht, sehr böse auf dich. Ich hab schon erlebt, wo [...] die angefangen haben zu fluchen über mich, oder irgendwie: „Du bist eine Schande für uns, für die Türken oder für die Religion. Du bist [...?] nicht.“ Und so was hört man dann auch. Dann ist man nett – dann kommen die am nächsten Tag wieder zehnmal angelaufen zu einem. Oder erzählen es weiter, und plötzlich kommen noch mehr und noch mehr Patienten dann zu dir. Und ich hab daraus gelernt, [...] auch ein bisschen härter zu denen zu sein. [...] Manche wollen nur einen Löffel haben – da sitzen drei Schwestern, aber die warten praktisch auf mich vor der Küche, damit ich komme und ihnen den Löffel gebe![...] Was ich auch in den Situationen gezeigt hab: Ich bin nicht für die zuständig. Nur weil ich türkisch bin, hat es nichts damit zu tun, dass ich ihnen jetzt zum Beispiel persönlich was aus der Küche gebe, ne? Dass ich einfach härter geworden bin (Interview Nr. 7, S. 15).

Auch diese Mitarbeiterin fühlt sich also durch Patienten derselben Herkunft unter Druck gesetzt: Einerseits soll sie deren Forderungen nach Protektion nachkommen, andererseits fühlt sie sich aber als Krankenschwester verantwortlich für *alle* Patienten – und teilt dies den Patienten auch mit. Diese reagieren auf ihre Ablehnung einer Sonder- und Vermittlerrolle „sehr enttäuscht, sehr böse“, bis hin zu Beschimpfungen. Daraus hat sie die Lehre gezogen, dass sie „einfach härter geworden“ ist.

Resümee

Im vorausgegangenen Abschnitt wurde zunächst gezeigt, dass zwischen Einwanderern und Deutschen ein subtiles Machtgefälle besteht. Besonders zugewanderte Patienten und ihre Angehörigen nehmen Herabsetzungen oder Diskriminierung ihnen gegenüber sehr stark wahr. Vom Personal wird entsprechend häufig beklagt, dass zugewanderte Patienten und ihre Angehörigen in Bezug auf Diskriminierungssituationen zur Überempfindlichkeit neigten und auch Verhaltensweisen, die nicht gegen sie oder ihren Status als Einwanderer gerichtet seien, zu schnell negativ bewerteten.

Es wurde nur eine Interaktionssituation beobachtet, bei der offen rassistische Hintergründe vermutet werden können. In anderen Situationen wurden zugewanderte Patienten vom Klinikpersonal eher unwillkürlich herablassend behandelt – insbesondere dann, wenn die Patienten aufgrund mangelnder Deutschkenntnisse nicht in der Lage waren, sich verbal angemessen zu wehren, und sich Unhöflichkeiten widerspruchslos gefallen lassen mussten. Strukturell ähnelt diese Art der Interaktion derjenigen zwischen Mitarbeitern – insbesondere Ärzten – und *deutschen* Patienten, mit denen die Verständigung durch gesundheitliche Einschränkungen ebenfalls eingeschränkt ist. Daraus kann geschlossen werden, dass hinter geringschätzigem Verhalten gegenüber zugewanderten Patienten nicht zwangsläufig rassistisches Gedankengut oder Ausländerfeindlichkeit stecken müssen, sondern oft ‚nur' eine rollenbedingte Herablassung gegenüber Patienten in sozial schwachen Positionen: älteren gehandicapten Patienten, medizinisch wenig vorgebildeten Patienten oder eben Einwanderern, die des Deutschen nicht mächtig sind. Das Ergebnis, dass diese Patienten tatsächlich oft herablassend behandelt werden, bleibt natürlich dasselbe. Aber es erklärt z.T. die differente Wahrnehmung zwischen den betroffenen, hier zugewanderten, Patienten und deren Angehörigen einerseits, welche dem Personal Vorwürfe machen, Patienten geringschätzig zu behandeln, und dem Personal andererseits, welches die Diskriminierungsvorwürfe seitens Patienten und Angehörigen zumeist empört von sich weist.

Zugewanderte Patienten zeigten sich, verglichen mit deutschen Patienten, besonders kooperativ, zurückhaltend, bescheiden und ‚dankbar'. Dies wurde von mehreren Mitarbeitern bestätigt. Als kompensierende Strategie, um dennoch die eigenen Belange gegenüber dem Krankenhauspersonal durchsetzen zu können, wurden von zugewanderten Patienten ‚Anwälte' als Interessenvertreter eingesetzt. Dazu zählten insbesondere Angehörige (welche insgesamt häufiger als ‚Anwälte' der Patienten fungierten als dies über deutsche Angehörige berichtet wurde), aber auch Mitpatienten, eine Dolmetscherin sowie zweisprachige Mitarbeiter.

Letztere fühlen sich in der ‚Anwalts'-Rolle häufig nicht wohl, da sie zwischen ihren Pflichten als Krankenhausmitarbeiter und denen als Interessenvertreter zugewanderter Patienten hin- und hergerissen werden und auf diese Weise in einen Rollenkonflikt geraten. Alle befragten zweisprachigen Mitarbeiter gaben an, eine bevorzugte Behandlung zugewanderter Patienten abzulehnen, jedoch oft einem großen Druck seitens ihrer Landsleute ausgesetzt zu sein.

3.4.4 Kulturelle Differenzen

Im empirischen Material wurden neben den bisher behandelten sprachlichen Schwierigkeiten und dem Machtaspekt auch Hinweise auf kulturelle Unterschiede gefunden, welche die Interaktion zwischen zugewanderten Patienten und Klinikmitarbeitern beeinflussen. Bei der folgenden Analyse wird die Mitarbeiterperspektive eingenommen, d.h. es geht um die in deren Augen ‚anderen' Kulturmuster zugewanderter Patienten. Dabei soll nicht nur danach gefragt werden, was genau unter diesen kulturellen Differenzen zu verstehen ist und wie diese aussehen, sondern auch, wie solche Unterschiede von den Akteuren jeweils bewertet werden und wie sie damit umgehen.

Von den Befragten wurden kulturell bedingte Unterschiede in folgenden Bereichen angegeben:
- in der Familienbindung und dem Besuchsverhalten,
- im Grad an sozialer Nähe und Distanz,
- im Umgang mit Tod, Trauer und negativen Diagnosen,
- in religiösen Bräuchen und Gebeten,
- in Essgewohnheiten und Diät.

Schwierigkeiten wirft dabei die Tatsache auf, dass auf Fragen nach zugewanderten Patienten das Personal sich auf unterschiedliche Gruppen – z.B. ‚türkische', ‚sizilianische', ‚südländische', ‚muslimische' oder allgemein ‚ausländische' Patienten – bezog. Da die Fragestellung in eine allgemeine Richtung ging und kein Kulturvergleich nach dem Muster ‚deutsche versus türkische Patienten' angestrebt wurde, wurden Fragen sehr offen gestellt, d.h. es wurde nach kultureller Differenz *zugewanderter* Patienten gefragt. Es stellt sich dabei die Frage der Vergleichbarkeit der Aussagen: Wenn eine Befragte von „muslimischen" Betenden spricht und die andere von „türkischen Betenden" – können dann beide Aussagen miteinander verglichen werden? Im Folgenden soll jeweils angegeben werden, auf welche ‚Kultur' sich eine bestimmte Aussage bezieht. In der Zusammenschau werde ich mir erlauben, von ‚zugewanderten Patienten' zu sprechen.

Familienbindung und Besuchsverhalten

Sehr häufig wurde von befragten Mitarbeitern erwähnt, dass zugewanderte Patienten über andere, engere Familienstrukturen und -bindungen verfügten als deutsche Patienten, dass deren Familienzusammenhalt größer sei und die Angehörigen zugewanderter Patienten sich mehr um diese kümmerten und sie unterstützten als die Angehörigen deutscher Patienten. Auf den Alltag im Krankenhaus wirkt sich dieser Umstand in der Weise aus, dass zugewanderte Patienten allgemein häufiger und von mehr Personen besucht werden als deutsche Patienten, was praktisch alle von mir danach befragten Mitarbeiter bestätigten. Zudem würden zugewanderte, pflegebedürftige Patienten eher als deutsche Patienten zu Hause versorgt werden. So erzählt OA B.:

> Speziell auf der Intensivstation gebe es ein Besuchsproblem. Viele ausländische Patienten würden am liebsten Tag und Nacht bleiben, und das gehe auf der Intensivstation eben nicht (FfP S. 37).

Ein von mir interviewter ‚Experte' erklärt diesbezügliche kulturelle Unterschiede zwischen türkischen und deutschen Patienten folgendermaßen:

B: Besucherzeiten, [...] das ist immer ein Konfliktpunkt in den Krankenhäusern. Weil, diese Krankheits- und Gesundheitsverständnis von den Kranken sind natürlich sehr, sehr unterschiedlich. Bei deutschen Patienten, wenn sie krank sind, möchten sie natürlich alleine bleiben, sich ausruhen und so weiter. Mögen sie nicht oder sich beklagen, wenn viele, viele Besucher da sind. Aber bei den türkischen ist das umgekehrt. Wenn sie keinen Besuch bekommen, dann werden sie noch kränker. Sie sagen: „Ich bin vergessen worden. Ich hatte die besucht [...], aber ich kriege nichts zurück." Ja? „Ich bin vergessen worden. Die lieben mich nicht", und so weiter. Und obwohl anstrengend ist, wenn sie viele Besucher haben, dann gibt es auch eine psychische Verschlechterung. Und es kommen auch viele, weil: Das ist eine Tradition, wenn man hört, der ist krank, dann muss man unbedingt besuchen. Da kommen sehr große Familienverbände [...]. Man stört auch die anderen Kranken, die in diesem Zimmer wohnen, und die Personal sowieso. Deswegen denk' ich, das ist auch eine Konfliktpunkt. Viele Patienten sagen: „Aha, ich möchte, dass sie kommen, mich besuchen. Aber auf der anderen Seite mit meinem Zimmergenossen hab ich dann hinterher Probleme. Oder die Krankenschwester [...?] wird mich anschreien." Das muss man auch lösen, denk' ich (Interview Nr. 13, S. 7-8).

Nach der Schilderung des Befragten tut der vermehrte Besuch türkischen Patienten gut, da das Besuchtwerden bei diesen Patienten kulturell stärker erwünscht sei als bei deutschen Patienten, und sie psychisch eher stütze. Er betont jedoch auch die Konflikte, die sich aus diesen kulturell ‚anderen' Mustern ergeben: So komme es teilweise zu Auseinandersetzungen mit deutschen Mitpatienten und dem Personal, welches auf dieses differente Kulturmuster nicht immer eingerichtet sei.

Der Umstand, dass zugewanderte Patienten mehr Besuch bekommen als deutsche Patienten, wird vom Personal höchst unterschiedlich bewertet. Manche betrachten das rege Besuchsverhalten als störend. So meint beispielsweise KSrS G.:

Sie fände es nicht gut, dass viele ausländische Patienten so viel Besuch bekämen. Das sei für die Mitpatienten nicht gut, die würden sich eventuell schämen vor so vielen fremden Leuten, das habe sie auch schon einmal beobachtet. Sie hätten auch nicht so viel Ruhe, wenn dann so viele fremde Leute im Zimmer stünden (FfP S. 163).

Auch eine andere von mir in einem Interview befragte Pflegerin wertet den vielen Besuch ausländischer Patienten eher negativ:

B: Also was für Deutsche schwierig ist: Wenn sie mit einer südländischen Familie in einem Zimmer sind. Südländische Familien haben unheimlich viel Besuch, ja? Es ist unheimlich laut, unheimlich viele Kinder. [...] Das ganze Zimmer ist voll. Und das ist zeitweise auch schwierig. Wenn du dann einen deutschen Patienten hast und einen türkischen Patienten zum Beispiel, da ist der *[deutsche Patient]* oft total überfordert, ne? (Interview Nr. 7, S. 6)

Vor allem wird der viele Besuch vom Klinikpersonal im Hinblick auf die deutschen Mitpatienten negativ bewertet, welche dadurch nicht zur Ruhe kämen. Andere Gründe führt ein weiterer Befragter an, der vermehrten Besuch als kritisch für den gesundheitlichen Zustand der Patienten selbst wertet, sowie als schwierig für das Personal, das mit der Unordnung im Krankenzimmer fertig werden müsse:

B: Wenn dann tatsächlich eben halt diese Angehörigen zu fünft, zu sechst, zu siebent an der Zahl [...] die Patienten besuchen, dann ist es ja oft so, dass in diesem Zimmer das Fenster zu ist, wegen Zugluft, man könnte das Gefühl haben irgendwie, dass vielleicht zu große Zugluft da wirklich als eine Todesursache Nummer eins in diesen Patientenzimmern ist, dass das Fenster absolut zu ist. Fünf, sechs Leute gruppieren sich um das Bett herum oder setzen sich entsprechend halt da hin. Man kommt als Pflegepersonal, das manchmal nicht wirklich viel Zeit hat, um den Blutdruck zu messen und Heparin zu spritzen, man kommt halt kaum durch da. [...] Also das ist doch [...] für Patienten, die halt wirklich [...] eine Lungenerkrankung haben ... Etwas mehr Sauerstoff ist durchaus möglich, nicht wahr? [...] Also das öfters. Die Deutschen weniger, das hat wieder was damit zu tun, weil es halt immer weniger Angehörige gibt, die wirklich ins Krankenhaus gehen (Interview Nr. 6, S. 15).

Als Gründe für eine eher negative Beurteilung des vermehrten Besuchs wird also in erster Linie angegeben, dass der Besuch andere Patienten störe, dass er das Personal bei der Arbeit störe und auch nicht immer positiv zur Gesundung der Patientin bzw. des Patienten beitrage.

Andere Klinikmitarbeitern sehen das Besuchsverhalten zugewanderter Patienten eher unproblematisch und geben an, damit wenige Schwierigkeiten zu haben. Exemplarisch dafür ist die Aussage einer Krankenschwester, aus der hervorgeht, dass sie den vermehrten Besuch als eher geringfügige Problematik einstuft:

Ich frage KSr J. explizit nach kulturellen Unterschieden zwischen deutschen und ausländischen Patienten. Sie überlegt: Da gebe es oft die Situation, dass bei türkischen Patienten auch in Mehrbettzimmern zehn Angehörige um das Bett herumstehen. „Aber ist das ein Problem?“, sagt sie, mehr zu sich selbst („Nein“, hört man sie sich antworten) (FfP S. 16).

Zudem wird vom Personal geäußert, dass der große familiäre Rückhalt den Patienten in psychischer Hinsicht durchaus gut tue. So sagt ein Krankenpfleger:

B: Typisch ist [...], im Positiven, muss man so sagen, dass die Familieneingebundenheit der Patienten in wesentlich höherem Maße da ist, als eben bei.... ich sag jetzt mal Deutschen. [...] Dass wir sehr alte Patienten dann in ein Heim oder in ein Pflegeheim [...] bringen, hab ich noch nie erlebt bei einem türkischen Patienten. Die gehen danach nach Hause, mit Rollstuhl, was auch immer (Interview Nr. 6, S. 15).

Gleichzeitig moniert er, dass deutsche Patienten generell zu wenig von ihren Angehörigen besucht würden:

B: Die in [Zimmer x] kriegen Besuch von ihren Angehörigen selten. Ja? Das ist manchmal ganz toll, am Wochenende, ja? Am Samstag, speziell am Sonntag, da ist es immer erstaunlich, wie viele Angehörige es gibt, tatsächlich, pro Patient. Da stauen sich wirklich die Besuchergruppen am Sonntag, muss man wirklich sagen, und unter der Woche [...] ist da halt kaum einer, da ist eben halt wirklich nur der engste Familienkreis, nur die Mutter – die Ehefrau, besser gesagt – oder die Tochter, was auch immer, aber sonst eben halt wirklich lange Zeit keiner. Natürlich, es ist klar, die müssen arbeiten, natürlich, und die haben selber auch ihr eigenes Berufsleben, aber ... Momentan ist mein Vater im Krankenhaus, [...] trotzdem: Ich muss auch arbeiten. Gut, ich bin nicht verheiratet, hab noch kein Kind [...], aber trotzdem besuch' ich ihn alle zwei, drei Tage mal, durchaus, für 'ne halbe Stunde, auch wenn's nur 'ne halbe Stunde ist. Nur nach dem Dienst, vor dem Dienst, einfach mal Hallo sagen irgendwie, [...] mal zusammen eine rauchen, was auch immer. Ja? Es geht auch anders (Interview Nr. 6, S. 10).

Die Auffassung, dass deutsche Patienten zu wenig besucht würden und zugewanderte Patienten in dieser Hinsicht besser versorgt sind, wird von vielen Krankenhausmitarbeitern geteilt und soll im Abschnitt „Unterstützung durch Angehörige" (siehe 3.5) eingehender diskutiert werden.

Die meisten Befragten sehen also viel Besuch und einen guten Familienzusammenhalt als *für die Patienten* selbst positiv an, *für die (deutschen) Mitpatienten*, teilweise auch *für das Personal* jedoch eher negativ, woraus sich dann Konflikte und Reibereien entwickeln.

Wie mit diesen Konflikten umgegangen wird, ist unterschiedlich. Manche Mitarbeiter versuchen, bei Schwierigkeiten zwischen den Parteien zu vermitteln und kulturelle Differenzen zu erklären; andere neigen zu eher konfliktträchtigen Auseinandersetzungen. Insofern gibt es eher „verständigungsorientierte" und eher „erfolgsorientierte" Lösungsmodelle.[15] Diese werden wie folgt vorgestellt.

Mehrere befragte Mitarbeiter berichteten, dass sie versuchen würden, den Patienten oder deren Angehörigen zu erklären, dass nicht so viele Leute auf einmal kommen sollten, was sich oft schwierig gestalte:

B: Was ich finde, dass die [...], wenn sie also so schwer krank sind, wenn die so große Familien haben ... Das ist denen schwer beizubringen, [...] dass sie sich abwechseln oder so. Sie kriegen in so einem Raum gar keine Luft, die Leute. Aber versuch' mal das zu erklären, [...] das ist also manchmal schwierig, ne? (Interview Nr. 2, S. 6)

Zwei Pflegende antworten auf die Frage:

I: Und was macht ihr dann in solchen Situationen [wenn die vielen Besucher die deutschen Mitpatienten stören] [...]?
B1: Also wenn der Patient soweit mobil ist, bitten wir ihn halt, dass er in den Tagesraum geht mit seinem Besuch, also in das Zimmer, was wir da halt haben für so was zum Beispiel. Ansonsten: schwierig.

---

15 In der Terminologie nehme ich Bezug auf Habermas (1981), der in Auseinandersetzung mit Max Webers Handlungstheorie zwischen „Erfolgsorientierung" und „Verständigungsorientierung" in sozialen, auf Interessenkomplementarität beruhenden Beziehungen unterscheidet. „Erfolgsorientierung" bezeichnet für ihn den Umstand, dass eine Person rein strategisch, d.h. je nach Interessenlage handelt, „Verständigungsorientierung" dagegen liegt vor, wenn auf ein gegenseitiges Einverständnis gezielt wird (1981,1: 382-87).

B2: Man versucht auch, den deutschen Patienten darauf aufzuklären, dass das normal ist, dass er Verständnis haben soll ein bisschen. Und auch dieser ausländischen Familie beibringen, das und das sind also die Besuchszeiten – vorher nicht, nachher nicht, und vielleicht auch, dass man sagt, nur drei oder vier sollen allerhöchstens reingehen, dass es sonst zu viel ist. Und denen auch Vorschläge macht, man kann in die Cafeteria um die Ecke, wir haben einen Tagesraum, eine Cafeteria, man kann auch mal rausgehen mit dem Besuch und so (Interview Nr. 7, S. 6).

Die Befragte B2 positioniert sich hier als Vermittlerin zwischen deutschen und zugewanderten Patienten, welche Hilfestellung dabei leistet, die jeweils andere Seite zu verstehen und entsprechende Kompromisse und Lösungen aufzuzeigen. Wie aus ihrem Kommentar ersichtlich wird, verfügt sie über ein Repertoire an verschiedenen Lösungsvorschlägen. Ähnlich eine andere Pflegende:

B: Wenn jetzt viel Besuch kommt, [...] dann gibt's schon Ärger. [...]
I: Und da beschweren sich dann die [deutschen] Patienten richtig bei euch?
B: Ja. Die beschweren sich dann auch schon mal. Oder wenn wir das sehen, sagen wir auch: „Hören Sie mal zu. Können Sie nicht rausgehen?“, wenn die Patienten mobil sind, „in den Tagesraum?“ Ne? „Können Sie sich da aufhalten?“ Oder so, ne? (Interview Nr. 5, S. 10)

Es wird also auch versucht, zwischen den verschiedenen Parteien zu vermitteln, es wird nach Kompromissen gesucht und die jeweils andere Position zu erklären, um so ein besseres gegenseitiges Verständnis zu erzielen.

In anderen Situationen kommt es zu Konflikten. Eine Krankenschwester schildert ihre Erfahrungen so:

B: Die *[Alteingesessenen im Stadtteil]* möchten ihre Ruhe haben, und die möchten nicht mit 'ner türkischen Frau zusammenliegen, die, sag ich jetzt mal, drei Kinder hat, und die kommen dann mit ihren Kindern und ihren Männern und bringen dann leckere Sachen mit von zu Hause *(lacht)* und essen das dann gemeinsam, wie das eigentlich üblich ist bei den türkischen Mitbürgern. Das kommt dann nicht so gut an. Und die sagen dann auch, wennse dann reinkommen: „Ich möchte aber 'n Zweibettzimmer mit einer Deutschen, oder mit einem Deutschen.“ Und dann sagen wir: „Also, entweder nehmense das Zimmer jetzt so wie es jetzt ist, ob da jetzt 'n Deutscher drin liegt oder nicht, oder Sie kommen auf den Flur!“ *(Lachen) (*Interview Nr. 1, S. 16)

Auch in anderen Situationen, in denen zwei Interessenlagen aufeinanderprallen, kommt es zu Konflikten. Anhand zweier ausführlich dokumentierter Beispiele soll gezeigt werden, wie sich diese Konflikte gestalten können und wie damit umgegangen wird. Im ersten Beispiel beobachte ich einen Konflikt zwischen StÄ R. und den Besuchern einer somalischen, Französisch sprechenden Patienten, Frau S.:

Im Vorfeld frage ich KSr T., ob sie oft für Frau S. aus dem Französischen übersetze. Sie bejaht. In dem darauf folgenden Gespräch erzählt sie mir, Frau S. habe keine Verwandten hier, ihre Kinder und ihr Mann seien in Somalia verschwunden. Ihre Bekannten würden sich aber „super“ um sie kümmern, die kämen fast jeden Tag.

Gegen 10 Uhr kommt dann ein junger Mann, der sich offensichtlich mit einem älteren, schon wartenden Mann bei Frau S. verabredet hat. Beide kommen dem Anschein nach ebenfalls aus Somalia. Der junge Mann spricht mich an, ob er wissen dürfe, was Frau S. habe. Ich delegiere an StÄ R. Diese flucht, als ich ihr erzähle, dass ein Besucher sich nach Frau S.'s Zustand erkundigt habe: Dauernd kämen wieder Neue, die was wissen wollten, schon auf der Intensivstation, und sie hätte Frau S. doch nun mehrmals eingehend erklärt, was sie habe.
Dann geht sie zusammen mit KSr T. und mir ins Krankenzimmer. Der junge Mann, der ziemlich gut Deutsch spricht, erklärt, dabei Frau S.s Bestätigung einholend (diese nickt), Frau S. wisse nicht, was los sei mit ihr, und sie wollten es nun wissen. Darauf fragt StÄ R., wer sie überhaupt seien. Ob sie Verwandte seien? Wie sie zur Patientin stünden? Sie könne nicht jeden Tag wieder irgendjemandem etwas erzählen, schließlich sei sie an die ärztliche Schweigepflicht gebunden. Das wirkt etwas harsch und streng auf seine freundliche Frage. Der junge Mann meint, er sei „ein Cousin", er sei gerade aus *[deutsche Stadt]* gekommen. Der Ältere muss das Zimmer verlassen, nachdem er eingeschüchtert meinte, er sei kein Verwandter.
Dann wendet sich StÄ R. an Frau S. und erklärt ihr in redlichem Französisch, was man bisher über ihre Krankheit weiß, und dass ihr heute eine Magensonde gelegt werden würde, damit sie wieder stark werde. (Sie erbricht ständig.) Die Patientin wirkt beunruhigt beim Stichwort „Sonde". Die Ärztin wendet sich daraufhin wieder dem jungen Mann zu, KSr T., die bisher kaum etwas hat sagen bzw. übersetzen müssen, geht auf den ängstlichen Blick der Patientin ein und sagt leise auf Französisch zu ihr: „Das tut nicht weh" und erklärt ihr kurz, wie eine Sonde gelegt wird.
Dann fragt der junge Mann StÄ R., ob Frau S. denn einen Tumor hätte? StÄ R. könne das ruhig sagen. Die Ärztin, leicht ätzend: „Ich sage niemandem, dass er einen Tumor hat, wenn ich noch nicht weiß, ob er einen hat." Das würde noch untersucht werden, morgen würde man eine Gewebeprobe entnehmen. Der junge Mann meint, sie sei doch nun schon zwei Wochen hier, warum man das nicht schon gemacht habe? StÄ R.: „Hier wird ihr schon geholfen." Ihr ganzer Unterleib sei anfangs voller Eiter gewesen, man habe sie erst mal stabilisieren müssen. Erst jetzt sei sie stabil genug. Daraufhin scheint der junge Mann halbwegs beruhigt, obwohl er die ganze Zeit durch StÄ R.'s recht saures Verhalten ziemlich in die Ecke gedrängt wirkte. StÄ R. legt ihm ans Herz, dass entweder dieselben Leute wiederkommen müssten, oder dass sie sich untereinander absprechen sollten. Er sagt, sie würden sich zukünftig daran halten.
Draußen bestätigt mir KSr T., man habe Frau S. tatsächlich gerade neulich alles haarklein erklärt, sie selbst habe übersetzt, andere Bekannte seien auch zugegen gewesen. Man könne nicht verstehen, dass sie nun wieder behaupte, sie wisse von nichts (FfP S. 107-108).

In dieser Situation kommen zwei Probleme zusammen: Die Tatsache, dass mehrere verschiedene Besuchergruppen zu Frau S. kommen, die sich untereinander nicht absprechen und unabhängig voneinander immer wieder über den Zustand der Patientin Bescheid wissen wollen – und der Umstand, dass die Patientin selbst offensichtlich nicht versteht was sie hat – oder nicht versteht, dass man noch nichts Genaueres weiß. StÄ R. wirkt in jedem Fall angesichts der Frage der Besucher trotz der Höflichkeit ihrer Gesprächspartner ungehalten und entnervt: Diese bedrängen sie mit in ihren Augen verfrühten und aufdringlichen Fragen, so dass sie zum wiederholten Male Besucher über den Zustand der Patientin informieren muss. In dieser Situation macht sie Gebrauch von ihrer Machtposition als Ärztin, indem sie die Besucher mehrmals zurechtweist und zudem die ärztliche Schweigepflicht zu Hilfe nimmt, um sich zumindest eines Besuchers zu entledigen. Die Konfliktsituation, die sich ergibt, wird von ihr insofern weniger verständigungs-, als vielmehr erfolgsorientiert [16] gehandhabt.

Etwas anders ist ein weiterer Fall geartet. Bei der beobachteten Situation entsteht ein Konflikt zwischen dem älteren italienischstämmigen Ehemann einer Patientin, Herrn C., und der Ärztin, StÄ D. Streitpunkt ist hier weder die Vielzahl der Besucher noch deren mangelnde Koordination untereinander, sondern eine eventuelle Heimunterbringung der Patientin, wodurch die Thematik der Familieneingebundenheit und die familiäre Unterstützung von Patienten berührt werden.

Visite mit StÄ D. Die Patientin Frau C. ist über 80 Jahre alt, sie leidet an einem Karzinom und einer Leberzirrhose. Ihr aus Italien stammender Mann ist bei ihr. Am Bett seiner Frau stehend, stellt er der Ärztin Fragen über deren Gesundheitszustand, StÄ D. antwortet darauf ungewöhnlich gereizt. (Später stellt sich heraus, dass sie beide schon von früher her kennt und Frau C. zudem schon den dritten Tag hier ist; der Konflikt scheint also schon älter zu sein.) Herr C. stellt immer wieder Fragen, StÄ D. geht trotz ihrer offen zutage liegenden Gereiztheit immer wieder auf die Fragen ein und versucht sie ausführlich zu beantworten. Er hört ihr nicht gut zu, unterbricht sie öfter und schneidet dann eine neue Frage an. Der Punkt ist, dass er Medikamente für seine Frau möchte, die die Ärztin ihm nicht geben will. Sie meint, es gebe kein Medikament gegen das Karzinom seiner Frau, da sie eben auch noch eine Leberzirrhose habe. Zwischendurch lässt StÄ D. Sätze fallen wie: „Sie hören mir doch nie zu“ und: „Wir haben diese Diskussion schon gehabt, Sie wissen jetzt meine Meinung.“ Schließlich wird er wütend und zieht aus einem bereitliegenden Tütchen einen Boulevardzeitungs-Artikel, wirft ihn auf das Bett. Ich kann die Schlagzeile „Skandal im Krankenhaus: Alte Leute werden abgeschoben!“ erkennen. Nach längerem Hin und Her meint StÄ D. schließlich: „Sie kennen meine Meinung, Sie wollen sie bloß nicht hören, deswegen ist die Diskussion jetzt beendet.“ Sie lässt sich noch einmal zu einem kleinen Wortwechsel hinreißen, dann wendet sie sich zur Beendigung der Visite Frau C. zu, die alles mit hilflosem Blick verfolgt hat, und wechselt mit ihr betont freundlich ein paar Worte. Sie solle versuchen, ein wenig zu laufen. Dann verlässt sie das Zimmer.

Herr C. kommt ihr nach, auf dem Gang sagt sie zu ihm, der nun seinerseits sehr hilflos guckt: „Wir beide haben ein Kommunikationsproblem. Sie müssen den Oberarzt fragen.“ Dann setzt sie an: Sie wolle ihm einen Rat geben. Ob er ihn hören wolle? „Ich meine, wollen Sie ihn wirklich hören? Sie müssen ihn nicht hören!“ Herr C. nuschelt: Ja. „Ich gebe Ihnen einen Rat, Sie müssen sich mit dem Gesundheitszustand Ihrer Frau auseinander setzen. Wir können sie hier nicht wieder heil machen.“ Herr C. hört ihr wie es scheint zum ersten Mal ruhig zu. Dabei sieht er verzweifelt aus. Am Ende meint sie frustriert: „Ich kann Sie nur beraten, aber letzten Endes muss ich sie wieder aufbauen, egal was Sie mit ihr machen. Ich bin ja schließlich der Arzt.“ (im Tonfall von: „Ich bin ja die Dumme, die es am Ende wieder ausbaden muss.“)

StÄ D. erzählt mir später, dass Frau C. jedes Mal ganz verwahrlost sei, wenn sie von zu Hause ins Krankenhaus komme. Herr C. sei offensichtlich mit der Pflege seiner Frau überfordert, was ganz natürlich sei, aber er sträube sich absolut gegen eine Heimunterbringung. Andererseits komme Frau C. immer dann ins Krankenhaus, wenn ihr Mann gerade ganz offensichtlich überfordert sei. Und wenn es dann an die Entlassung gehe, finde er jedes Mal etwas, was noch nicht ganz zu Ende behandelt sei. Damit wolle er verhindern, dass sie direkt wieder nach Hause entlassen würde und sich selbst entlasten. Ich frage, ob es denn keinen ambulanten Pflegedienst gebe.

16 Vgl. Habermas (1981,1: 382 ff.).

Doch, meint sie, aber seine Frau habe ohnehin schon die höchste Stufe, drei Mal pro Tag komme ein Pflegedienst für je 45 Minuten, aber das reiche nicht. StÄ D. meint, es gebe ja auch gute Heime. Sauer sei sie deswegen, weil Herr C. sich in ihren Augen nicht mit dem Gesundheitszustand seiner Frau auseinandersetzen wolle und ihr gegenüber so fordernd und störrisch sei.
Ich habe den Eindruck, dass es für Herrn C. ein Ding der Unmöglichkeit ist, seine Frau in einem Heim unterzubringen, denn ich nehme eine Starre wahr, in die er verfällt, wenn StÄ D. das Wort „Heim“ fallen lässt. (FfP S. 127-128)

Dieser Konflikt speist sich aus den gegensätzlichen Standpunkten von Herrn C. und StÄ D.: Für Herrn C. scheint die Unterbringung seiner Frau in einem Pflegeheim undenkbar zu sein; wie es scheint, will er diese Maßnahme um jeden Preis verhindern, auch wenn die Pflege seiner Frau ihn auf das Äußerste erschöpft und belastet und seiner Frau wohl auch nicht immer gut zu tun scheint. StÄ D. vertritt dagegen den Standpunkt, Frau C. sei in einem Heim besser versorgt, und ihr Mann müsse schlicht den Tatsachen ins Auge sehen, um zu erkennen, dass seine Bemühungen, die Sorge um seine Frau alleine zu schultern, nicht den gewünschten Effekt haben werden. Beide Standpunkte erscheinen mir von den genannten kulturellen Prägungen – starke versus schwächere Familienbindung – beeinflusst zu sein. Die gegenseitige Vermittlung der beiden Standpunkte gelingt schlecht und artet in Gereiztheit, Wut, Nicht-Zuhören, schneidendem und beleidigtem Tonfall u.ä. aus. So schlägt auch der Versuch fehl, zwischen zwei verschiedenen, kulturell beeinflussten Mustern zu vermitteln, und gemeinsam nach alternativen Lösungsmöglichkeiten zu suchen.

Insgesamt ist festzustellen, dass die bei Immigranten aus dem Mittelmeerraum stärkere Familienbindung sich im Krankenhaus sowohl in einer höheren Zahl von Besuchern als auch einem tendenziell größeren Verantwortungsgefühl der Angehörigen bezüglich der Pflege der Patienten zeigt. Dabei entstehen Konflikte sowohl mit Mitpatienten als auch mit dem Personal. Der Umgang mit den kulturellen Differenzen ist höchst unterschiedlich: Zum Teil versuchen Mitarbeiter zu vermitteln und wechselseitig um Verständnis zu werben; zum Teil setzen sie strategisch ihre Machtposition ein, um die Lage nach ihrem Gutdünken zu entscheiden und Patienten oder Angehörige zurechtzuweisen. Insofern zeigt sich hier eine große Vielfalt der Reaktionen.

Grad an sozialer Nähe und Distanz

Drei Befragte mit Migrationshintergrund berichten davon, dass Deutsche sich kühler, zurückhaltender und distanzierter verhielten als Immigranten türkischer, jugoslawischer bzw. russischer Herkunft. Diese benehmen sich in ihren Augen sowohl zutraulicher und einladender als auch andererseits aufdringlicher und distanzloser. Alle drei Befragten sehen sowohl Vor- als auch Nachteile des jeweiligen Gebarens und neigen damit wenig zu einer normativen Bewertung.

Nach Angabe von StÄJu T. werden Patienten aus dem ehemaligen Jugoslawien allgemein schnell persönlich:

StÄJu T. meint, bei ihren jugoslawischen Landsleuten müsse sie aufpassen, nicht vereinnahmt zu werden. Die würden, wenn sie erfahren, dass sie Jugoslawin sei, ganz schnell persönlich werden, wollten dann wissen, wie lange sie schon hier sei, ob sie verheiratet sei, Kinder habe … Und das gehe ihr zu weit, das ginge sie nichts an, zumindest nicht am ersten Tag. Das sei ja auch nicht schlimm, sie seien eben einfach so (FfP S. 33).

StÄJu T. gibt zwar an, dass es ihr persönlich eher unangenehm sei, so schnell Dinge gefragt zu werden, die sie als ihrem Privatleben zugehörig betrachtet; gleichzeitig ist sie bemüht, diese ‚Distanzlosigkeit' nicht negativ zu bewerten, sondern in einem gewissen kulturellen Rahmen eingebettet zu sehen.

Auch KSrTr H. hat die Erfahrung gemacht, dass Patienten aus der Türkei sie schnell persönliche Dinge fragen:

Was ihr aufgefallen sei: Türken würden nie direkt auf ihre medizinischen Fragen antworten. Sie wollten immer gleich wissen, woher sie komme (aus welchem Ort in der Türkei), ob sie verheiratet sei, Kinder habe etc., und dann hieße es immer: „Aber wir sind ja fast Nachbarn! Hier, nimm ein Stück von meiner Mahlzeit, das hat meine Mutter gekocht", o.ä. Sie lacht (FfP S. 114).

In einem Interview geht sie darauf näher ein:

B1: Also ich versuche, auf Abstand zu sein mit den [türkischen] Patienten, ganz normal, wie normale Patienten, nicht zu persönlich. Aber die Patienten, die kommen halt am ersten Tag und fragen mich: „Woher kommst du aus der Türkei?" Wenn du schon irgendwie, keine Ahnung, […] in deren Stadt *[in der Türkei]* wohnst, bist du schon direkt verwandt mit denen, nicht nur bekannt, nicht irgendeine, die aus der Türkei kommt, du bist direkt verwandt mit denen. Das heißt, du wirst direkt auch noch nach deinen Familienhintergründen erfragt: „Wer sind deine Eltern? Wo wohnen die? Seit wann bist du hier? Bist du verheiratet?" So eine Frage kriegt keine deutsche Schwester gestellt, nicht von anderen deutschen, nicht von einem ausländischen Patienten. Also ich werd' immer gefragt, ob ich verheiratet wäre. […] Aber ich sage niemals, dass geht die nichts an. Dann sagt man: „Ja, ich komm da-und-da her aus der Türkei. Nein, ich bin nicht verheiratet. Ja, meine Eltern wohnen da-und-da." Das sagt man dann schon mal. Man hört auch oft, nach dem dritten, vierten Tag, wenn die mit einem näher kommen, die Patienten: „Ach, grüß mal deine Eltern schön!" Die kennen sich nicht! Das ist also typisch.
I: Ja. Ja. Und meinst du denn, dass die das in der Türkei dann auch machen würden? Wenn du jetzt meinetwegen in der Türkei eine Schwester wärst, dass es einfach dann auch die Art ist?
B1: Ja. Ja. Das ist die Art und Weise.
I: Ah ja.
B1: Die kriegen vom Besuch was zu Essen. Du kommst grad ins Zimmer, willst Tropfen verteilen, und wenn du dann sagst: „Guten Appetit!": „Ach komm, komm! Iss mal mit!" – „Nein, danke." – „Doch, doch, du musst probieren!" Alles, egal ob das Brot ist, Obst ist. Alles [wird dir serviert?].
B2: Aber du meinst, das wär' in einem türkischen Krankenhaus das Gleiche?
B1: Das ist in der Türkei auch so.
B2: Ja?
B1: In der Türkei wirst du auch… Also generell in der Türkei. Du sitzt im Bus in der Türkei, neben dir sitzt eine […?]: „Woher kommst du denn?" (Interview Nr. 7, S. 17-18)

B1 erzählt, dass es unter Türken sowohl in der Türkei als auch in Deutschland üblich sei, dass man sich gegenseitig rasch persönliche Dinge fragt, einander schnell zum Mitessen auffordert und praktisch für „verwandt“ erklärt, sobald sich herausstellt, dass man aus derselben Region stammt. Ihre deutsche Kollegin B2 wirkt hierüber erstaunt, was sich in ihrem wiederholten Nachfragen („Aber du meinst, das wär' in einem türkischen Krankenhaus das Gleiche?“- „Ja?“) zeigt. Interessant ist, wie B1 mit dieser kulturellen Differenz, die für sie, die in Deutschland Geborene, ja spürbar ist, umgeht: Sie stellt sich auf den anderen kulturellen Hintergrund der türkischen Patienten ein: „Aber ich sage niemals, das geht die nichts an.“ Denn sie kennt ganz offensichtlich die Regeln: „Dann sagt *man*[17]: ‚Ja, ich komm da und da her aus der Türkei. Nein, ich bin nicht verheiratet. Ja, meine Eltern wohnen da und da.‘“ Damit zeigt sie auch ihre Bereitschaft, zwischen den beiden kulturellen Mustern hin- und herzuwechseln.

Auch eine ‚Expertin‘ russischer Herkunft deutet ähnliche kulturelle Unterschiede zwischen Russen und Deutschen an. Im Interview geht es dabei um den Umgang zwischen Ärzten und Patienten.

I: Und das ist in Russland auch anders, dass halt die Ärzte normalerweise schon mehr Zeit haben?

B: Die haben nicht mehr Zeit eigentlich, ist auch genauso, dass sie viele Stunden [...?][...]. Aber vielleicht [...] ist das auch anders. Die Menschen sind auch ein bisschen anders. [...] Das fehlt hier ein bisschen an Wärme. [...] Und besonders wenn ich krank bin und im Krankenhaus bin, dann möchte ich auch so menschliche Wärme bekommen, vielleicht (Interview Nr. 14, S. 10).

Die Befragte meint, dass russische Ärzte im Umgang mit Patienten ‚wärmer‘ seien und sich damit besser auf die Situation von Patienten im Krankenhaus einstellen können, als deutsche Ärzte.

Zugewanderte Patienten – türkischer, jugoslawischer und russischer Herkunft – werden, verglichen mit deutschen Patienten, von den Befragten insgesamt als weniger distanziert und weniger kühl bezeichnet – im positiven wie im negativen Sinne.

Umgang mit Tod, Trauer und negativen Diagnosen

In vielen Fällen wird berichtet, dass Patienten aus dem Mittelmeerraum mit dem Tod von Angehörigen, mit Trauer, negativen Diagnosen und überhaupt Emotionen tendenziell anders umgingen als deutschen Patienten. Patienten bzw. Angehörige aus dem Mittelmeerraum neigten zu mehr Gefühlsausbrüchen, zu mehr Drama, mehr Emotionsausdruck als deutsche Patienten und Angehörige.

17 Hervorhebung durch die Autorin.

Eine deutsche Pflegerin erzählt beispielsweise von ihrem Befremden über die Sitten von Sizilianern in Zusammenhang mit dem Tod einer Angehörigen im Krankenhaus:

B: Also was ich sehr dramatisch fand, war eine Sizilianerin, die gestorben ist. Das [...] fand ich ganz dramatisch. Also die Angehörigen – die Kinder konnten da ganz schlecht mit umgehen. Das waren so Klageweiber. Und was ich dann noch schlimm fand, die Enkelin musste dann die tote Oma küssen, wurde dazu gezwungen. Und dann sind die fast mit in die Leichenhalle gekommen und haben sich auf die gestürzt und ... Also das, muss ich sagen, das fand ich ganz, ganz komisch. Muss ich sagen (Interview Nr. 5, S. 6).

Auch eine befragte Pflegende türkischer Herkunft berichtet über stets wiederkehrende Irritationen, sobald sie mit einem anderen Umgang mit Trauer konfrontiert werde:

B: Das ist immer mein großes Problem, mit dem Sterben. Bei den Deutschen seh' ich das meistens so, dass das viel kühler ist, dass man nicht so weint, nicht dieses Trauern da hat, man schreit da nicht rum wie bei den türkischen Patienten, wenn die noch versterben, dass die Angehörigen sich auf den Boden schmeißen und laut anfangen zu schreien und zu weinen. Und dann erschreck' ich mich teilweise. Denk ich, meine Güte, wie kann man so kühl sein gegenüber – seiner eigenen Mutter, die jetzt erst verstorben ist? Wieso weinen die nicht, wieso trauern die nicht? Aber dann da versuch' ich das auch zu verstehen. Aber dann, wenn ich plötzlich wieder ein, zwei Tage später einen türkischen Patienten sterben seh', das erschreckt mich auch wiederum, diese Situation. Dass ich [...] beide versuche zu verstehen und beide versuche irgendwie zu sagen, okay, ist beides normal (Interview Nr. 7, S. 9) .

Aus dem Gesagten ist zu schließen, dass die Befragte große Schwierigkeiten hat, die verschiedenen Reaktionen türkischer und deutscher Angehöriger auf den Tod einer/s Verwandten zu verstehen und angemessen darauf zu reagieren. Im Interview spricht sie an anderer Stelle von einem „Kulturschock", den sie in diesem Zusammenhang jedes Mal erlebe (Interview Nr. 7, S. 30). Obwohl herauszulesen ist, dass ihr der türkische Umgang näher ist, hält sich die Befragte mit Wertungen hinsichtlich der unterschiedlichen Reaktionsweisen zurück und versucht, beide gleichwertig zu akzeptieren: „Dass ich [...] beide versuche zu verstehen und beide versuche irgendwie zu sagen, okay, ist beides normal." Dies prägt auch ihren Umgang mit den Angehörigen von verstorbenen Patienten, der von einer gewissen tastenden Vorsicht geprägt ist:

B: Ich bin immer so, dass ich erst mal gucke: Weinen sie, weinen sie nicht? Sind sie laut, sind sie nicht? Sind die vorwurfsvoll oder nicht? Erst mal abwarten und dementsprechend halt mit denen umgehen. Manche, gehst du hin, tust du die Hand auf die Schulter und sagst: „Ach, sie hat's geschafft. Sie ist jetzt schmerzfrei." Dann heißt es: „Ja und? Irgendwann sterben wir alle." Dann stehst du da blöd, weil du selber emotional sensibel warst, derjenige ist eiskalt. Dann gehst du und sagst: „Ist okay, sie hat's geschafft." – dann fängt die an zu heulen und sagt: „Mensch, Sie wissen ja überhaupt nichts! Sie [...] können ja meinen Schmerz nicht nachvollziehen!" Also das ist immer ... Muss man halt so ein Mittelding finden (ebd.).

Diese Mitarbeiterin, die sich selbst an anderer Stelle als sehr aufgeschlossen hinsichtlich dem Umgang mit Tod und Sterbenden bezeichnet, wirkt sehr sensibel und empfänglich für die Bedürfnisse der trauernden Angehörigen; nach eigener Einschätzung gelingt es auch ihr jedoch nicht immer, den Ton zu treffen. Andere, weniger geschulte Mitarbeiter haben noch größere Schwierigkeiten, sich auf einen anderen Ausdruck von Trauer und Emotion einzustellen. Als Beispiel sei hier eine längere Szene aus den Feldforschungsprotokollen wiedergegeben:

Als ich mit StA K., GÄ L., PJw M. und ÄiP N. auf dem Gang vor Herrn O.'s Zimmer stehe, wo die Visite besprochen wird, kommt uns Frau O. entgegengerannt, wohl alarmiert durch eine Krankenschwester. Sie stürmt durch die offene Tür in das Zimmer ihres Mannes, wo StÄ P. über den Patienten gebeugt steht, der stöhnt und sich windet. Frau O. läuft zu ihm, küsst ihn, ruft laut etwas auf Griechisch, weint. Ich schaue zu StA K., dieser verbeißt sich kurz das Lachen, das wohl der leicht dramatische Auftritt der Frau ausgelöst hat. PJw M. geht kurz ins Zimmer, um zu gucken, dann kommt sie mit ernstem Blick heraus und schließt die Tür hinter sich. Die Besprechung zwischen den Ärzten wird fortgesetzt. Da kommt StÄ P. aus dem Krankenzimmer und sagt zu StA K., es gehe Herrn O. sehr schlecht, sie habe ihm Morphin gespritzt, wenn was sei, solle er sie unten anrufen. Seine Frau sei völlig aufgelöst, sie könne sich jedoch kaum mit ihr unterhalten, da sie so wenig Deutsch spreche. Die Frau klammere sich immer an die Uni-Klinik, wo sie sich eine Operation erhoffe.

Später, als Herr O. einen akuten Schmerzschub hat, gehen wir alle hinein in das Krankenzimmer. Der Patient ist noch recht jung, Anfang 40. Er stöhnt und weint vor Schmerzen und hält sich dabei den Bauch. Seine Frau steht daneben und ruft den Ärzten mit temperamentvollen Gesten ruft zu: „Operation, warum nicht Operation? Warum nicht?“ Alle stehen betreten herum, niemand antwortet ihr direkt auf die Frage. StA K. geht nun zum Krankenbett und fragt den noch immer stöhnenden und sich vor Schmerzen windenden Mann mit lauter Stimme und ‚mîne de rien‘: „Wo tut es denn weh?“ Nach einigen Wiederholungen zeigt der Mann schließlich auf seinen Bauch – was sowieso klar war, weil er sich die ganze Zeit den Bauch hielt. Dann fragt StA K. laut und unbekümmert und als ob nichts wäre, fast um Heiterkeit bemüht: „Was ist das denn für ein Schmerz?“, und schiebt nach: „Ist das ein stechender Schmerz, oder ist das eher ein ziehender Schmerz?“ Das geht dann unter im allgemeinen Getümmel, die Frau fängt wieder an zu fragen, warum keine Operation, ihr Mann gibt dem Arzt keine Antwort, sondern ächzt nur. Währenddessen kommen und gehen KSr Q. und KPf R. ins Zimmer, um die Sachen und das Bett von Herrn O.'s Bettnachbarn in ein anderes Zimmer zu überführen, und wir anderen vier stehen umher. StA K.'s Frage wirkt auf mich angesichts dieses Szenarios äußerst deplaziert (FfP S. 100).

Hier ist festzustellen, dass StA K. angesichts des starken Schmerzausdrucks des Patienten, aber auch von dem ‚dramatischen‘ Auftritt der Ehefrau des Patienten irritiert, teilweise überfordert wirkt: Als Frau O. heranstürzt, muss er sich das Lachen verbeißen; und auf das laute Stöhnen des Patienten reagiert er betont sachlich und beginnt, das Fragerepertoire eines Mediziners abzuspulen. Es ist spürbar, dass StA K. Schwierigkeiten hat, mit dieser sehr sensiblen Situation, mit der schweren Krankheit und dem Leiden des Patienten umzugehen. Möglicherweise wird die Problematik der Situation für StA K. noch verstärkt durch das ungewohnte ‚Drama‘ im emotionalen Ausdruck der O.'s.

Insgesamt ist nach den Aussagen der Mitarbeiter ein Unterschied im emotionalen Erleben und im Ausdruck von Trauer festzustellen: Zugewanderte Patienten wirken allgemein emotionaler als deutsche Patienten. Dass dies immer wieder für Irritationen sorgt – gerade auch bei so sensiblen Themen wie Verlust und Trauer – liegt auf der Hand.

Religiöse Bräuche und Gebet

Kulturelle Unterschiede bestehen auch im Hinblick auf bestimmte Rituale. Mehrere Mitarbeiter berichteten von speziellen türkischen Totenritualen, die sie beobachteten, welche sich von entsprechenden deutschen Bräuchen unterscheiden. So merkt eine deutsche Krankenpflegerin an:

> B: Wir wissen, dass es ganz viele Unterschiede gibt, z.B. 'n türkischer Patient, der stirbt, dem legt man ein Messer hier drauf *[zeigt auf die Brust]*. 'N Küchenmesser oder so. Das hat irgendwas damit zu tun, dass irgendwas damit durchgeschnitten wird. Oder die binden die beiden Zehen zusammen. Ja? Das wissen wir mittlerweile, dass das so ist (Interview Nr. 3, S. 13-14).

Eine Krankenschwester türkischer Herkunft bestätigt, dass dieses Ritual an türkischen Verstorbenen praktiziert werde, meint jedoch, nur wenige deutsche Mitarbeiter hätten davon Kenntnis:

> B1: Wenn da eine deutsche Schwester nach einem großen Metallmesser gefragt wird, die ist überfordert, die weiß überhaupt nicht, warum und wie: Auf eine Leiche ein Messer legen [...]? Das sind bestimmte Situationen, ne? (Interview Nr. 7, S. 7)

Im Interview stellt sich jedoch heraus, dass auch ihre deutsche Kollegin B2 dieses Ritual durchaus kennt, aber im Gegensatz zu der türkischstämmigen Krankenschwester von Patienten nie nach den entsprechenden Utensilien gefragt wird, um es durchzuführen (ebd.)

Im Krankenhausalltag fällt neben diesen Ritualen insbesondere das Beten von muslimischen Patienten auf. Nach meinen Beobachtungen beteten muslimische Patienten meistens in ihren Zimmern und nur in Ausnahmefällen in teilweise öffentlichen Räumen, wie z.B. Aufenthaltsräumen. Das Beten wird in den meisten Fällen vom Personal relativ unproblematisch angesehen. Teilweise kollidiert es jedoch mit den Erfordernissen des täglichen Stationsalltags, wie z.B. Untersuchungen, die kurzfristig anberaumt werden, oder Übergaben, die zu festen Zeiten stattfinden.

So meint KPf T. auf meine Frage, ob es kulturelle Barrieren gebe, die im Umgang mit zugewanderten Patienten auffielen:

> „Wenn Muslime beten, dann dauert das oft lange." Wenn sie zu Untersuchungen müssten, seien sie oft noch nicht fertig, obwohl er ihnen sage, wann die Untersuchung stattfinde und sie sich drauf einstellen könnten. Aber die Untersuchungen geschähen oft eben nicht nach Zeitplan, da müsse es dann manchmal schnell gehen (FfP S. 20).

Auch eine Krankenschwester erzählt, dass sie und ihre Kolleginnen sich bei Übergaben auf betende Patienten einstellen müssten:

B: Es gibt schon welche, die beten dann halt immer zu ihren bestimmten Zeiten, nach Mekka in die Richtung. Die bringen dann auch ihre Teppiche mit, legen sie da auf den Boden. Ich find das immer sehr interessant zu Übergabezeiten, wenn wir eine Übergabe am Krankenbett machen, und dann liegt der da grade, das ist schon irgendwie schwierig (Interview Nr. 7, S. 7).

Auf meine Frage, was sie und ihre Kolleginnen in solchen Fällen tun, antwortet sie:

B: Also wir übergeben dann halt einen andern Patienten und lassen ihn dann in Ruhe, ne? (Interview Nr. 7, S. 8)

Auch die meisten anderen befragten Mitarbeitern berichten von pragmatischen Lösungen: Was aufgeschoben werden kann, wird später gemacht, um den betenden Patienten nicht zu stören; sofern etwas jedoch keinen Aufschub duldet, wie z.B. Untersuchungen, wird unterbrochen. Diesbezüglich typisch ist KSr U.s Antwort auf meine Frage, wie das Beten gehandhabt würde:

Das sei kein Problem, dann lasse sie sie eben beten und messe z.B. den Blutdruck später. Nur wenn sie zu einer Untersuchung müssten, dann würde sie sie unterbrechen [...], Untersuchungen duldeten keinen Aufschub. Das hätte dann Vorrang. Ich frage, wie sie das denn mache. Ob sie dann rein gehe und sage: „Sie müssen jetzt zur Untersuchung"? Schon, meint sie, aber nicht so brutal, sie würde dann etwas netter unterbrechen: „Könnten Sie bitte eben unterbrechen?", und so. Sie habe damit auch noch nie Probleme gehabt (FfP S. 49).

Es gibt jedoch auch Stimmen, die das Beten nicht ganz so unproblematisch sehen. Dies zeigt der folgende Ausschnitt:

Ich frage KSrL V. nach dem Beten. Sie sagt, sie habe sich erkundigt: Der Koran schreibe *nicht* vor, zu welchen Stunden man zu beten habe. Gut, fünf Mal am Tag müsse man beten, aber manch ein Patient müsse um elf Uhr, ein anderer um zwölf Uhr beten, und wenn sie dann mit dem Essen reinkäme, läge da wieder einer und bete. Sie frage sich, warum die das Beten nicht koordinieren könnten, um den Zeitplan nicht vollkommen aufzumischen? (FfP S. 47-48)

KSrL V. scheint sich, im Gegensatz zu den meisten anderen Mitarbeitern, von betenden muslimischen Patienten gestört zu fühlen und verlangt nach Anpassung seitens der muslimischen Patienten an den Stationsalltag, indem diese das Beten „koordinieren".

Auch eine andere Krankenschwester berichtet über Irritationen – allerdings seitens eines deutschen Patienten, der sich bei ihr über seinen betenden Bettnachbarn beschwerte:

B: Wir hatten erst 'nen Patienten, der hat sich tierisch aufgeregt, dass halt der Moslem ... Die ganze Zeit, die ganze Nacht, er hat nur gebetet. Und da hat der *[Mitpatient]* sich tierisch drüber aufgeregt, dass der nun die ganze Nacht auf war.

Der *[muslimische Patient]* hat nichts gesagt, der war ganz leise, hat nur vor sich her *getuschelt*, kann man fast sagen. Und das hat mich sehr gestört. Weil die anderen Patienten wiederum da auch keine Probleme mit hatten – die haben das akzeptiert (Interview Nr. 8, S. 11).

Auch hier ist wiederum zu sehen, dass es im Auge des Betrachters liegt, wie kulturelle Unterschiede bewertet und inwieweit sie toleriert werden. Wie schon erwähnt, stellt das Beten für die Mehrheit der befragten Mitarbeiter kein großes Problem dar, ebenso wie auch das türkische Totenritual akzeptiert wird.

Essgewohnheiten und Diät

Wie in den meisten deutschen Krankenhäusern, werden auch in den beiden hier untersuchten Kliniken von der Krankenhausküche Gerichte zubereitet, die auf die Bedürfnisse muslimischer Patienten abgestimmt sind, d.h. kein Schweinefleisch enthalten und ohne Schweinefleischextrakte zubereitet werden. Insofern stellt die Ernährung im Krankenhaus zumindest für muslimische Patienten i.d.R. kein Problem dar. Es wurden auch im Erhebungszeitraum keine damit zusammenhängenden Schwierigkeiten beobachtet – bis auf das gelegentliche Misstrauen muslimischer Patienten, ob *tatsächlich* ohne Beigabe von Schweinefleisch gekocht werde (FfP S. 10 und 48).

Was dagegen als problematischer angesehen wird, ist die Diät- bzw. Ernährungsberatung[18] zugewanderter Diabetes-Patienten. Viele Mitarbeiter beschreiben es als schwierig, diesen Patienten zu vermitteln, dass sie ihre Ernährung umstellen müssen, um mit ihrer Krankheit leben zu können. Außerdem sei die Anpassung von Ernährungsempfehlungen an die jeweiligen Essgewohnheiten dieser Patienten schwieriger als bei deutschen Patienten, deren Ernährungsgewohnheiten man besser kenne. Von mir wurden diese Schwierigkeiten in meiner Feldforschung nur sehr am Rande wahrgenommen, so dass sich eine detaillierte Darstellung erübrigt. Zwei Gründe für die seitens der Mitarbeiter festgestellte mangelnde Disziplin der Patienten bezüglich der Diät wurden von Mitarbeitern ins Feld geführt: Einerseits Sprachschwierigkeiten, wodurch die Notwendigkeit des Diäthaltens nicht eindringlich genug erklärt werden könne, andererseits einen anderen, kulturell beeinflussten Stellenwert des Essens. Letzterer Grund wird von einer Krankenschwester folgendermaßen kommentiert:

18 Neben den Krankenschwestern und Ärzten der Stationen gibt es in beiden untersuchten Krankenhäusern eine Ernährungs- bzw. Diätberaterin, zu der Diabetespatienten geschickt werden, die einen auf die persönlichen Essgewohnheiten der Patienten abgestimmten Diätplan entwirft und in Ernährungsfragen berät. Patienten werden daneben jedoch auch von Krankenschwestern und Ärzten beraten, wie sie ihre Ernährung am besten gestalten können.

B: Probleme gibt's natürlich mit Leuten, die zur Zuckereinstellung kommen. Das heißt, italienische, türkische Patienten, die halten sich nicht an die Diäten. Das ist an sich schwierig, die einzustellen. [...]
I: Was glaubst du, warum halten die sich [...] nicht an die Diäten?
B: [...] Ich mein', wenn man Diabetiker ist, ist es sowieso schwer, sich an die Diäten zu halten [...]. Ich denke, von der Kultur her, da hat Essen noch einen größeren Stellenwert als in Deutschland, denk ich. Also wenn ich an Italiener denke, dann wird mittags vernünftig gegessen, mit Vorspeise, Nudeln, Nachspeise. Das hat [...] auch [...] mehr so einen familiären Bezug, das Essen selber. Und ich denk', [...] viele können da nicht ihre Lebensgewohnheiten so extrem ändern.
I: Und was macht ihr dann damit?
B: Ich mein', wir können nur empfehlen, dass sie sich an die Diäten halten sollen oder eine Diätberatung aufsuchen. Aber viel Zweck hat das nicht (Interview Nr. 5, S. 2).

Resümee

Bei der Durchsicht der Textabschnitte zum Thema ‚kulturelle Differenz' ergab sich ein breites Bild. Vier verschiedene Themenbereiche wurden als für diese Thematik zentral erachtet. Bei der Analyse stützte ich mich zu großen Teilen auf Interviews von Mitarbeitern und ‚Experten'. Die Aussagen der Befragten konnten nicht immer durch eigene Beobachtungen oder Patientenbefragungen bestätigt werden, da der Zugang zu zugewanderten Patienten erschwert war (siehe Methodenteil, Abschnitt 2.5), so dass die Personalperspektive gegenüber der Sicht der Patienten überwiegt.

Viele Befragte berichten, dass viele zugewanderte Patienten über eine engere Familienbindung verfügten als deutsche Patienten. Dies findet insbesondere in der Beobachtung von Mitarbeitern Niederschlag, dass zugewanderte Patienten deutlich mehr Besuch empfangen als deutsche Patienten und im Krankheitsfall eher von ihren Angehörigen versorgt werden. Die größere Anzahl von Besuchern bei zugewanderten Patienten wurde vom Personal in der Regel als positiv für die Patienten selbst und deren psychische Verfassung gewertet. Teilweise wurden größere Besuchergruppen jedoch auch negativ bewertet, da sie Bettnachbarn störten, die Arbeit des Personals belasteten und auch die Gesundheit der Patienten selbst beeinträchtigten. Die größere Bereitschaft zugewanderter Angehöriger, Kranke zu Hause zu pflegen, wurde von Klinikmitarbeitern ebenfalls positiv beurteilt. Der Umgang mit zugewanderten Patienten und Verwandten bezüglich dieses anderen Kulturmusters war verschieden: Teilweise wurde vom Personal zwischen den Angehörigen unterschiedlicher Kulturen vermittelt; es traten aber auch Konflikte und Auseinandersetzungen auf.

Ein weiteres differentes Kulturmuster bestand aus Sicht des Klinikpersonals in der größeren sozialen Nähe, die Patienten mit Migrationshintergrund im Vergleich mit Deutschen zu anderen Menschen pflegen. Von den Befragten wurde dies je nachdem positiv, im Sinne einer größeren Zutraulichkeit und Gastfreundschaft zugewanderter Patienten, oder negativ – als aufdringlich und distanzlos – bewertet.

Ein schwieriges Thema scheint der andere Umgang von zugewanderten Patienten mit Emotionen zu sein. Im Gegensatz zu deutschen Patienten und Angehörigen, die von Mitarbeitern als kühler und zurückhaltender im Ausdruck von Gefühlen wahrgenommen werden, bringen zugewanderte Patienten aus Personalperspektive ihre Gefühle stärker, dramatischer zum Ausdruck als deutsche Patienten. Dies fällt insbesondere dann auf, wenn die Themen Tod und Trauer berührt werden – Themen, die schon an sich sehr sensibel sind. Einzelne Mitarbeiter haben denn auch angesichts eines anderen Umgangs mit Trauer und Emotion Schwierigkeiten, darauf angemessen zu reagieren.

Außerdem wurden zwei Themenbereiche erwähnt, die vom Personal im Allgemeinen recht pragmatisch gehandhabt werden: Religiöse Bräuche, wie zum Beispiel das türkische Totenritual, und das Beten von Muslimen sowie andere Essgewohnheiten und entsprechende Schwierigkeiten, Diäten an die jeweilige Küche anzupassen. Mitarbeiter berichteten bezüglich dieser beiden Themenbereiche von einem eher pragmatischen Umgang mit kulturellen Unterschieden: Sie werden in der Regel als ‚anders' akzeptiert, und es wurde versucht, sich soweit wie möglich auf die anderen Gewohnheiten einzustellen, ohne dabei die Erfordernisse der Institution (wie z.B. die Notwendigkeit, Gebete zu unterbrechen, wenn Untersuchungen anstehen) aus den Augen zu verlieren.

Die Bewertung der genannten, fremden Verhaltensweisen war sehr unterschiedlich. Meistens waren die Befragten bemüht um eine neutrale Darstellung. Kulturell bedingte Unterschiede wurden entsprechend nicht als besser oder schlechter dargestellt, sondern nur als ‚anders'. Allerdings waren auch Irritationen zu bemerken, besonders im Umgang mit Tod und Trauer. In vereinzelten Passagen, wurde außerdem sehr abwertend über die jeweils anderen Gepflogenheiten gesprochen. Das Thema der Bewertung kultureller Differenz soll noch einmal intensiv in Abschnitt 3.5 diskutiert werden.

3.4.5 Stereotype und Zuschreibungen

In diesem Kapitel soll es um Eigenschaften gehen, die die Akteure sowohl der eigenen als auch der anderen Gruppe zuschreiben, d.h. Selbst- und Fremdbilder, die sowohl Deutsche als auch Immigranten voneinander, und entsprechend auch von sich selbst haben. Als Stereotype – und nicht als Kulturmuster – werden diese Bilder deswegen betrachtet, weil dabei häufig stark generalisiert und verallgemeinert wird. Dabei kann durchaus zugestanden werden, dass diese Bilder im Kern zutreffen mögen – denn nicht in allen, aber in vielen Vorurteilen steckt ein wahrer Kern.[19]

19 Der Begriff „Vorurteile“ ist hier wertfrei zu verstehen. Dollase (1996) macht zu Recht darauf aufmerksam, dass ein gewisses Ausmaß „asozialer Gefühle“ (wie er Vorurteile bezeichnet) „normal und tolerierbar“ sei (1996: 131) (siehe dazu den Abschnitt über Selbst- und Fremdbilder, 1.2.). Der Begriff „Vorurteile“ wird von mir im Folgenden austauschbar mit den Termini „Zuschreibungen“, „Stereotype“ und (Selbst- bzw. Fremd-)“Bildern“ verwendet.

Dass solche Vorurteile und Bilder über andere Gruppen auch unabhängig von eigenen Erfahrungen bestehen können, wird in Fällen deutlich, in denen eine Diskrepanz zwischen Erfahrungen und Vorurteilen wahrgenommen wird. Dann werden diese Vorurteile einer eingehenden Prüfung unterzogen. Dies ist der Fall bei KSr J.:

KSr J. fragt mich noch einmal, worüber ich denn meine Arbeit genau schreibe, und ich erkläre es ihr. Sie meint dann, sie komme aus Ostdeutschland, wo es ja nicht so viele Türken gebe, so dass sie die bisher nicht so kennen gelernt habe. Sie habe große Angst gehabt, hier *[in einem alten Bundesland]* mit Türken zu arbeiten, „wegen dem, was man so hört von Türken". Aber sie habe festgestellt, dass die Türken, die sie hier hatte, alle sehr höflich und freundlich gewesen seien, das betont sie: „Viel freundlicher als mancher deutsche Patient." Viele Patienten seien ja unhöflich und unverschämt, aber mit Türken habe sie bisher wirklich gute Erfahrungen gemacht. (FfP S. 165)

Ihr ursprünglich negatives Bild von Türken – das sie hatte, ohne viele Türken kennen gelernt zu haben – hat KSr J. also durch ihre Erfahrungen in diesem Krankenhaus revidiert und durch ein positives Bild von „sehr höflich[en] und freundlich[en]" Türken ersetzt.

Bei einer Ärztin ist der Erkenntnisprozess umgekehrt verlaufen: Sie berichtet, in ihrem Elternhaus ein sehr positives und freundliches, teils normatives Bild von Menschen aus anderen Kulturen und deren Zusammenleben vermittelt bekommen zu haben, das einer Überprüfung dann nicht standhielt:

B: Grad wenn du sehr, sehr bewusste Eltern hast, also dafür halt' ich meine Eltern. Oder auch sehr geschichtsorientiert, ne? Es war ja bei uns liberal, pazifistisch, und meine Mutter Geschichtslehrerin und so ganz viel und so, ne? Klar, und das Judenproblem und Rassismus und alles, man wird dann ja so [...] ... Alle müssen sich lieb haben, ja, alle Kulturen: „Wir respektieren den Mensch an sich" und bläh und das alles, was man an humanitären Zielen lernt ... Ich merke halt schon, dass ich viele Vorurteile, gegen die ich mich wehre, weil sie den Menschen so abwerten, dass ich diese Vorurteile tagtäglich erlebe. Dass sie auch wirklich zum Teil stimmen. Ja? [...] Das Problem ist ja trotzdem, dass in der Jugendkriminalität 70 Prozent halt Ausländer waren, die dann halt einsaßen. Solche Vorurteile, dagegen wehrt man sich, aber es bestätigt sich halt zum Teil, ob das nun Frauenabwertung ist, ob das halt pöbelnde Sprüche sind, ob es Gewaltbereitschaft ist. Die Vorurteile besagen [...] für *mich*, dass halt Leute aus niedrigeren Sozialschichten mit weniger Bildung oder wenig guter Kinderstube, wo Drogen, Alkohol und Gewaltverbrechen dazugehören, und Ausländer halt, dass da wirklich häufiger was fehlt. Aus solchen Familien kommen nicht oder ganz selten nur Leute mit vorzüglichem Benehmen, gutem Sozialverhalten und 'nem ganz normalen, geregelten Alltag, später. Und das ist halt erschreckend, dass das so ist. [...] Ich denke mittlerweile – klar, ich merke, dass ich immer mehr in diesem Schema auch denke (Interview Nr. 12, S. 10).

Egal ob man's will oder nicht und egal ob man *[gut]* erzogen ist, ich wehre mich gegen alles, was rassistisch ist, menschenverachtend, ne? Nach dem Motto: Alle Menschen sind gleich und so. Ich merke halt, dass sich [...] über die letzten Jahre gewisse Vorurteile bestätigen. Das heißt nicht, dass ich Menschen dann anders behandle, nur: Ich muss mich auch sehr zwingen, zu jemandem, der mich dumm anpöbelt, höflich zu sein. Ja? Gut, man ist auch so ja mal nicht gut drauf oder auch mal unhöflich, aber das fällt mir schwer, und da krieg ich auch 'ne aggressive Grundhaltung von, na klar. Das ärgert einen halt auch (Interview Nr. 12, S. 13).

Die Befragte hat nach eigener Aussage Erfahrungen gemacht, die den Werten ihres Elternhauses („Wir respektieren den Mensch an sich") zuwiderlaufen, gängigen Vorurteilen dagegen entsprechen: Dass Einwanderer tendenziell gewaltbereiter, krimineller, unhöflicher seien, dass sie Frauen eher abwerten. Dies ist für sie eine bedrückende Erkenntnis, da genau die Vorurteile, gegen die sie sich eigentlich wehrt, offenbar zutreffen: Die Realität sieht offenbar anders aus als ihre Eltern es vorgaben, z.T. idealisierten, und sie muss sich damit abfinden, dass sich nicht „alle [...] lieb haben", dass auch oft nicht „der Mensch an sich" respektiert wird, sondern dass bei Menschen aus niedrigen Schichten „häufiger was fehlt", wie sie sich ausdrückt. Hierbei ist erkennbar, dass die Befragte dazu neigt, verschiedene Gruppen von Menschen, auf die sich ihre Vorurteile beziehen, miteinander zu verquicken: „Leute aus niedrigeren Sozialschichten", in denen „Drogen, Alkohol und Gewaltverbrechen" selbstverständlich „dazugehören" und „Ausländer" werden so zu einer großen Gruppe derjenigen, bei denen „häufiger was fehlt".[20]

Die zweite, oben zitierte Passage enthält Hinweise darauf, welchen Einfluss diese Erfahrungen und Bilder auf ihre Interaktion mit Einwanderern haben können. Zwar gibt die Befragte an, dass sie die Menschen aus ihren Erkenntnissen heraus nicht anders behandele. Dennoch hat sie nach eigener Angabe eine „aggressive Grundhaltung" entwickelt, die durchaus nicht ohne Auswirkungen auf die Behandlung zugewanderter Patienten und ihrer Angehöriger bleiben dürfte und ihr kommunikatives Handeln aller Wahrscheinlichkeit nach entsprechend beeinflusst.

Diese Interviewpassagen zeigen, dass Bilder über andere Menschen sich nicht unbedingt aus Erfahrungen speisen müssen, sondern dass Gehörtes, Gelesenes, Anerzogenes etc. mit individuellen Erfahrungen vermengt werden; dass jedoch die so entstehenden Bilder – wie aus den genannten Beispielen ersichtlich wird – auch revidiert werden können.

Eine spezielle Form der Zuschreibung, die Kulturalisierung, wird anhand des Beispiels des so genannten ‚Mediterranen Syndroms' im Abschnitt „Kulturalisierung und Übergeneralisierung" behandelt. Dabei geht es darum, dass das befragte Personal zugewanderten Patienten einen besonders starken Schmerzausdruck und besondere Wehleidigkeit zuschreibt, ohne dass von mir entsprechende Beobachtungen gemacht werden konnten, die diese Zuschreibungen bestätigten. Im darauf folgenden Abschnitt werden zwei verschiedene Beispiele von stark verallgemeinerten Fremdbildern und Zuschreibungen über die jeweils andere Gruppe diskutiert.

20 Jäger (2005) bezeichnet dieses Phänomen als „Diskursverschränkung", bei dem beispielsweise Diskurse über „Muslime" mit „Sexismus" in Verbindung gebracht werden. Verstärkt wird dies durch die „rassistische Struktur des Einwanderungsdiskurses", dessen „auffälligsten Merkmale [...] die Gleichsetzung von Türken und Moslems sowie die selbstverständliche Homogenisierung von Deutschen einerseits und Ausländern andererseits[sind]" (2005: 10). Diese Verschränkung der Diskurse scheint mir für die Aussagen der Befragten besonders typisch zu sein.

Kulturalisierung und Übergeneralisierung: Zum so genannten ‚Mediterranen Syndrom'

Zugewanderte Patienten wurden von vielen befragten Mitarbeitern als im Allgemeinen wehleidiger und bei Schmerzen emotionaler, lautstärker beschrieben als deutsche Patienten. Dies deckt sich mit einem Verständnis, das sich im deutschen Gesundheitssystem offenbar eingebürgert hat und sogar eigene Namen trägt, wie z.B. „Morbus Mediterranée", „Mediterranes Syndrom" oder „Mamma-Mia-Syndrom" – so die Bezeichnungen, die ich vom Klinikpersonal zur Beschreibung des genannten Phänomens hörte.

Von vielen Mitarbeitern wurde die Einschätzung geäußert, dass zugewanderte Patienten sich wehleidiger gebärden als deutsche. So beschreibt eine Ärztin das ‚andere' Verhalten von Patienten aus dem Mittelmeerraum folgendermaßen:

B: Was oft vorkommt, ist dieses, was wir so nennen „Morbus Mediterranée". Wehwehchen überall. [...] Alles tut weh und macht auch die Kommunikation schwieriger, vor allem südländische Mitbürger. [...] Das können auch ruhig jüngere Männer sein, die kommen und sagen, ich hab Kopfschmerzen, und dann fragt man [...]: „Wo kommt das her?" Ja, wüsst' er nicht, er könnt' aber auch nicht schlafen, und außerdem erbricht er auch, und der Bauch tut auch weh, und äh – die Knochen sind auch nicht gut, und husten tut er auch, und die Augen brennen, und äh, weiß ich nicht, das Herz stolpert auch, und ... Also so geht das dann, ne? [...]
I: Wie ich das gerade heraushören konnte, unter dieser „Morbus Mediterranée" versteht man eine Krankheit, die eigentlich gar keine Krankheit ist?
B: Ja, die [...] sind schon krank, so ist es nicht, ne. Weil jemand, der dann zum Arzt geht, geht ja nicht gleichzeitig mit zehn oder zwölf Beschwerden, also in der Hauptsache ist ein Symptom oder zwei oder drei führend, aber das ist oft das Problem. Also die sind schon krank, das ist nicht der Punkt, der Punkt ist, dass die dann immer sagen, egal was man sie fragt, es ist alles schlimm! Also wenn man fragt – man untersucht z.B. den Bauch, dann tut der Bauch auch weh, obwohl die z.B. initial nicht mit Bauchschmerzen gekommen sind, ja? [...] Das ist es, was so die Situation manchmal schwierig macht. Und das sieht man z.B. bei Deutschen viel seltener. Dieses Wehwehchen, überall Wehwehchen. Das gibt's halt auch, aber viel seltener (Interview Nr. 11, S. 2-3).

Ein anderer Arzt hat ähnliche Beobachtungen gemacht, unterscheidet dabei aber zwischen türkischen und asiatischen Patienten:

B: Man muss fast sagen, dass asiatische Patienten uns näher sind noch als türkische Patienten. Ich kann es nicht erklären, aber ... [...] Ganz allgemein kann man sagen, dass Patienten aus dem asiatischen Raum sehr viel ruhiger so ein Krankheitsgefühl vermitteln. Das heißt also, sie sind – wenn man das negativ ausdrückt, das soll aber gar nicht negativ sein – [...] nicht so klagsam. Ein türkischer Patient sehr häufig, oder Patientin, das ist jetzt gleich, hat man häufig den Eindruck, mein Gott, was geht's dem so schlecht! Und wenn man alles abgeschlossen hat mit vielen Untersuchungen, stellt man fest, das ist eigentlich gar nichts [...] Dramatisches gewesen, das ist bei den asiatischen, bei den – sagen wir mal, Patienten aus Korea, Vietnam oder so in der Ecke. Selbst bei schweren Krankheitsbildern hat man da den Eindruck, die leiden darunter kaum. Entweder sind sie leidensfähiger, oder sie halten Schmerzen besser aus oder was auch immer das sein mag, ja? Während hingegen bei einem türkischen Patienten – im Übrigen auch bei Sinti und Roma: Das ist hochdramatisch. Das wird hochdramatisch geschildert, kann auch was Hochdramatisches sein, aber muss es überhaupt nicht. Und was immer interessant ist, wenn man die Patienten dann 'ne Woche untersucht hat und sich mit ihnen unterhalten hat, verschwinden Symptome, ohne dass man eigentlich zielführende Therapie gemacht hat. Man kann etwas gefunden haben und daran etwas tun, aber häufig sind diese Krankheitsbilder in irgendeiner Form plötzlich weg. Das könnte damit zusammenhängen, dass die Patienten sagen, es ist viel mit ihnen geschehen, auch wenn sie teilweise einige Dinge gar nicht so recht verstanden haben, die mit ihnen passiert sind – was man natürlich immer versucht, ihnen klarzumachen, warum und weshalb Untersuchungen laufen, ja? (Interview Nr. 9, S. 3-4)

Wie die Mitarbeiter mit diesen kulturellen Eigenheiten umgehen, ist unterschiedlich. Die befragten Ärzte berichten, dass sie sich in Fällen, in denen ungenaue Angaben zu Schmerzen gemacht werden, verstärkt auf Vorbefunde und Untersuchungen, weniger auf die Anamnese am Patienten stützten.

Zum emotionalen Umgang mit besonders ‚wehleidigen' Patienten äußern sich die befragten Ärzte häufig dahingehend, dass sie versuchten, die Situation zu versachlichen, die Patienten zu beruhigen. So erwidert ein Arzt auf die Frage:

I: Wie machen Sie das dann, also wie gehen Sie mit so jemand um […]?
B: […] Ich versuche ihm natürlich immer klar zu machen, also insbesondere dann, wenn ich davon überzeugt bin, dass also ein ernsthaftes organisches Leiden nicht vorliegt, dann versuche ich ihn davon zu überzeugen, dass es nicht so schlimm sei und dass wir ihm helfen können, ne? (Interview Nr. 9, S. 4)

Ähnlich, aber mit deutlich drastischeren Anklängen, äußert sich eine Ärztin:

B: Den Patienten muss man erstmal so … Das klingt jetzt ganz blöd, aber es ist fast wie 'n Einnorden. Wenn du dann irgendwann zu denen erstmal sagst: „So, jetzt mal ganz ruhig! So schlimm kann es jetzt nicht sein." Dann guckst du dir erstmal die Digitalparameter an, Blutdruck, Herzfrequenz, Fieber und überhaupt, und dann untersuchst du den so 'n bisschen, weil du sonst gar nichts an wirklich objektiv fassbaren auch verbalen Äußerungen hast, die glaubwürdig sind (Interview Nr. 12, S. 6).

Eine Krankenschwester meint, sie würde sich verstärkt um diese Patienten kümmern und mit ihnen reden, um ihnen Aufmerksamkeit zu schenken und sie dadurch zu beruhigen:

B: Also bei mir wollen die weniger Pflege, sondern eher das Gespräch suchen […]. Dass die dann im Mittelpunkt stehen, dass man dann oft mit denen redet. Dass sie das Leid […?]. Dann versucht man halt denen zu erklären, dass sie gar nicht so schwer krank sind. Dass man dann halt auf andere, persönliche Gespräche eingeht: „Woher kommst du? Was machst du? Wo sind deine Eltern?" Das sind so die typischen Fragen, die gestellt werden (Interview Nr. 7, S. 2-3).

Das befragte Personal geht also, wie aus den zitierten Passagen ersichtlich wird, davon aus, dass zwischen deutschen und zugewanderte Patienten Unterschiede bestünden hinsichtlich Schmerzausdruck und ‚Wehleidigkeit'. Zu meinem nicht geringen Erstaunen (denn auch in der einschlägigen ‚Fachliteratur‘ wurde auf die Existenz dieses Phänomens hingewiesen) konnte ich jedoch im Erhebungszeitraum Situationen, in denen zugewanderte Patienten sich bei Schmerzen sehr laut, emotional und wehleidig gebärdeten, nur selten beobachten, zumindest (relativ gesehen) nicht viel häufiger als dasselbe Verhalten bei deutschen Patienten. Im Gegenteil machte ich die Beobachtung, dass zugewanderte Patienten sich im Krankenhaus eher zurückhaltend und bescheiden benehmen (siehe „Zurückhaltende zugewanderte Patienten und ihre Anwälte“ unter 3.4.2).

Fraglich ist, wie die Diskrepanz zwischen Feldbeobachtungen (= keine verstärkte Wehleidigkeit zugewanderter Patienten) und den Aussagen der Akteure (= erhöhte Wehleidigkeit zugewanderter Patienten) bewertet werden muss. Mehrere Interpretationsmöglichkeiten bieten sich an:

Zum einen ist es möglich, dass die zugewanderte Patienten, welche ich beobachtete, keinen ‚repräsentativen‘ Ausschnitt aus der Menge aller zugewanderter Patienten in den beiden beobachteten bzw. in allen deutschen Krankenhäusern bilden, damit also meine Beobachtungen verzerrt bzw. unrichtig wären. Schlüssig erscheint diese Interpretation vor dem Hintergrund, dass ich Patienten meistens nicht in der Aufnahmesituation beobachtete, in der sie möglicherweise emotionaler agieren, sondern in einem gefestigteren Rahmen, auf den Stationen. Dazu würde die in Abschnitt 3.4.3 diskutierte Einschätzung passen, dass Patienten aus dem Mittelmeerraum mit Konflikten offenbar ohnehin emotionaler umgehen als deutsche Patienten.

Möglicherweise unterliegt aber auch die Kategorisierung zugewanderter Patienten als prinzipiell ‚wehleidigere‘ Patienten der selektiven Wahrnehmung durch das medizinische Personal. Mittlerweile ist auch in der einschlägigen ärztlichen bzw. pflegerischen ‚Fachliteratur‘ der Hinweis auf den besonders emotionalen Umgang mit Schmerz dieser Patienten gebräuchlich – von den Kommentaren und Witzen, die unter Medizinern und Pflegenden in deutschen Krankenhäusern kursieren, gar nicht erst zu sprechen. Vor diesem Hintergrund ist denkbar, dass das Phänomen der Wehleidigkeit übertrieben und generalisiert wird, ohne dass es dafür tatsächlich eine hinreichende Grundlage gäbe. Das heißt, es wird automatisch angenommen, dass eine Patientin oder ein Patient mit Migrationshintergrund wahrscheinlich deswegen so klagt, weil sie oder er dies beim Arztbesuch ohnehin zu tun pflegt aufgrund der kulturellen Prägung. Nach anderen Gründen würde in diesem Fall weniger intensiv geforscht. Mittels der selektiven ‚Brille‘ wird dann immer wieder dieses Vorurteil bestätigt und bestärkt. Dass viele zugewanderte Patienten sich auch *nicht* wehleidig verhalten oder aber aus guten Gründen klagen, wird in diesem Fall häufig übersehen oder ausgeblendet.

Natürlich ist auch eine Art Mittelweg in der Interpretation denkbar: Dass Patienten aus dem Mittelmeerraum tatsächlich etwas wehleidiger und emotionaler im Umgang mit Schmerz sind, dieses Bild jedoch durch medizinisches Personal im Krankenhaus weit mehr verstärkt und übertrieben wird als nötig.

Die Folgen für die Interaktion mit diesen Patienten liegen auf der Hand: Sie werden mit ihrer Krankheit weniger ernst genommen, als Patienten behandelt, die ein bestimmtes stereotypes Verhalten an den Tag legen, ohne dass tatsächlich ‚etwas dahinter stecken' muss, und dadurch eventuell schneller abgeschrieben. Dies würde wiederum die medizinische Behandlung negativ beeinflussen. Daher gilt es, das Vorurteil, Patienten aus dem Mittelmeerraum jammerten und klagten über Schmerzen per se besonders stark, einer gründlichen Revision zu unterziehen.

Zwei Fremdbilder

„Die Deutschen sind alle Nazis"

Aufgrund des im Methodenteil erwähnten Ungleichgewichts der Befragungen – Patienten wurden von mir nicht interviewt und im Vergleich zu Mitarbeitern selten in informellen Gesprächen befragt – ist das Material im Hinblick auf die Patientenperspektive eher dünn. Ob die hier wiedergegebene Auffassung, die Deutschen seien „alle Nazis" bzw. ausländerfeindlich, eine unter Einwanderern verbreitete Meinung widerspiegelt, kann nicht beantwortet werden. Ich beschränke mich hier auf die Untersuchung, wie und in welchem Kontext dieses Vorurteil verwendet wird.

In längeren Gesprächen mit zugewanderten Patienten wurden unter anderem Machtverhältnisse und Diskriminierung durch ‚die Deutschen' angesprochen – im Krankenhaus und anderswo. So in einer Unterredung mit Herrn E., einem Patienten aus Albanien:

Herr E. erzählt über Deutschland: Auf seiner Arbeit (auf dem Bau) sei das Arbeitsklima sehr gut (dazu macht er eine Kusshand), die Kollegen seien alle nett zueinander. Aber sonst in Deutschland seien 90 Prozent der Deutschen „Nazis", d.h. sie wollten nichts von Ausländern wissen. Auf der Arbeit sei das anders; er erklärt das damit, dass man ja dort daran interessiert sei, zusammenzuarbeiten und eine gute Arbeitsatmosphäre zu schaffen. Allerdings, die Deutschen, wenn es drauf ankäme … Als er krank wurde, habe ihn sein Arbeitskollege, ein Pole, im Krankenhaus besucht, „wie Bruder", die Deutschen hingegen … Er macht eine wegwerfende Handbewegung.
Im Krankenhaus seien sie ja bestimmt auch gegen Ausländer. Wobei, wenn er (auf meine Aufforderung hin) genau ist: Alle sind eigentlich nett zu ihm, nur diese eine Schwester, diese russisch-deutsche, die sei garstig zu ihm. Die Ärzte seien auch nett, er beklagt nur, dass alle etwas anderes diagnostizierten. Dann geht es darum, wie die Ärzte und Schwestern ihm Spritzen geben. Die eine, böse Schwester zum Beispiel hätte ihm die Spritze nur so reingejagt, brutal und rücksichtslos, „wie wenn ich Tier wäre". Bei der Schwester heute hingegen sei es o.k. gewesen. Auf der [Station x] habe es eine arabische Ärztin gegeben, die hätte ihm höllisch wehgetan. Hingegen hätte die schwarze Ärztin hier (die neue ÄiP) es sehr gut gemacht (FfP S. 59).

Herr E. äußert sich lobend über die gute Arbeitsatmosphäre, beklagt sich jedoch über die mangelnde Solidarität seiner deutschen Arbeitskollegen, als er krank wurde. Wenig später holt er zum Rundumschlag aus: „90 Prozent" der Deutschen seien „Nazis" und wollten mit Ausländern nichts zu tun haben. Dies sei ganz sicher auch im Krankenhaus so. Dieses Urteil muss er allerdings revidieren, als er aufgefordert wird, detailliert Stellung zu nehmen. Bei näherer Betrachtung erweist sich nun, dass eigentlich de facto fast alle im Krankenhaus nett zu ihm sind, ausgenommen eine „russisch-deutsche“ Krankenschwester. Auch die Art, wie ihm Spritzen gegeben werden, kann er nicht auf den vermeintlichen Ausländerhass bzw. ‚Nazismus‘ der Deutschen zurückführen. An diesem Beispiel ist gut zu erkennen, dass Herr E. seine Erfahrungen selektiv wahrnimmt und zuschreibt: Die negativen Erfahrungen (z.B. der fehlende Besuch durch deutsche Kollegen im Krankheitsfall) wird unter ‚Ausländerfeindlichkeit der Deutschen‘ verbucht, die positiven Erfahrungen jedoch (z.B. die gute Arbeitsatmosphäre und die Tatsache, dass fast alle im Krankenhaus nett zu ihm sind) werden nicht dazu verwendet, um seine negative Auffassung zu relativieren, sondern sie werden ausgeblendet oder anders erklärt. Sein Urteil, dass er als Ausländer in Deutschland sowieso unerwünscht sei und Deutsche „zu 90 Prozent Nazis“ seien, scheint sich bei Herrn E., der bereits seit über 30 Jahren in Deutschland lebt, schon so sehr verfestigt zu haben, dass es kaum mehr einer Überprüfung zugänglich ist.

Auch eine andere Patientin, Frau D., ist sehr schnell bei der Hand mit der Zuschreibung von Ausländerfeindlichkeit bzw. dem Vorwurf des Nazismus:

> Über die Schwestern meint Frau D., eine sei nett gewesen und eine nicht nett – die habe ihr die Pillen nur so hingeschmissen. Was sie glaube, warum die eine nicht nett zu ihr war? Hmm, sie weiß nicht so recht. „Hitler?“, vermutet sie dann. Vielleicht möge sie einfach keine Ausländer, wegen Hitler (FfP S. 29).

Frau D. nimmt wahr, dass eine Krankenschwester „nett“, eine andere „nicht nett“ zu ihr gewesen sei. Auf die Frage nach möglichen Ursachen kann sie sich nur auf Vermutungen und Projektionen stützen. Das „nicht nette“ Verhalten von Deutschen gegenüber Zuwanderern bringt sie schnell und direkt in Verbindung mit der nationalsozialistischen Vergangenheit der Deutschen.

Festzuhalten ist, dass bei dem Vorwurf, Deutsche seien „Nazis“, der Zusammenhang mit der Angst vor Diskriminierung zugewanderter Patienten (siehe den entsprechenden Abschnitt unter 3.4.2) nahe liegt. Es kann vermutet werden, dass dieser Vorwurf teilweise als Instrument benutzt wird, um sich gegen vermutete Ungleichbehandlung zu wehren bzw. abzugrenzen.

„Türkische Paschas – unterdrückte Frauen“

Türkische oder, allgemeiner noch, muslimische Patientinnen und Patienten werden häufig als einer rigiden Geschlechtertrennung unterworfen angesehen. Auf der einen Seite stehen dabei laut gängiger Auffassung muslimische Männer, die weitgehende Kontrolle über ihre Frauen ausüben, sie gängeln, für sie entscheiden und in Abhängigkeit halten, ihnen keine persönlichen Rechte zugestehen. Auf der anderen Seite stehen muslimische Frauen – abhängige, unterdrückte Wesen, die keine eigenen Entscheidungen treffen, sich nicht frei entfalten können.

Im Folgenden soll nicht diskutiert werden, ob und wenn ja, welche Annahmen über muslimische Männer und Frauen ‚richtig' oder ‚falsch' seien.[21] Vielmehr soll gezeigt werden, wie diese Annahmen vorgebracht und wie sie bewertet werden, und was diese Darstellungen über das Selbstbild der Beteiligten aussagen. Insgesamt sehe ich die Darstellung muslimischer Geschlechterrollen in besonderem Maße überlagert von Projektionen, Generalisierungen, Vorurteilen und Emotionen, welche eine nüchterne und differenzierte Sicht der Thematik erschweren.[22]

Befragt nach dem Thema Geschlechterrollen bei muslimisch geprägten Patienten, äußerten sich viele Klinikmitarbeiter – weibliche wie männliche – ablehnend und abfällig über die anderen Beziehungen zwischen Männern und Frauen bei Patienten aus islamisch dominierten Ländern. Bestimmte Verhaltensweisen wurden schnell dadurch erklärt, dass in dieser Kultur nun einmal die Männer das Sagen hätten, dass Frauen, speziell jüngere, unterdrückt und in Unfreiheit lebten, und dass sehr gut auf sie aufgepasst werde. Dabei wurde insbesondere Stellung zu den vermuteten Beziehungen zwischen muslimischen Patientinnen und ihren Ehemännern bezogen: Muslimische Ehefrauen würden von ihren Männern dominiert werden. Muslimischen Männern wurde

21 Zur Einordnung von Vorurteilen über türkische Männer in Deutschland ist jedoch eine Studie von Margret Spohn (2002) über Immigranten der ersten Generation beachtenswert. Spohn kann zeigen, dass das Zerrbild vom türkischen ‚Macho' beileibe nicht immer zutrifft. Konzepte der Männlichkeit wurden zwar von den untersuchten Männern in Auseinandersetzung mit dem eher autoritären Männlichkeitsmodell ihrer Jugend herausgebildet, jedoch auch mit späteren Lebensumständen und -einflüssen. Spohn unterscheidet zwischen drei verschiedenen Typen von Männern, die sich in Bezug auf Familie und partnerschaftliche Bindung unterschiedlich positionieren: Dem eher „autoritären" Mann, der sich selbst als Versorger, aber auch als Herrscher der Familie und Respektperson sieht; dem „unabhängigen" Mann, dessen höchstes Bestreben freie und individuelle Entfaltung und Entwicklung sind; und dem Typus Mann, dem Partnerschaftlichkeit und stabile, von Offenheit und Vertrauen geprägte Beziehungen zu Frau und Kindern sehr wichtig sind. Alle drei Typen waren in dieser Studie zahlenmäßig ungefähr gleich stark vertreten. Dies lässt den Schluss zu, dass zumindest unter den türkischen Einwanderern der ersten Generation das Modell des „autoritären" Vaters und Ehemannes wohl nicht in dem Maße ausgeprägt ist, wie es gängigen Vorstellungen entspricht.
Zudem zeigt Schiffauer (1987, 1991) in seinen Studien „Die Bauern von Subay" und „Die Migranten aus Subay", dass die Migration türkischer Dorfbewohner nach Deutschland und Österreich tiefgreifende Spuren im Weltbild der Migranten hinterlassen hat, wobei der Wertewandel insbesondere die Identität der Migranten als Person sowie allgemein das Verhältnis zwischen Individuum und Gesellschaft betrifft. Insofern darf angenommen werden, dass sich in der Migration Einstellungen, Weltbilder und Werte stark verändern (können).

22 Diese Sicht wird auch von Jäger (2005) vertreten, welche in ihrer Diskursanalyse „Ethnisierung von Sexismus im Einwanderungsdiskurs" bei den Befragten eine deutlich selektive Wahrnehmung im Hinblick auf die Thematik feststellt (2005: 1, 8).

oft generell ein Mangel an Respekt vor Frauen, auch vor deutschen Krankenschwestern und Ärztinnen, vorgeworfen. Außerdem würden sie deutsche Frauen sexuell belästigen. Mit den anderen Geschlechterbeziehungen bei Muslimen wurde auch eine besondere Neigung zur Schamhaftigkeit – sowohl bei muslimischen Frauen als auch bei Männern – erklärt.

Zur Struktur muslimischer Familien heißt es beispielsweise bei einer befragten Krankenschwester deutscher Herkunft:

B: Also bei muslimischen Familien ist es ja meistens so, die Eltern sind, grade bei Männern, das Oberhaupt der Familie, und alle andern haben zu gehorchen, ja? Und wenn der […] sagt: „Ich will das", dann sagt auch keiner: „Nee, ich geb' dem das nicht", ja? Also die hören dann eher, was der Vater sagt oder will (Interview Nr. 7, S. 3).

Ein Arzt kontrastiert die in muslimischen Familien vorherrschenden Geschlechterrollen mit dem Geschlechterverhältnis, wie er es für Deutsche typisch betrachtet und gibt damit auch den Blick frei auf das Bild, welches er von deutschen Frauen hat:

Leute aus anderen Kulturen seien ganz anderem Stress und anderem Druck ausgesetzt als Deutsche, davon würden wir gar nichts ahnen, z.B. junge türkische Frauen, die hätten Druck von allen Seiten: Gute Ehefrau sein, gut für die Kinder sorgen, den Anforderungen der Gesellschaft entsprechen. Die könnten nicht einfach sagen, wie die Frauen hier: „Typ, hau ab!", wenn ihnen etwas nicht passe (FfP S. 156).

Häufig findet sich in den Kommentaren über die ‚anderen' Geschlechterrollen eine persönliche Betroffenheit. Einige befragte Mitarbeiterinnen fühlten sich durch die Haltung muslimischer Männer ihnen gegenüber herabgewürdigt. Beispielsweise berichtet eine Ärztin:

B: Diese Patienten *[türkischstämmige Patienten aus niedrigeren Schichten]* sind vom Verhalten zum Arzt her, zum weiblichen Arzt, oftmals kritisch insofern, dass sie die Frau halt nicht akzeptieren im Arztberuf, das fällt halt auf. […] Was bei jungen, ausländischen Patienten oft zu wünschen übrig bleibt, […] dass die – jetzt auch gerade türkische oder islamische Patienten, die jung sind – dich als Frau halt angraben – richtig, halt auch derbe Sprüche.
I: Auch als Ärztin?
B: Ja, klar. Die halt dann auch z.T. dir hinterher pfeifen oder dann auch so 'nen dummen Spruch halt bringen. Das fällt da häufiger auf, das stößt auch sehr auf. Weil sicher, das ist vielleicht auch persönlich bei mir, weil ich mich schon eh als Frau auch nicht akzeptiert fühle, das merkst du auch ganz genau, du bist die Schwester und weniger wert, das wird auch ganz genau rübergebracht – durch Gestik, durch dummes Lachen oder irgendwas – da hat man dann schon selbst – so 'ne Front, die man halt hat. Und dann braucht halt nur ein degradierender Spruch zu kommen, und was halt auch auffällig ist, grad wenn du da […..?] in der Ambulanz, da steht so 'n Trupp von fünf Jungen, die dich dann angrabsch-, nicht angrabschen – anglotzen, muss man wirklich sagen, und dann auf Türkisch sich so – hähähä – so die Bemerkungen zuwerfen, weißt halt nicht was es ist, aber du kannst es dir von der Gestik und Mimik her schon irgendwo denken. Das passiert sicherlich auch bei deutschen jungen Patienten, aber – nicht so häufig. Das ist einfach so 'n Erfahrungsschatz, wobei ich hier natürlich extrem viel mit ausländischen Patienten zu tun habe. Das ist

ganz – das ist für mich ganz exakt lokalisierbar auf den islamisch sprechenden Raum. Muss man sagen einfach: schlechtes Benehmen gegenüber der Frau – was sie gegenüber den eigenen Frauen sicher nicht brächten, und es sind gerade die Jungen – die jungen Leute, die natürlich auch 'ne gewisse – 'ne gewisse Sache in dir sehen, als junge Frau. Die älteren Türken sind sehr höflich, die sind halt leider oft der Sprache nicht mächtig, aber – so was erlebste da halt eigentlich nicht, ne? (Interview Nr. 12, S. 2)

Diese Ärztin fühlt sich von muslimischen Patienten und Angehörigen degradiert und herabgewürdigt. Ihre Rolle als Ärztin sieht sie durch das respektlose Gebaren jüngerer türkischer Männer bedroht: „Du bist die Schwester und weniger wert." Von den jungen Männern nimmt sie an, dass sie „'ne gewisse Sache in dir sehen, als junge Frau". Insgesamt ist eine mühsam gebändigte Wut aus dieser Passage herauszuhören, die stellenweise überschäumt, wenn sie sagt: „... angrabsch-, nicht angrabschen – anglotzen, muss man wirklich sagen". Dass sich innerlich bei dieser Ärztin eine „Front" gebildet hat, die sich stellenweise wohl in Gewittern entlädt („Da braucht halt nur ein degradierender Spruch zu kommen") ist anzunehmen. Vorstellbar ist, dass sich diese „Front" so aufgestaut hat, dass sie durch selektive Wahrnehmung nur noch imstande ist, das bei ihren Gegenübern wahrzunehmen, was in ihr Raster passt.

Es gibt jedoch auch andere Stimmen, die die Auffassung, muslimische bzw. türkische Männer verhielten sich im Vergleich zu deutschen Männern *besonders* abwertend Frauen gegenüber, relativieren. So meint eine Ärztin:

B: Wenn ich jetzt sagen würde, dass man bei türkischen Männern als Frau eher 'n Problem hat, anerkannt zu werden – also das ist auch bei deutschen Patienten schlechter. *(lacht)* Wirklich, wenn man 'nen Kittel anhat, egal ob's 'n Arztkittel ist, na klar ist man als Frau Schwester, und der Mann ist der Arzt, also da würd' ich jetzt den türkischen Patienten Unrecht tun. *(lacht)* Das ist bei deutschen Patienten nicht anders. [...] Also ich weiß jetzt nicht. Ich mein', es gibt auch deutsche Männer, die sich von 'ner Frau nichts sagen lassen. Ob das prozentual häufiger türkische Männer sind, die sich nichts sagen lassen, da fehlt mir der Vergleich *(lacht)*.
I: Ja. Also hast du's auf jeden Fall jetzt nicht [...] über die Gebühr [...] erlebt, dass du jetzt denken würdest, als Frau –
B: Also ich hab's schon mal erlebt. Da hab ich 's so bei zwei, drei türkischen männlichen Patienten erlebt, dass die mit der Stationsärztin aneinander geraten sind und sich das vom Arzt dann aber haben sagen lassen. Aber ich habe auch mit männlichen, also mit deutschen Männern das erlebt, dass sie sich von 'ner Frau nichts haben sagen lassen. Von daher kann ich jetzt nicht sagen, dass das voll typisch ist (Interview Nr. 15, S. 11).

An letzterem Ausschnitt ist zu erkennen, dass das Bild, türkische Männer verhielten sich, verglichen mit deutschen Männern, Frauen gegenüber in besonderem Maße respektlos, nicht durchgängig existiert.

Resümee

Im letzten Abschnitt ging es um kulturelle Stereotype und Zuschreibungen, die von beiden Seiten – zugewanderten Patienten und Klinikpersonal – über die jeweils andere Seite vorgenommen wurden. Wie das Beispiel zweier Klinikmitarbeiterinnen zeigte, bestehen kulturelle Stereotype und Zuschreibungen zum Teil unabhängig von Erfahrungen mit Angehörigen der jeweiligen Kultur.

Eine Reihe von Mitarbeitern berichteten vom Phänomen des so genannten ‚Mediterranen Syndroms': Patienten aus dem Mittelmeerraum würden bei Schmerzen lauter schreien und sich insgesamt wehleidiger gebärden als deutsche Patienten. Dies konnte durch Beobachtungen nicht bestätigt werden: Zugewanderte Patienten aus dem Mittelmeerraum verhielten sich gemäß der von mir angestellten Beobachtungen nicht viel wehleidiger als deutsche Patienten.

Verschiedene Möglichkeiten der Interpretation wurden diskutiert. So ist es möglich, dass aufgrund des methodischen Zugangs Beobachtungen gemacht wurden, die dem tatsächlichen Bild nicht entsprachen bzw. es verzerrten. Beispielsweise ist vorstellbar, dass auf einer (Not)-Aufnahmestation besser akutes Schmerzverhalten beobachtet werden kann als im untersuchten Stationssetting (überwiegend internistische Stationen ohne Aufnahmebereich).

Denkbar wäre jedoch auch, dass die Beobachtungen einen einigermaßen repräsentativen Ausschnitt aus der Realität abbilden, die befragten Mitarbeiter dagegen der selektiven Wahrnehmung unterliegen und Fälle, die das genannte Vorurteil nicht bestätigen, systematisch ausblenden. Dies würde entsprechend bedeuten, dass das so genannte ‚Mediterrane Syndrom' konstruiert wird. Dazu passt, dass in Medizinerkreisen und auch in der einschlägigen ‚Fachliteratur' so häufig von der Existenz dieses Phänomens zu hören und zu lesen ist, dass es fast unmöglich erscheint, sich dieser herrschenden Meinung zu entziehen und sich auf Basis eigener Erfahrungen ein unabhängiges Urteil zu bilden.

Schließlich kann angenommen werden, dass die ‚Wahrheit' zwischen den beiden Polen liegt. Dies würde bedeuten, dass es zwar gut möglich ist, dass Patienten aus dem mediterranen Raum tatsächlich etwas heftiger auf Schmerzen reagieren, dass diese Angewohnheit jedoch durch die ‚Brille' selektiver Wahrnehmung erheblich generalisiert und überspitzt wird. Entsprechend würden Erfahrungen, die nicht in das Bild passen, ausgeblendet und das gegebene Vorurteil auf diese Weise beständig reproduziert werden.

Folge der Zuschreibung eines ‚Mediterranen Syndroms' ist, soviel ist festzuhalten, dass Patienten aus dem Mittelmeerraum von vorneherein weniger ernst genommen werden dürften als deutsche Patienten. In jedem Fall gilt es, das Bild des ‚Mediterranen Syndroms' einer gründlichen Prüfung zu unterziehen.

Weiterhin wurden die Fremd- und damit zusammenhängenden Selbstbilder der Akteure an zwei Beispielen diskutiert: Anhand des Stereotyps von Deutschen als ‚Nazis' wurde gezeigt, dass bei der Zuschreibung durch zugewanderte Patienten zwar Diskriminierungserfahrungen aus der Vergangenheit eine Rolle spielen können, dieses Bild aber teils auch abgekoppelt von den tatsächlich gemachten Erfahrungen besteht und insofern einer Überprüfung nicht standhält. Ferner wurde gezeigt, dass unter Mitarbeitern das verbreitete Bild besteht, muslimische bzw. türkische Männer würden ihre Frauen unterdrücken, und es handele sich bei muslimischen bzw. türkischen Frauen entsprechend generell um rechtlose und unterdrückte Wesen. Von einigen Mitarbeiterinnen wurde aus eigener Betroffenheit heraus agiert: Sie gaben an, sich von türkischen bzw. muslimischen Männern nicht genügend respektiert zu fühlen. Mit Blick auf deutsche Männer, die beispielsweise Ärztinnen auch nicht immer in ausreichendem Maße respektierten, wurde dieses Bild jedoch von anderen Mitarbeiterinnen relativiert.

Bezüglich der unter dem Abschnitt „Zwei Fremdbilder" dargestellten Zuschreibungen lassen sich Schlüsse über die mögliche Ursache der Bildung solcher stereotyper Bilder und Vorurteile ziehen. Beide Gruppen, die die andere Seite mit solchen Vorurteilen belegte, fühlten sich in ihrer Würde und Identität bedroht: Die beiden zugewanderten Patienten, die sich von „Nazis" bedroht sahen, fühlten sich diskriminiert als Einwanderer; die deutschen Mitarbeiterinnen, welche sich mit der „Respektlosigkeit" gegenüber Frauen durch muslimische Männer konfrontiert sahen, fühlten sich als Frauen nicht anerkannt. Es kann daher vermutet werden, dass die Entwicklung verstärkter Stereotype bis hin zu Feindbildern dabei hilft, das eigene Selbstverständnis zu schützen und das Selbstvertrauen zu stärken (siehe dazu den Abschnitt über Stereotype und Zuschreibungen in Kapitel 1.2). In Kapitel 4 wird versucht, diese Ergebnisse mit entsprechenden theoretischen Konzepten zu verknüpfen.

3.5 Zum gesellschaftlichen Kontext der Interaktion zwischen Patienten mit Migrationshintergrund und Klinikpersonal

3.5.1 Die Devise ‚Zeit ist Geld'

Dass der immer stärker werdende gesellschaftliche Trend zur Ökonomisierung auch das Gesundheitswesen nicht unberührt gelassen hat, stellt mittlerweile fast einen Allgemeinplatz dar. Durch den zunehmenden Zwang zum Sparen wird stets weniger Personal eingestellt, so dass Arbeits- und Zeitdruck im Krankenhaus steigen. Die Gesundheitsreformen der letzten Jahre haben diese Entwicklung mitgetragen.

Das Krankenhauspersonal steht dieser Entwicklung naturgemäß äußerst kritisch gegenüber. In den Interviews, die ich führte, wird über die Sparmaßnahmen und damit zusammenhängende Themen sowohl von Krankenschwestern als auch von Ärzten häufig geklagt. Dabei stehen die Themen Personalabbau, Arbeitsüberlastung und steigender Stress im Fokus des Ärgers. Zudem wird beklagt, dass Ärzte häufig Nachtdienste und Überstunden verrichten müssen und im Vergleich dazu nur unzureichende finanzielle Gratifikation erhalten. Man komme nicht mehr zur eigentlichen Arbeit, und der Kontakt zu den Patienten gehe immer mehr verloren. Auffällig ist, dass gerade diese

Themen besonders emotional vorgetragen werden und mit großer Enttäuschung und Ärger verbunden zu sein scheinen. Dazu einige Beispiele:

Eine Ärztin: Mich nervt, [...] dass wir immer wieder, immer weiter am Kontakt mit Patienten sparen müssen, und das ist einfach so, weil wir kriegen unsere andere Arbeit nicht erledigt. Machen auf der Normalstation auch genügend Überstunden, meistens wegen solchen Sachen, weil man dann doch nachmittags mal reingeht und sich hinsetzt und mit einem redet. Und das ist aber wirklich nicht immer möglich. [...]
Das ist einfach Stress, den man hat. [...] Also ich hab oft gesagt, dass die Umstände, unter denen wir arbeiten, manchmal wirklich viel tun, um uns diesen Beruf wirklich zu versauen. Also bei vielen Leuten ist wirklich, so blöd es auch klingt, wirklich Liebe an diesem Job das Einzige, was einen in diesem Beruf noch hält. Das ist wirklich so. [...] Ich hab viele Freunde, und von meinen Freunden, die ich hab, die sind zu 80 Prozent keine Mediziner, und das sind auch Leute, die anspruchsvolle Jobs haben usw., aber das ist überhaupt nicht zu vergleichen. Auch von dem psychischen Stress her [...]. Vor allem das Wochenende, andere machen auch Überstunden, aber das ist meistens in der Woche, das Wochenende haben die dann frei, und die freuen sich dann auf diese zwei Tage in der Woche, aber wir haben das nicht. Dann wenn alle frei haben, müssen wir arbeiten. Ich mein', das ist ja alles nicht so schlimm, ne. [...] Das sind [...] die äußeren Umstände, vor allem halt viele Aufgaben, die man bewältigen muss, wenig Zeit für die Patienten, viel Bürokratiekram. Das ist das, was einem das so 'n bisschen unschmackhaft macht und wirklich viele Leute dazu bringt, zu sagen: „Also wär's nicht die Medizin, würd' ich das nicht einen Tag länger machen." Und ich denke, das ist, vor allem für einen Mediziner, der grad am Anfang steckt, wirklich schwierig (Interview Nr. 11, S. 12-14).

Eine andere Ärztin: Das *[einem Patienten geholfen zu haben]* ist halt 'n Erfolgserlebnis, das ist halt schön. Ansonsten hat der Beruf – ich weiß nicht, vielleicht seh' ich das nur so, aber ich denk', es geht vielen Medizinern so – wenig Charme. Ja? Arbeitsaufwendig, stressig, Nachtdienst der Horror, viel Formalismen, 'ne unselige Hierarchie, die weiter betrieben wird, ja? (Interview Nr. 12, S. 14)

Dieselbe Ärztin, befragt danach, was sie an der Institution Krankenhaus kritisiere: Also Überstunden. [...] Und dass halt schon letztendlich das Gesundheitssystem nur funktioniert, weil wir unsere Überstunden machen. Das sind so Bedingungen ... Oder auch die Nachtdienste, das ist ja ein großer Teil an Stunden, und in anderen Jobs ist es nicht zulässig, und wir sollen nun alles so machen, und es soll so wunderschön sein, ja? Ich mein', für jeden ist 'n Nachtdienst 'ne Strafe. Vielleicht gibt's auch Leute, die sagen, es macht ihnen total viel Spaß, aber ich denke, das ist die Minderheit. Und es macht auch keinen Spaß, Weihnachten hier zu stehen und auch nicht Sylvester, weil da möchte man genauso wie alle anderen im Kreis der Familie sitzen – und das ist 'n großer Nachteil im Job. Und die werden auch sicher dazu führen, glaub ich, dass die Leute aus dem Krankenhaus abwandern. Was noch 'ne Diskrepanz ist sicherlich: Du hast in Krankenhäusern extremste Unterschiede, was die finanziellen Einkommen angeht, es gibt ja beim Chefarzt Einkommen von zwei bis sechs Millionen pro Jahr, je nachdem, welche Kliniken du hast. Der kleine Assistent kriegt halt viel weniger. [...] Ich mein, wir werden sicherlich nicht übertariflich bezahlt – dass die auch wirtschaftlich abgegolten werden sollte, also ein Nachtdienst, der halt gut bezahlt ist und nicht so wie unter der Woche mit 80 Mark oder 90 Mark, der wiegt null das auf, was man da nachts arbeitet. Also wenn solche kleinen Boni halt dann rüberkämen, dann würde man das sicherlich mit mehr Fassung tragen. Weil mir fällt das schwer. Also, ich hab keinen Bock drauf. Das ist so das, was .... Was ... mir so zu schaffen macht (Interview Nr. 12, S. 16-17).

Zwei Krankenschwestern:
B1: Es kommen immer mehr Aufgaben zu […]. Da wird hier gespart, dann wird da gespart. Irgendwann […] fehlt dann eine Küchenkraft zum Beispiel. Dann heißt es: „Ab jetzt müssen die Stationen selber ihren Tee oben kochen." Haben wir gemacht. Irgendwann hieß es: „Ihr müsst selber euer Brot auf die Teller tun." Irgendwann heißt es: „Ihr müsst die Deckel von den Kännchen entnehmen." Wir machen sogar Aufgaben, die wir eigentlich weder in der Ausbildung gelernt haben, noch was überhaupt mit dem Titel Krankenschwester zu tun hat. Das ist ein Problem, wo ich sage, das hat viel mit dem Gesundheitswesen auch zu tun.
B2: Ja.
I: Und das ist in den letzten Jahren auch schlimmer geworden?
B1: Da wird Geld gespart für das Essen für die Patienten. Die haben nur ein bestimmtes Budget, und damit muss die Küche zusehen, der Koch, dass er für das Geld morgens, mittags und abends das Essen auf die Teller bringt. Was machen unsere Patienten? Beschweren sich wiederum bei uns: „Ich verhungere. Was ist das denn hier für ein Essen?" Und jeden Mittag laufen jetzt schon Patienten hier und beschweren sich übers Essen. Ich meine, ja, wir können ja auch nichts dafür. Aber immer wieder diese Diskussionen. Denn die belasten uns Schwestern wiederum extrem durch dieses blöde Gesundheitssystem, wo da gespart wird.
B2: Ja. Das sind halt diese Kürzungen.
B1: Wenn […] nebenher die ganzen Sachen nicht wären, nur die Pflege und nur unsere Visiten […], dann hätten wir viel, viel weniger Belastungen, wären viel mehr belastbar auch für die Patienten wiederum. Wir sind schon genervt, wenn wir wissen, ach Gott, ja, vier Uhr, ich muss noch Tee kochen, ich muss noch – Abendbrot, die Brote zurichten, ich muss hier und da … Wenn man die Sachen schon im Kopf weniger hätte, weg hätte, dann hätte ich viel mehr Zeit und ich wär' viel […] ruhiger den Patienten gegenüber. […]
Wir haben zu viel Aufgaben, wir werden immer weniger Personal. […] Dafür, dass die Aufgaben mehr sind, wir weniger Personal sind, kriegt man auch nicht mehr Geld.
B1: Besonders, solange es läuft, läuft es einfach weiter so. Wird immer weiter gekürzt (Interview Nr. 7, S. 32-33).

Aus diesen Textstellen spricht sehr große Frustration über die eigene Arbeitssituation im Krankenhaus. Die Befragten berichten über schlecht bezahlte Dienste in der Nacht, am Wochenende und an Feiertagen, über Überstunden und Stress. Sie geben an, dass zu viele Aufgaben, in immer weniger Zeit erledigt werden müssen und beklagen, zu wenig Kontakt zu Patienten zu haben.

Auch in den Feldprotokollen sind einige Gespräche festgehalten, die von den schwierigen Arbeitsbedingungen der Mitarbeiter zeugen:

StA P. erzählt, OA Q. habe bald drei Monate Urlaub, um Überstunden abzubummeln, und ich wundere mich laut darüber, wie man so viele Überstunden zusammensammeln kann. StA P.: „Ich komme auch bald auf eine 70-Stunden-Woche." Oft müsse er auch am Wochenende arbeiten, und wenn nicht, dann habe er sich seine Wochenenden in der Woche „erarbeiten müssen" (FfP S. 44).

In einer anderen Episode geht es um die Urlaube des Personals:

Beim morgendlichen Betreten des Stationszimmers schlägt mir eine sehr negative Stimmung entgegen. Angesprochen auf ihr betrübtes Gesicht, meint KSr D., sie würde sich „am liebsten in die Ecke setzen und weinen". Was es damit auf sich hat, erklärt mir StÄ E.: Es habe gestern eine Urlaubsbesprechung gegeben. Viele

Urlaube seien gestrichen worden, bis Ostern könne immer nur eine Urlaub machen, stückchenweise quasi. StÄ E. hat eine Woche im Februar abbekommen und meint, es sei schon frustrierend und entmutigend, sich hier immer die Wochenenden um die Ohren zu hauen und unbezahlte Überstunden abzuleisten – und dann nicht mal richtig Urlaub machen zu können. Für die Ärzte gebe es hier im Haus keinen Ersatz: Wenn ein Arzt fehle, zum Beispiel bei Krankheit, breche „das ganze System hier zusammen". Früher habe es auf dieser Station drei Ärzte gegeben, da habe es noch Luft gegeben, aber heute ... Gefragt, warum, seufzt sie: „Warum? Kein Geld!" Was tagsüber liegen bleibe und nicht direkt abgearbeitet werde, müsse abends noch gemacht werden. Die Schwestern hätten dagegen noch das Glück, im Schichtdienst zu arbeiten und Überstunden bezahlt zu kriegen, dadurch ließe sich vieles ausgleichen (FfP S. 6).

Insbesondere der Spaß an der Arbeit, die Liebe zu den einzelnen Aufgaben und Tätigkeiten scheinen unter dem Zeitdruck zu leiden:

B: Wenn man genügend Zeit hat, das macht dann auch viel Spaß, und jetzt, wo die jetzt mehrere Schwestern [...?], hat man dann auch richtig gesehen, dass die Spaß gehabt haben, an Leuten richtig mal versorgen und so. Und das macht für jede Krankenschwester, die sich für diesen Beruf entschieden hat, richtige Freude! Wenn man so, was man so kann, ne? In Ruhe, das Arbeiten. Aber wenn man jede fünf Minuten woanders gerufen wird, kann man ... Dass man immer unter diese Zeitdruck steht! Sie stehen an Tür, Leute wollen Ihnen was erzählen, dann schellt schon die nächste Zimmer. Und dann: „Ja, ja, ich muss jetzt, ich muss wieder weg!" Ne? (Interview Nr. 2, S. 9)

Auch zwei andere Pflegende berichten, wie negativ sich Stress auf den Spaß an der Arbeit auswirke, und wie gut es ihnen tue, einmal in Ruhe arbeiten zu können:

KSrS A. hat Pfingsten ihren bisher schönsten Arbeitstag verbracht. Es sei nicht so viel Trubel gewesen, wenig zu tun, so habe sie Zeit gehabt, sich mit einigen Patienten zu unterhalten. Das sei sonst bei den rigiden Strukturen im Tagesablauf auf der Station nicht möglich. So sei alles total locker und entspannt gewesen. KSr B. pflichtet ihr bei, oft sei man so erschöpft von dem Gemache und Getue, da habe man dann gar keinen Nerv mehr, sich auch mal mit den Patienten zu unterhalten. Andererseits seien solche Strukturen auch wichtig, damit nicht alles total verfranse. Sie habe ja jetzt eine Dreiviertel-Stelle, das sei ganz toll, so gehe sie mit viel mehr Spaß und Distanz an die Arbeit heran und freue sich wieder, zur Arbeit zu gehen (FfP S. 93).

Viele Mitarbeiter mit längerer Berufserfahrung beklagen, dass es in den letzten Jahren aufgrund der zunehmenden Sparmaßnahmen immer schlimmer geworden sei und sie immer weniger Freude an der Arbeit hätten. Exemplarisch dafür steht die Aussage einer erfahrenen Krankenschwester. Sie erzählt Folgendes:

B: Also 70er Jahre [...] haben wir auch sehr viel gearbeitet, auch zeitweise [...] geteilten Dienst gehabt, morgens gekommen, dann ein paar Stunden frei und dann nachmittags wieder gekommen. Und das war auch sehr anstrengend, aber dann war es ein paar Jahre auch mal wieder schön, dann konnt' man sich auch den Patienten viel mehr widmen. Aber ich finde, die letzten Jahre ... Ja, wird immer schlimmer, also dass man dann sehr wenig Zeit für Patienten hat, viel weniger als vorher,

besonders jetzt im Spätdienst wieder, also nur mal hoch, und wenn Sie jetzt viele Pflegefälle haben, dann müssen Sie sagen: „Ich komme gleich!", dann machen Sie einen [...?], oder Sie müssen gleich wieder ... Kann man nicht mal in Ruhe essen, ne? [...] Und weil ich auch älter bin, denk ich: „Du wirst auch krank, und wenn das hier so geht, dann möchtest du auch gar nicht im Krankenhaus". [...]
I: Woran liegt das denn, dass es jetzt immer [...] schlimmer geworden ist, dass man immer weniger Zeit hat?
B: Erstmal gibt es im Krankenhaus immer weniger Personal, wir haben ja immer von drei, vier Monate eine oder zwei Planstellen frei, ne? Die wird nicht besetzt. Und dann, andersherum, auch viel mehr Schreibkram, würd' ich sagen. Sie müssen ja *alles* dokumentieren, Sie haben das ja gesehen. Ne? Und das wird hier dokumentiert, da dokumentiert ... Wenn das irgendwo geschrieben ist, da muss man das nicht *noch mal* dreifach umschreiben – oder? Wenn die einmal beschrieben ist, dann ist die beschrieben, das muss doch nicht irgendwie [...] an drei Stellen noch mal abgezeichnet werden und eingezeichnet werden! [...] Also für mich ist das Unsinn. Ne? Nur, das ist so, das verlangt man sehr wahrscheinlich wegen der Sicherheit [...]. Weil die Patienten sich auch jetzt mehr wehren [...].
I: Weil sie sich mehr wehren?
B: Ja, sie wehren sich mehr, die Patienten wissen mehr über sich und interessieren sich mehr über ihre Krankheiten, und dann, hin und wieder klagen sie wahrscheinlich, wenn das nicht in Ordnung gemacht ist. [...] Und deswegen muss man sich so absichern und so viel dokumentieren. [...]
Man hat zu wenig Zeit für einen schwer Kranken. Die Leute werden immer älter, und die werden alle kränker. Und sie *brauchen* mehr Pflege. Und wenn Sie jetzt sich überlegen: Vormittags geht das noch, Sie haben [...?]dienst. Aber wie oft geht das nachmittags bei uns: Wir müssen Leute zur Chirurgie fahren, zu zweit: Einer geht hoch, einer bleibt unten. Leute schellen überall. Und dann kommt das Abendessen, Sie müssen Abendessen austeilen, es schellt auch in verschiedene Stellen, Sie stellen Essen hin, kommen wieder zurück, der Patient hat noch nicht gegessen, hat es noch nicht mal geschafft zu schmieren, wir lassen den alleine wieder, gehen wieder woanders, ja? Und das, das ist also keine richtige Pflege mehr. Find ich. [...] So oft komm ich nach Hause und bin ... „Also was hast du jetzt eigentlich heute gemacht?", ne? „Was hast du gemacht?", ne? Das war doch früher anders! [...] Manchmal ist das so, dass Leute gesagt bekommen: „Sie sind krebskrank." Ne? „Sie sind krebskrank", wird vom Arzt gesagt, der wird dann auch schön aufgeklärt und alles. Die Leute verstehen das noch nicht! Sie sind ja ganz außer sich, ne? Und dann kommt das erst nach zwei, drei Stunden. Sagen sie: „Schwester, ich hab doch das-und-das gehört" [...]. Und wenn Sie dann zu wenig Zeit haben, das tut Ihnen dann im Herzen irgendwie weh, ne? Und Sie können nicht zum Patient sagen: „Ja, in fünf Minuten, jetzt ist's so", ne?
I: Und das war früher auch schon anders [...]?
B: [...] Man hatt' früher 'n bisschen mehr Zeit dadurch, dass man nicht so viel dokumentieren musste. Man hat früher auch immer alles dokumentiert und geschrieben und die Übergabe geschrieben, aber Sie müssen erstmal *jede* Infusion abzeichnen, *jede* Medikamente abzeichnen – alles noch extra abzeichnen, ne? Und ist auch viel mehr geworden von den Infusionen und von den Sachen, von der Hygiene, wird das alles gewechselt, jeden Morgen alles gewechselt, das war früher eher etwas weniger. Das ist *vielleicht* besser, aber weiß man auch nicht, ne? (Interview Nr. 2, S. 2-4)

Dieser Ausschnitt illustriert deutlich die gegenwärtige Frustration der Krankenschwester in ihrem Beruf, den sie allgemein als schön und erfüllend beschreibt. Im Rückblick stellt sie fest, dass das Positive und Wichtige an ihrer Arbeit, nämlich die Versorgung, Pflege und auch Ansprache der Patienten zunehmend aus dem Blickfeld gerate. An die Stelle des Kontakts mit Patienten treten immer stärker Verwaltungsaufgaben und Dokumentationen der Pflege, auch die Hygiene würde heute wichtiger genommen, was ebenfalls Mehrarbeit zur Folge habe. Dies führt die Krankenschwester auf veränderte Bedingungen im Gesundheitswesen zurück – hier die größere Klagefreudigkeit von Patienten. Als dritte Ursache für den zunehmenden Zeitmangel nennt sie Stellenkürzungen im Pflegebereich.

Dass Stress und Zeitdruck keine guten Bedingungen für eine gelungene Kommunikation sind, erscheint so plausibel, dass es nicht näher begründet werden muss. Jeder kennt die Folgen, die großer Stress und Arbeitsdruck zeitigen: Die Tendenz zu Ungeduld, Fahrigkeit und Kurzangebundenheit, erhöhte Aggressivität sowie die Neigung, Verfahren ‚abzukürzen', indem man sich nur noch auf das Notwendigste beschränkt. Letzeres dürfte gerade den Typus der ‚nicht ernst zu nehmenden' (z.B. dementen) und zurückhaltenden Patienten sowie Patienten, mit denen die Verständigung eingeschränkt ist, d.h. mit denen man Geduld haben muss, zum Nachteil gereichen (siehe „Kritisch wahrgenommene Patienten" unter Abschnitt 3.3.2). Auch auf die Interaktion mit zugewanderten Patienten, welche häufig besonders zurückhaltend wirken und/oder Schwierigkeiten haben, sich sprachlich zu verständigen (sowie „Diskriminierung und Nicht-Ernst-Nehmen von Patienten"/Abschnitt 3.4.2), dürften sich Stress und Zeitdruck bei Mitarbeitern besonders stark auswirken.

Aufschlussreich ist ein Ausschnitt aus den Feldforschungsprotokollen, der eine direkte Auswirkung von Stress und Zeitmangel auf die Arzt-Patienten-Interaktion nahe legt. Ein Oberarzt (OA U.) wurde von mir an zwei Tagen bei der Visite beobachtet. Am ersten Tag war er neben seiner Visite gleichzeitig verantwortlich für die Endoskopie auf einer anderen Etage, was sich darin manifestierte, dass das Telefon während der Patientengespräche häufig klingelte und er die Visite immer wieder zeitweise unterbrechen musste. Am zweiten Tag hatte er die Verantwortlichkeit für die Endoskopie abgegeben. Im Gegensatz zum ersten Tag, an dem er während der Visite hektisch und kurz angebunden gewirkt hatte, war für die Beobachterin nun deutlich sichtbar, dass er weit ruhiger und entspannter mit den Patienten umging:

1. Tag:
Visite mit OA U., der OA V. (in Urlaub) vertritt, der wiederum StÄ W. vertreten sollte. (StÄ W. ist krank: Vorgestern war sie nicht da, gestern hat sie sich hergequält, wie sie erzählte, heute ist sie wieder nicht da.) Nach eigener Angabe muss OA U. zugleich Visite und Endoskopie machen, „deswegen ruft auch dauernd jemand an". In der Tat klingelt oft das Telefon, und er unterbricht die gesamte Visite zweimal für längere Zeit. Zu den Patienten ist er freundlich, offen und herzlich, teilt oft einen munteren Scherz aus, aber er lässt die Patienten nicht allzu nah an sich herankommen, indem er auf Andeutungen von Ängsten oder Gebrechlichkeiten nicht recht reagiert. Er beruhigt die Patienten, aber er beruhigt im Schnellverfahren. Die Visiten verlaufen insgesamt ‚freundlich, kurz und schmerzlos' (FfP S. 151-152).

2. Tag:
OA U. wirkt wieder sehr freundlich, oberflächlich und unbekümmert. Für die Patienten hat er heute deutlich mehr Zeit, er setzt sich häufig auf die Bettkante

(gestern hatte er alles stehend abgehandelt) und redet ruhiger und intensiver mit den Patienten, geht stärker auf ihre Klagen ein und streichelt ab und an eine Hand. Das Telefon unterbricht ihn nur einmal. Für mich ist der Unterschied zu gestern, wo er nach eigenen Angaben gleichzeitig Endoskopie und Visite gemacht hat, stark spürbar. Heute vor der Visite hat er zu mir gesagt, das Gleichzeitige sei ja eigentlich gar nicht zu schaffen, das mache er heute nicht mehr. (Ich weiß nicht, wie er es gelöst hat) (FfP S. 155).

Es ist also insgesamt anzunehmen, dass Zeitmangel und Stress sich negativ auf die Interaktion zwischen Klinikmitarbeitern und Patienten auswirken.

Falsch wäre es jedoch, von einer Art Reiz-Reaktions-Schema auszugehen und es als unvermeidlich zu betrachten, dass Mitarbeiter auf Stress mit Kurzangebundenheit, Hektik und Taktiken zur Arbeitsvermeidung reagieren. Neben Situationen, in denen der Stress sich negativ auf die Kommunikation der Akteure auswirkte, wurden nämlich von mir auch gegenläufige Beobachtungen gemacht. So gab es mehrere Beispiele, in denen zwar Personalknappheit oder Stress herrschte, die Mitarbeiter jedoch weiterhin weder kurz angebunden noch unbeherrscht oder unfreundlich mit Patienten umgingen. Dazu einige Ausschnitte aus den Feldprotokollen:

Ich kann heute den Stress nachvollziehen, den StÄ K. hat: Dauernd will heute jemand etwas von ihr, so dass ständig die Visite unterbrochen werden muss: Eine Patientin hatte schon vor einer Stunde einen Termin zum Röntgen, niemand hatte aber daran gedacht, und jetzt, als StÄ K. daran denkt, traut sich die ältere, leicht verwirrte und ängstliche Patientin nicht zu, alleine zur Röntgenabteilung zu finden. Also muss StÄ K. einer Krankenschwester Bescheid sagen, die aber nicht gleich reagiert. („*Das* sind Kommunikationsprobleme!", stellt StÄ K. in meine Richtung fest.) Auf dem Gang wird sie dann von einer ehemaligen Patientin angesprochen, die irgendwelche Befunde braucht, das Gespräch zieht sich in die Länge, dann kommt wieder ein Anruf … StÄ K. ist heute, wie es scheint, permanent auf Trab. Allerdings beeinflusst dieser Stress offensichtlich kaum ihr Verhalten den Patienten gegenüber: Sie wirkt heute besonders fürsorglich, lieb und mütterlich und erklärt allen alles geduldig; ihr leicht strafendes Verhalten gegenüber der unkooperativen Frau M. stellt die einzige Ausnahme dar (FfP S. 125).

Obwohl StÄ K. ständig von verschiedenen Seiten gefordert wird und schnell reagieren muss, wirkt sie den Patienten gegenüber geduldig und fürsorglich, lässt sich also von ihrem Stress wenig beeinflussen. Ähnlich eine Krankenschwester:

Statt um 8 Uhr gibt es heute erst nach neun Uhr Frühstück, denn die Pflegerinnen haben sich heute – im Gegensatz zu wochentags – viel Zeit genommen, um die Patienten zu waschen, die Wunden zu versorgen und zu pflegen. Dennoch: „Zu dritt ist sehr knapp heute", meint KSr N. Die Frühstückspause für die Pflegerinnen muss auf diese Weise ausfallen, und ich wundere mich über den Altruismus, mit dem die Schwestern nach der Übergabe bis zu meinem Weggang gegen elf Uhr um die Patienten herumwieseln, ohne sich eine Pause zu gönnen. KSr N. merke ich an, dass es ihr Spaß macht und sie erfüllt, sich mal richtig Zeit für die Patienten zu nehmen und sie intensiv zu umsorgen. Sie erklärt den Patienten jeweils, was sie tut und warum, sie beruhigt sie, spendet Optimismus (FfP S. 11).

Obwohl die personelle Besetzung eng ist („Zu dritt ist sehr knapp heute"), lässt sich KSr N. bezüglich der Interaktion mit ihren Patienten von der Personalknappheit offenbar wenig beeinflussen: Sie nimmt sich viel Zeit für die Patienten und wirkt auf die Beobachterin in hohem Grade tätig und fürsorglich den Patienten gegenüber. Dafür verzichtet sie, zusammen mit ihren Kolleginnen, auf ihre Frühstückspause. Damit wird die dünne Personaldecke von ihr und ihren Kolleginnen durch persönlichen Einsatz ausgeglichen. Auf lange Sicht dürfte diese persönliche Kompensation jedoch keinen guten Ausgleich für die personellen Kürzungen bieten, da ein solches Arbeiten Unzufriedenheit und Burnout des Klinikpersonals begünstigen.

Zusammenfassend ist zu sagen, dass die Ökonomisierung und der zunehmende Sparzwang der letzten Jahre sich negativ auf die Zufriedenheit der Klinikmitarbeiter und damit auch auf deren Freude an der Arbeit auswirken: In den Interviews mit Klinikpersonal wird über Personalabbau, häufige Nachtdienste und Überstunden, Arbeitsüberlastung sowie zunehmenden Stress und Zeitdruck berichtet. Aus ihrer Sicht fällt die finanzielle Vergütung, gemessen an den hohen Anforderungen, ungenügend aus. Viele Mitarbeiter kritisieren zudem die Zunahme von Verwaltungsaufgaben und Dokumentationen und, damit einhergehend, den abnehmenden Kontakt zu Patienten. Bezüglich der genannten Themen war in Interviews mit Mitarbeitern ist eine große Frustration wahrnehmbar.

Stress und Zeitdruck dürften die Interaktion mit Patienten dahingehend beeinflussen, dass Mitarbeiter stärker zu Ungeduld, Aggressivität und ‚Abkürzung' von Verfahren neigen. Besonders solche Patienten, die ohnehin ‚Arbeit machen', die ‚nicht ernstzunehmen sind' und/oder mit denen die Verständigung Geduld erfordert, dürften hiervon betroffen sein. Dazu zählen auch zugewanderte Patienten, die, wie unter den Abschnitten „Sprachliche Schwierigkeiten" und „Machtaspekt" (siehe 3.4) festgestellt, zu den besonders zurückhaltenden, anspruchslos wirkenden Patienten zählen und die zudem oft mit der sprachlichen Verständigung Schwierigkeiten haben.

Es muss jedoch erneut darauf hingewiesen werden, dass sich aus Zeitnot und Stress nicht automatisch eine schlechtere Kommunikation ergibt; es besteht vielmehr eine Tendenz dazu, die – je nach individueller Lage – mehr oder weniger stark ausfällt.

3.5.2 Soziale Ressourcen und Probleme zugewanderter Patienten

Häufig werden in der Migrationsforschung Einwanderer als besonders problembehaftete Gruppe wahrgenommen und dargestellt. Aufgrund von Sprachproblemen, eine durch die Migration vielfach stark veränderte Lebenssituation sowie Erfahrungen der Benachteiligung und der Segregation wird angenommen, dass Einwanderer eher größere als geringere Probleme als der Rest der Bevölkerung haben. Dass diese Perspektive zu kurz greift, zeigt ein Blick auf die Situation im Krankenhaus. Hier erweisen sich nämlich Immigranten als Gruppe mit großen sozialen Ressourcen. Prominentestes Beispiel dafür ist die höhere familiäre Unterstützung, die zugewanderte gegenüber deutschen Patienten in der Regel genießen (siehe „Familienbindung und Besuchsverhalten" unter 3.4.3). Diese erweist sich gerade für typische Patienten der Inneren Medizin – nämlich ältere Kranke und Pflegebedürftige – als besonders wichtig. Im Folgenden soll zuerst auf die sozialen Ressourcen zugewanderter Patienten in Form familiärer Unterstützung eingegangen werden, indem diese mit der schwächer ausgeprägten Familienbindung deutscher Patienten kontrastiert wird.[23] Danach sollen die spezifischen Probleme von Immigranten beleuchtet werden, so wie sie sich im Krankenhaus darstellen. Abschließend soll der Einfluss dieser Lebensumstände auf die Interaktion im Krankenhaus diskutiert werden.

Unterstützung durch Angehörige

Dass zugewanderte Patienten im Allgemeinen stärker durch ihre Familien unterstützt werden als deutsche Patienten, wurde bereits in den Abschnitten gezeigt. Viele Klinikmitarbeiter, auch und besonders die Sozialarbeiterinnen beider Krankenhäuser, äußerten sich dahingehend, dass das hauptsächliche soziale Problem von Patienten im Krankenhaus, nämlich Versorgungs- und Pflegebedürftigkeit, sich bei zugewanderten Patienten in weit geringerem Maße stelle, da sich deren Angehörige besser um sie kümmerten und für sie sorgten.[24] Diese Besonderheit soll im Folgenden kontrastiert werden mit der geringeren familiären Unterstützung, die gerade ältere deutsche Patienten erfahren. Damit soll gezeigt werden, dass die Vereinsamung dieser Patienten durchaus ein schweres soziales Problem der heutigen deutschen Gesellschaft darstellt, welches sich Immigranten meist nicht in dieser Weise stellt.

---

23 Es gibt natürlich auch andere soziale Probleme als die mangelnder familiärer Bindungen, z.B. den Alkoholismus (siehe „Kritisch wahrgenommene Patienten", Abschnitt 3.3). Es kann jedoch hier nicht auf alle sozialen Probleme eingegangen werden, die sich im Krankenhaus wiederfinden; deshalb beschränke ich mich hier auf das m.E. gravierendste Problem, die Vereinsamung älterer Menschen und deren mangelnde familiäre Unterstützung.

24 Dies spiegeln die Zahlen der Jahresstatistik des Sozialdienstes in einem der beiden untersuchten Krankenhäuser wider. Im Jahre 2001 nahmen von allen Patienten nur ca. 10 Prozent „ausländische Patienten" die Angebote des Sozialdienstes wahr, obwohl ihr Gesamtanteil weit höher eingeschätzt werden kann. (Hierzu gibt es keine offiziellen statistischen Angaben; nach meinen eigenen Berechnungen ist ihr Anteil im selben Krankenhaus jedoch ca. doppelt so hoch. Dabei ist zu beachten, dass meine Berechnungen nicht repräsentativ sind, da ich nur Patienten der Inneren Medizin zählte, die im Erhebungszeitraum auf den jeweiligen untersuchten Stationen Patienten waren.) Es ist nicht bekannt, aus welchen Gründen zugewanderte Patienten den Sozialdienst weniger in Anspruch nehmen als deutsche Patienten. Möglicherweise liegen die Gründe nicht in geringeren sozialen Problemen, sondern – beispielsweise – Sprachproblemen oder Schwellenängsten.

Das Kernproblem besteht in der Frage, wer für die Versorgung schwer kranker oder mit der Eigenversorgung überforderter Patienten zuständig ist. Das Krankenhaus sieht sich in vielen Fällen, in denen offensichtlich ist, dass die Patienten weniger aus medizinischen, als vielmehr aus sozialen Indikationen heraus das Krankenhaus aufsuchen, außerstande, angemessenen für die Patienten zu sorgen. Weder Ärzte noch Krankenschwestern sind dazu ausgebildet, noch verfügen sie über die nötige Zeit, sich mit diesen Schwierigkeiten näher zu befassen. In der Regel werden Patienten, die sich nicht selbst versorgen können und die nicht über unterstützende soziale Netzwerke verfügen, dem Krankenhaussozialdienst übergeben, der sich jedoch selbst als hoffnungslos überlastet bezeichnet. Pflegeheime sind bei den Patienten oft unbeliebt und gefürchtet. Und Angehörige, zumindest deutscher Herkunft, fühlen sich häufig nicht dazu in der Lage oder nicht dafür verantwortlich, diese Patienten zu pflegen und zu versorgen. So bleibt die Frage der Zuständigkeit für ältere, pflegebedürftige Patienten offen und lädt ein zum Hin- und Herschieben dieser Patienten und zur Delegation von Aufgaben. Dies wird besonders plastisch durch folgenden Ausschnitt erhellt:[25]

StÄ B. telefoniert mit einem anderen, psychiatrischen Krankenhaus; es geht darum, wer für Frau C. zuständig ist. Ich entnehme dem Gespräch, dass die Patientin dement sei und ein Versorgungsfall, das sei kein internistisches Problem. In dem längeren Telefonat versucht StÄ B. hartnäckig, ihren Gesprächspartner zu überzeugen, die Patientin in der Psychiatrie aufzunehmen. KSr D. kommentiert in meine Richtung: „Na aber wenn ihre Tochter mit ihren vier Kindern keine Zeit hat, dann können wir auch nichts machen, oder?“ (FfP S. 171-172)

Hier zeigt sich das Problem der Zuständigkeit besonders prägnant. Niemand möchte für die Patientin verantwortlich sein: Das Krankenhaus, repräsentiert durch StÄ B. und KSr D., sieht sich nicht zuständig und möchte die Patientin an die Psychiatrie überweisen; der Mitarbeiter der Psychiatrie, mit dem StÄ B. telefoniert, ist scheinbar – davon zeugt die Länge des Telefonats – auch nicht erbaut davon, die Patientin bei sich aufzunehmen. Und die Tochter der Patientin scheint mit vier Kindern von der Aufgabe überfordert zu sein, zusätzlich ihre Mutter bei sich aufzunehmen und zu pflegen. Der trockene Kommentar der Pflegenden verstärkt noch den Eindruck, dass hier aus mehreren Richtungen verschiedene Interessen aufeinanderprallen und keine Partei zum Einlenken bereit ist und die Verantwortlichkeit für die Patientin übernehmen möchte. Folglich wird versucht, das ‚Problem‘ Frau C. an andere Stellen zu delegieren.

Auch in weiteren Szenen zeigt sich, wie stark Medizin und Soziales teilweise ineinander greifen:

Beim Vorbereiten von Infusionen frage ich KSr K., ob viele Patienten Infusionen bekommen. Sie meint, viele alte Patienten kämen aus Altenpflegeheimen und seien

25 Bei allen nachfolgenden Zitaten dieses Abschnitts handelt es sich um Interaktionssituationen mit Patienten deutscher Herkunft.

dann ausgetrocknet, da bekämen sie dann erstmal eine Infusion. Oder sie wollten zu Hause nicht mehr, kämen beispielsweise mit der Haushaltshilfe nicht mehr zurecht, wollten aber auch nicht ins Altenpflegeheim, also kämen sie hierher (FfP S. 53).

Ich frage StA F., was er machen würde, wenn er den Verdacht habe, jemand könnte ein psychosomatisch bedingtes Leiden haben. StA F. windet sich: „Also *wenn* ich das denke, also wenn wirklich alles andere ausgeschlossen ist und der Verdacht wirklich begründet ist, *dann* führe ich ein Gespräch." Meistens müsse er auch nicht lange bohren. Letztes Jahr kurz vor Weihnachten habe er die Patienten in der Ambulanz immer gefragt, ob der- oder diejenige alleine lebe, und das sei in 90 Prozent der Fälle der Fall gewesen. In diesem Fall helfe dann die Psychologin weiter, oder er könne den Patienten auf eine psychosomatische Klinik verlegen, da gebe es die Krankenhäuser x und y, die in dieser Richtung spezialisiert seien (FfP S. 24).

Beide Beispiele illustrieren, dass Klinikmitarbeiter immer wieder mit Patienten konfrontiert werden, die schlecht versorgt sind, zu Hause nicht mehr zurechtkommen oder sich einsam fühlen. Dabei wird häufig die Frage der Zuständigkeit berührt. Krankenhausmitarbeiter weisen dann darauf hin, dass das Krankenhaus für diese Patienten eigentlich nicht zuständig sei und versuchen, andere Institutionen einzuschalten, wie z.B. psychosomatische oder psychiatrische Krankenhäuser und Altenpflegeheime.
Vielfach wird vom Personal jedoch auch auf die Verantwortlichkeit der Angehörigen hingewiesen und betont, dass diese sich mehr um die Patienten kümmern sollten. So erzählt KSrL H.:

Sie ärgere sich über Leute, die die Oma hier einfach abliefern würden. Kurz vor der Entlassung kämen sie dann an und würden anführen, dass „das Wohnzimmer ja noch tapeziert werden muss" oder ähnliche vorgeschobene Gründe, einfach um die Oma noch ein bisschen unter Aufsicht dazulassen. KSrL H. empfindet viele Angehörige als herzlos und denkt, dass es deren Pflicht und nicht die des Krankenhauses ist, die alten Leute in Pflege zu nehmen. Da aber nach Maßgabe der Klinikleitung „auf keinen Fall zu früh" entlassen werden dürfe, bliebe es dann doch am Krankenhaus hängen (FfP S. 38).

KSr T. geht, wie sie erzählt, in die Offensive und weist einen Angehörigen wegen der Vernachlässigung seiner familiären Pflichten zurecht:

KSr T. erzählt mir vor ihrer Schicht, dass sie zu Beginn einer Spätschicht immer erst mal zu den Patienten in die Zimmer ginge, um Blutdruck zu messen. Und dann würde sie immer auch ein Weilchen mit den Patienten sprechen, das sei ihr ganz wichtig. Viele Patienten bekämen praktisch keinen Besuch, die bräuchten dann Ansprache, z.B. Frau U. oder Frau V., deren Schwiegersohn immer zwei-Minuten-Besuche mache. Sie (KSr T.) habe ihn neulich darauf angesprochen: „Das war aber kurz, wollen Sie denn schon wieder gehen? Wollen Sie sich nicht mal den Mantel ausziehen, ihr ein bisschen die Hand nehmen, ein bisschen Körperkontakt?" Da habe er es sich doch noch mal überlegt und sei zehn Minuten geblieben. Schlimm sei das. Viele hätten schon Angehörige, nur die würden sich überhaupt nicht kümmern. Die Patienten würden sie dann immer fragen: „Was hab ich denn meinen Kindern getan, dass sie sich überhaupt nicht um mich kümmern?" (FfP S. 114)

Wie aus diesen Fallbeispielen ersichtlich wird, sind es aus Sicht des Personals die Angehörigen, die Patienten ins Krankenhaus ‚abschieben' und damit ihre Verantwortlichkeit für diese abgeben.

Diese Versorgungsschwierigkeiten von älteren und pflegebedürftigen Patienten sind im Krankenhaus allgegenwärtig und beeinflussen den Krankenhausalltag und damit auch die Interaktion zwischen Personal und Patienten in hohem Maße. Dazu exemplarisch eine Beobachtung an einer deutschen Patientin:

Als KSr F. und ich ins Zimmer kommen, sitzt die 83-jährige Frau G. tief deprimiert auf ihrem Stuhl, ihren Mantel in der Hand. Sie hat ganz traurige Augen. KSr F. fragt sie, mit Blick auf den Mantel in ihrer Hand: „Sie wollen nach Hause, nicht wahr?" Frau G. nickt und seufzt. Es entspinnt sich ein kurzes Gespräch darüber, warum sie wieder nach Hause will, KSr F. errät den Grund: „Der Besuch war wieder nur ganz kurz hier, nicht?" Frau G. nickt. KSr F.: „Das ist traurig, nicht? Alle haben heute nur ihre eigenen Sachen im Kopf und sind nur mit ihrem eigenen Stress beschäftigt." Frau G. nickt traurig und seufzt bestätigend. Dann fordert KSr F. sie auf, doch noch ein Stückchen zu laufen. Sie wolle doch wieder fit werden, und um fit zu werden, dürfe sie nicht den ganzen Tag sitzen. Frau G. wehrt ab, sie könne nicht, habe keine Kraft, und als KSr F. insistiert, wird sie lauter, lamentiert, das würde sie gar nicht schaffen. Sie lässt sich dann überreden, zumindest aufzustehen, aber dann kann sie doch nicht mehr. Sie wolle ins Bett. KSr F. lässt sie sich hinlegen. „Diese Nacht geht auch vorüber", sagt Frau G. und wickelt sich in die Decke. KSr F. macht sie darauf aufmerksam, dass es erst halb drei am Nachmittag sei, aber Frau G. wiederholt diesen Satz immer wieder, wie ein Mantra: „Diese Nacht geht auch vorüber" (FfP S. 115).

Das Beispiel zeigt, dass die Mitarbeiterin sich bis zu einem gewissen Grad bereit zeigt, die Defizite der Patientin auszugleichen und sich verstärkt um sie zu kümmern. KSr F. spricht mit der Patientin auf mitfühlende Art und Weise über ihre Einsamkeit und ermuntert sie in der Folge dazu, sich zu bewegen, um „wieder fit zu werden". Andererseits ist es der Pflegerin unmöglich, die sozialen Schwierigkeiten der Patientin voll zu kompensieren; dies geht einher mit der verständlichen Abwehr der Pflegerin, sich in dem Maße auf die Problematik ihrer Patienten einzulassen, wie es von dieser gewünscht wird. Von zwei Krankenschwestern wird in einem Interview angedeutet, dass viele dieser Patienten ein sehr großes Redebedürfnis hätten, dem sie aus ihrer Perspektive heraus gar nicht gerecht werden können:

B1: Bei uns sind die meisten Patienten ältere Patienten. Und davon wiederum sehr viele, die alleine leben zu Hause. Jetzt sind die im Krankenhaus, haben plötzlich ganz nette Leute um sich herum, Mitpatienten, Pfleger, Ärzte, die ankommen und fragen: „Wie geht's Ihnen?" […]. Man geht ganz kurz rein, beim Essen Austeilen, und kommt nach einer halben Stunde wieder raus. Da muss man wirklich die Grenze wissen …
B2: Ja. Und die so ein Redebedürfnis haben …
B1: Genau. Wo man die Leute wieder zum Stoppen bringt und dann sagt: „Also, ich muss jetzt aber leider raus aus dem Zimmer." […] Die fangen plötzlich an, vor vierzig Jahren was zu erzählen, am liebsten bis zum heutigen Tag.
B2: Ja. Ja. Richtig.

B1: Die sind einfach sehr einsam, die Leute. Aber wir wiederum sind dadurch teilweise wirklich wieder genervt.
B2: Weil wir eigentlich raus müssten, aber den Patienten natürlich ausreden lassen wollen. Da steht man so im Zwiespalt. Man hat eigentlich überhaupt keine Zeit, aber du kannst den Patienten jetzt auch nicht so abwürgen. Und das macht die Situation sehr schwierig.
B1: Also wir sind eigentlich immer der Kummerkasten.
B2: Ja (Interview Nr. 7, S. 23).

Beide Krankenschwestern beschreiben, wie schwer es ihnen – gerade unter dem bereits beschriebenen allgegenwärtigen Zeitmangel – fällt, auf die starken Redebedürfnisse der Patienten einzugehen, welche sich aus deren sozialer Situation ergeben. Deutlich spürbar ist, dass sich beide nicht dazu in der Lage sehen, die Schwierigkeiten der Patienten adäquat aufzufangen.

Von Patienten, die wenig von ihren Angehörigen unterstützt wurden, habe ich im Beobachtungszeitraum sehr viele deutsche Patienten kennen gelernt, jedoch nur zwei zugewanderte Patienten. Eine dieser zwei zugewanderten Patienten wurde von ihrer Familie aufgrund ihrer schweren Erkrankung noch in ihrem Heimatland Somalia verlassen. Nach ihrer Einreise nach Deutschland wurde sie jedoch sehr intensiv von ihren somalischen Bekannten betreut (FfP S. 104 ff.). Der andere Patient war russischer Herkunft. Während er im Krankenhaus lag, war seine Familie in Urlaub gefahren, so dass zum Übersetzen seine geschiedene Frau kommen musste (FfP S. 117). Die oben erwähnten Schwierigkeiten älterer Patienten, niemanden zu haben, der für sie sorgt, betreffen damit zugewanderte Familien in weit geringerem Maße als deutsche. Daher kann in Bezug auf den allgemein stärkeren Familienzusammenhalt bei zugewanderten Patienten von einer Ressource gesprochen werden, die sie sozial abstützt und hält. Immigranten sind so mitnichten als sozial besonders problembehaftet zu bezeichnen, sondern im Gegenteil als Gruppe, die eine hohe soziale Kohärenz aufweist.

Migrationsspezifische Probleme

Mit „migrationsspezifischen Problemen“ sollen solche Schwierigkeiten bezeichnet werden, die sich entweder aus der Migration selbst ergeben, eng damit verknüpft sind oder mit der Situation in den Herkunftsländern zusammenhängen. Sie zeigen sich in der Isolation der Betreffenden von der Umwelt, in Orientierungslosigkeit, ökonomischen und aufenthaltsrechtlichen Schwierigkeiten sowie Fragen der Rückkehr. Im Beobachtungszeitraum stieß ich auf solche Probleme zwar nicht häufig, aber immer wieder.

Ein Beispiel für das Zusammentreffen mehrerer sozialer Risiken bietet das Beispiel einer schwer krebskranken jungen Frau aus Somalia. Von mehreren Seiten wurde mir erzählt, dass sie in Somalia aufgrund ihrer Krankheit vom Ehemann verstoßen worden sei. Dieser habe sich zusammen mit den beiden Kindern, eines davon ein Säugling, aus dem Staub gemacht und sie ihrem Schicksal überlassen. Daraufhin sei sie nach Ägypten gekommen, wo sie sich einer schweren Operation unterzog, bevor sie nach Deutschland einreiste. Ihr

Zustand ist zur Zeit ihres Krankenhausaufenthalts so schlecht, dass an eine Verlegung in ein Hospiz gedacht wird. Zwar hat die Patientin keine Verwandten in Deutschland, aber es kümmern sich einige Landsleute sehr um sie. Da sie aus Ägypten ohne Papiere nach Deutschland eingereist ist, verfügt sie über keinen geregelten Aufenthaltsstatus, was jedoch in ihrem Zustand wohl weniger genau genommen wird.[26] Aufenthaltsrechtliche Schwierigkeiten gehören dennoch zu den Schwierigkeiten, mit denen Einwanderer häufig konfrontiert sind.

Häufiger wurde vom Personal erzählt, dass ältere Frauen zu ihren Kindern nach Deutschland geholt würden, wo sie stark unter den ungewohnten neuen Verhältnissen und der sozialen Isolation leiden. Dazu äußert sich ein Arzt folgendermaßen:

B: Wenn ich die [...?] sehe, die so 'n ähnliches Schicksal haben, das sind diese alten Leute, die aus ihrer Heimat verpflanzt worden sind, und deswegen haben die häufig [...] ähnliche Probleme.
I: Was haben die denn dann für Probleme? [...]
B: Also ich glaube, häufig bei den Frauen ist es mir so aufgefallen, es gibt halt Leute, die gar nicht die deutsche Sprache gelernt haben richtig, und die aus ihrer Heimat nach Deutschland gekommen sind, 'ne vollkommen andere Welt, und hier ziemlich isoliert leben, und die kommen dann ins Krankenhaus und ... Das sind auch häufig Leute [...], die immer klagen, ja eigentlich nicht zufrieden sind, die immer ganz [...?] sind. Die sitzen dann häufig, alle Viere von sich gestreckt, und das ist eher das Problem, dass sie in der Familie, dass die einfach unglücklich sind, als dass sie wirklich so krank sind, die werden halt krank ge[...?]. Ihre Lebenssituation. Deshalb sind die so ähnlich (Interview Nr. 10, S. 9).

Ein gutes Beispiel für Anpassungsschwierigkeiten, die sich aus der völlig neuen Migrationssituation entwickeln, ist die aus dem ehemaligen Jugoslawien stammende Patientin Frau K.

Ich begleite KSrJu J. ins Zimmer von Frau K. Frau K. ist ca. 65 bis 70 Jahre alt. Sie wirkt hilflos, redet auf KSrJu J. auf Serbokroatisch ein, will wohl irgend etwas, scheint unzufrieden mit etwas, stöhnt, seufzt, verzieht das Gesicht. Beim Waschen kann sie die Dusche nicht bedienen, so dass sie das ganze Bad unter Wasser setzt. Vor ihrem Bett ist eine große eingetrocknete Lache aus Saft und Krümeln.
KSrJu J. spricht Serbokroatisch mit der Patientin, ich frage nach, was Frau K. sagt, KSrJu J. meint: „Sie sagt, wenn ich dich *[KSrJu J.]* sehe, bin ich gesund!" Mich versteht Frau K. überhaupt nicht. Alles, was ich ihr sage oder sie mir, kommt nicht an. (Wenn sie etwas zu mir sagt, und KSrJu J. übersetzt es dann, ist es garantiert immer etwas anderes als ich gedacht hatte.)

26 Krankenhäuser sind bei entsprechender medizinischer Indikation verpflichtet, Ausländer ohne Papiere aufzunehmen. Es besteht für das Krankenhauspersonal jedoch keine Verpflichtung, „Polizei oder Ausländerbehörde vom Aufenthalt eines Ausländers bzw. einer Ausländerin ohne erforderliche Aufenthaltsgenehmigung zu unterrichten. Auch auf Anfrage muss in solchen Fällen keine Auskunft erteilt werden" (Flüchtlingsrat Berlin et al. 2003, zitiert nach Alscher et al. 2001: 31).

Nachdem Frau K. beim Waschen das Bad so ziemlich unter Wasser gesetzt hat und KSrJu J. Handtücher holen muss, um alles aufzuwischen, sagt KSrJu J. zu mir: „Ist schon schwer, alte Leute in ein fremdes Land zu verfrachten.“ Für junge Leute sei so eine Umstellung einfacher zu verkraften (FfP S. 52).

Einen Tag später:
Als ich mit KSrDt L. ins Zimmer komme und diese den Blutdruck von Frau K.'s Bettnachbarin Frau M. misst, lädt mich Frau K. ein, mich zu ihr aufs Bett zu setzen. Sie redet auf Serbokroatisch auf mich ein, KSrDt L. geht dann bald, ich führe quasi ein Gespräch zu dritt mit den beiden Patientinnen. Frau M. hilft mir bei Manchem auf die Sprünge, sie scheint sich schon länger mit Frau K. unterhalten zu haben und etwas Bescheid zu wissen. Diese wirkt sehr unruhig und verzweifelt, sie atmet schwer und erzählt mir aufgewühlt Dinge, die ich nur erraten kann, weint auch zwischendurch ein bisschen. Sie habe fünf Kinder, ein Sohn wohne in *[Stadtteil z]*, die anderen vier sind wohl noch in (Ex-)Jugoslawien. Der Rest ist ganz unentwirrbar für mich (FfP S. 57).

Hier ist die Verständigung zwischen der Patientin und mir bzw. der Mitpatientin nur sehr eingeschränkt möglich, so dass im Dunkeln bleibt, warum Frau K. so unglücklich und verwirrt wirkt. Deutlich wird aber die starke Isolation von der Umwelt, die diese Frau in der Migration erfährt, u.a. durch ihre schlechten Sprachkenntnisse. Zudem ist ihr vieles neu, wie z.B. die Funktionsweise der Dusche, so dass sie auf ihre Umwelt orientierungslos und chaotisch wirkt, was sich in den gehäuften Klagen der Pflegenden auf der Station, die ich über Frau K. höre (FfP S. 54-57), manifestiert. Das Benehmen von Frau K. gründet sich wohl zu großen Teilen auf der neuen, unbekannten Situation und der sozialen Isolation und Orientierungslosigkeit, in die sie in der Migration geraten ist; möglicherweise spielen auch Konflikte in ihrem Herkunftsland eine Rolle.

Resümee

Bezüglich der Lebensumstände zugewanderter Patienten, die ins Krankenhaus hineingetragen werden, zeigt sich im Vergleich mit deutschen Patienten folgendes Bild: Einerseits ergeben sich für Einwanderer aus ihrer Migrationssituation spezifische Problemlagen, die sich nicht migrierten Deutschen in dieser Form nicht stellen. Andererseits verfügen sie aufgrund ihrer überwiegend stärkeren Familienbindung über starke soziale Ressourcen in Form großer familiärer Unterstützung.

Es wurde gezeigt, dass besonders zugewanderte Patienten, die pflegebedürftig sind oder sich nicht mehr allein versorgen können, in der Regel stärkeren Halt und Unterstützung durch die Familie erfahren, als pflegebedürftige oder kranke deutsche Patienten: Diese sind familiär allgemein schlechter eingebunden und suchen, wie dargelegt wurde, vergleichsweise häufiger aus mangelnder Fürsorge oder Gefühlen der Einsamkeit heraus das Krankenhaus auf. Vielfach tritt in diesem Zusammenhang ein Problem auf, das ich als „Problematik der Zuständigkeit“ bezeichnet habe: Krankenhauspersonal, Repräsentanten anderer Institutionen sowie die Angehörigen dieser Patienten versuchen, die Verantwortung für die Patienten aufeinander abzuwälzen bzw. zu delegieren.

Im Gegensatz dazu fühlt sich bei zugewanderten Patienten die Familie i.d.R. stärker für die Patienten verantwortlich. Damit treten Probleme der Zuständigkeit und der mangelnden Versorgung bei zugewanderten Patienten weniger häufig auf. Somit verfügen zugewanderte Patienten in dieser Hinsicht über vergleichsweise bessere Ressourcen, um mit ihrer Krankheit umzugehen. Dies kann als Erklärung dafür dienen, warum der Krankenhaussozialdienst von ausländischen Patienten und ihren Angehörigen allgemein seltener in Anspruch genommen wird als von deutschen Patienten und Angehörigen.

Wie in Abschnitt über „Migrationsspezifische Probleme" gezeigt werden konnte, sind zugewanderte Patienten jedoch durch ihre Migrationssituation größeren sozialen Risiken als deutsche Patienten ausgesetzt. Beobachtungen und Interviewauszüge verwiesen in diesem Zusammenhang auf folgende spezifische Schwierigkeiten:

- soziale, familiäre und/oder politische Konflikte im Herkunftsland, die in der Gegenwart belastend wirken und eine Rückkehr schwierig erscheinen lassen,
- aufenthaltsrechtliche Probleme,
- Statusverlust und ökonomische Schwierigkeiten,
- Gefühle der sozialen Isolation und der Orientierungslosigkeit im Aufnahmeland, sowie Anpassungsschwierigkeiten durch den Verlust der vertrauten Umwelt und Sprache.[27]

Diese Schwierigkeiten dürften sich negativ auf die Lebenssituation von Immigranten in Deutschland auswirken und z.T. auch Folgen für ihren gesundheitlichen Zustand haben (siehe Abschnitt 1.4). Im Krankheitsfall werden diese Konflikte, wie gezeigt wurde, ins Krankenhaus hineingetragen, ohne dass es dem Personal möglich ist, viel an diesen Lebenssituationen zu verändern.

27 Bestmann (1999) kommt bei der Untersuchung der spezifischen Bedürfnisse lateinamerikanischer Migrantinnen in der Berliner Gesundheitsversorgung zu ähnlichen Ergebnissen. Sie bezeichnet als die wesentlichen Faktoren, die das Leben der Frauen im Hinblick auf ihre Gesundheitsversorgung beeinflussen:
- den aufenthaltsrechtlichen Status und Aufenthaltsdauer in Deutschland,
- ihre wirtschaftliche Situation,
- soziale und familiäre Lebensverhältnisse sowie Wohnsituation,
- die Deutschkenntnisse sowie Bildungsvoraussetzungen der Frauen,
- Kenntnis der Infrastruktur und Funktionsweise des deutschen Gesundheitssystems.

3.5.3 Bikulturelle Klinikmitarbeiter als Repräsentanten der Einwanderungsgesellschaft

Dass sich Deutschland inzwischen zu einem Einwanderungsland entwickelt hat, ist auch an der Zahl der Mitarbeiter mit Migrationshintergrund erkennbar, die in den untersuchten Krankenhäusern arbeiten. Durchschnittlich 33 Prozent aller Mitarbeiter, die ich auf den Stationen antraf, verfügten über einen Migrationshintergrund, d.h. sie waren entweder selbst nach Deutschland migriert oder wurden in Deutschland als Kind mindestens eines migrierten Elternteils geboren und sprachen i.d.R. noch die entsprechende Herkunftssprache. In der Folge sollen diese Mitarbeiter „bikulturell" genannt werden.

Bei der Analyse und Kontrastierung der Interviews stellte ich fest, dass bikulturelle Mitarbeiter mit allem, was mit dem Thema Kultur zusammenhängt, tendenziell anders umgehen als deutsche Mitarbeiter und es auch anders bewerten. Die Auswertung brachte folgende Teilergebnisse:

- Bikulturelle Mitarbeiter neigen weniger als deutsche zu Kulturalisierung und (kulturbezogener) Stereotypisierung.
- Mitarbeiter deutscher Herkunft haben allgemein eine größere Distanz und mehr Fremdheitsgefühle gegenüber zugewanderten Patienten als bikulturelle Mitarbeiter.
- Bikulturelle Mitarbeiter versuchen stärker, kulturelle Differenzen neutral zu sehen, Vor- und Nachteile bestimmter kultureller Eigenheiten gegeneinander abzuwägen. Mitarbeiter deutscher Herkunft neigen eher zu einer negativ-problematisierenden Sicht.
- Bikulturelle Mitarbeiter bewerten die Multikulturalität im Krankenhaus allgemein eher positiv als deutsche Mitarbeiter.

Dies bedeutet nicht, dass Mitarbeiter deutscher Herkunft Interkulturelles grundsätzlich negativ bewerten; sie neigen aber insgesamt eher dazu als bikulturelle Krankenhausmitarbeiter.

Wie im Methodenteil bereits erwähnt, fußen diese Erkenntnisse auf qualitativen Interviews mit vier bikulturellen und zehn deutschen Mitarbeitern, sowie auf einigen informellen Befragungen während der Feldforschung. Festgehalten werden muss, dass nicht alle Themen in jedem Interview gleichmäßig berührt wurden. Die Frage danach, wie den Interviewpartnern die Multikulturalität im Krankenhaus gefalle sowie die Frage nach durch den Kontakt mit zugewanderten Patienten veränderten Einstellungen wurden in den ersten Interviews beispielsweise noch nicht gestellt. Auf andere Fragen war von einigen Interviewpartnern wenig Substantielles zu hören. Wieder andere Themen kamen im Interview auf, ohne dass entsprechende Fragen gestellt worden wären. Insofern stützt sich die Auswertung nur auf Interviews mit denjenigen Mitarbeitern, die sich tatsächlich deutlich zu dem entsprechenden Thema äußerten.

In den folgenden vier Abschnitten werden die genannten Teilergebnisse anhand des empirischen Materials dargestellt. Zu einer Verknüpfung der Ergebnisse soll in einem weiteren Schritt gelangt werden: Es werden insgesamt vier Gruppen von Befragten gebildet und anhand dieser Gruppen gezeigt, wie die verschiedenen Teilergebnisse miteinander zusammenhängen (siehe „Vier Gruppen von Klinikmitarbeitern“).

Kulturalisierung und Stereotypisierung

Die meisten (vier bikulturelle und drei deutsche) Mitarbeiter versuchten in den Interviews, kulturelle Stereotypisierungen und Zuschreibungen weitgehend zu vermeiden; bei vier Mitarbeitern deutscher Herkunft wurde dagegen eine mehr oder weniger stark ausgeprägte Neigung festgestellt, bestimmten Gruppen grundsätzlich spezifische kulturelle Eigenschaften zuzuschreiben.

Exemplarisch für den Versuch, Kulturalisierungen zu vermeiden, ist eine bikulturelle Ärztin, die sich im Interview wiederholt bemüht, Aussagen zu vermeiden, die Gruppen von zugewanderten Patienten in eine bestimmte Ecke befördern könnten. Auf die Frage nach „typischen Situationen“ mit ausländischen Patienten antwortet sie:

B: Also typische Situationen – ist schwer. […] Ob das typisch ist für Ausländer jetzt, das kann ich jetzt … Also typisch ist schwer. Es gibt immer mal welche, aber so ganz typisch ist es auch wiederum nicht, also nur dass so ein Problem auftreten kann. Auch wiederum nicht typisch, aber was oft vorkommt, ist dieses was wir so nennen „Morbus Mediterranée“… (Interview Nr. 11, S. 1-2).

Im Verlauf des Interviews kommt sie immer wieder auf die Frage zurück, ob bestimmte Verhaltensweisen tatsächlich typisch zu nennen seien:

B: Aber das ist so … auch nicht typisch, also ich beton’ das schon. […] Also das wär’ falsch zu sagen, alle sind so. Aber das ist ein Charakteristikum, sag ich so, von manchen, ne? (Interview Nr. 11, S. 3)

Ähnlich beantwortet sie meine Frage danach, wie die unterschiedlichen Kulturen im Krankenhaus miteinander zurechtkommen:

B: Zum größten Teil ganz gut – Ausnahmen gibt’s. Ja. Es gibt aber auch Streitereien, wenn die aus dem gleichen Land kommen. Das hört man ja auch vermehrt. Von daher finde ich, irgendwie was rauszukitzeln finde ich schwierig. Also es gab Situationen, wo deutsche und türkische Patienten sich gezofft haben, es gab aber auch Situationen, wo sich zwei deutsche oder zwei türkische Patienten gezofft haben. Also ich muss ehrlich sagen, ich kann dazu keine – keine … (Interview Nr. 11, S. 10).

An den Aussagen dieser Ärztin ist zu merken, dass sie sehr auf der Hut ist davor, Aussagen zu tätigen, die ethnische Gruppen auf bestimmte Eigenschaften festlegen. Immer wieder wird ihre Angst spürbar, einem ‚Schubladendenken‘ Vorschub zu leisten; dies will sie um jeden Preis vermeiden.

Auch eine Pflegende mit Migrationshintergrund vermeidet Aussagen dieser Art, jedoch auf ganz andere Art und Weise. Durch das gesamte Interview zieht sich die nicht offen geäußerte, passive, aber konstante Weigerung, „ausländische Patienten“ als eigene Gruppe mit spezifischen Problemen darzustellen. Besonders sichtbar wird dies in einer Passage, in der die Interviewerin sie dazu ermuntern will, etwas über Schwierigkeiten mit ausländischen Patienten, die über rein sprachliche Verständigungsprobleme hinausgehen, zu äußern.

I: Und gibt es denn jetzt auch Probleme, die jetzt außerhalb von der sprachlichen Verständigung liegen?
B: Hm. Es kann halt sein, dass man Missverständnisse auch hat, dass man halt dieses Problem hat, dass man halt falsch versteht. [...] Diese Probleme gibt's allgemein, auch bei deutschen Patienten, wenn die Sprache nicht vorhanden ist, dass man halt auch Missverständnisse hat. [...]
I: *(Pause)* O.k. Dann wollt ich dich fragen: Gibt es denn irgendwelche Nationalitäten oder ethnischen Gruppen, [...] die du besonders schwierig findest?
B: Hab ich eigentlich persönlich nie Probleme gehabt, kann ich nicht sagen. Hab ich jetzt persönlich überhaupt keine ... [...] Wir haben polnische Schwestern, wir haben Russisch sprechende, dann ... Brasilianisch, dann hat jeder Englischkenntnisse, dann haben halt 'n paar auch Französischkenntnisse ... Irgendwie funktioniert das schon.
I: Kannst du dich an ein wirklich gravierendes Problem erinnern? Also wo es wirklich richtig Probleme gab?
B: Also ich hab überhaupt keine Probleme bis jetzt gehabt. Und gravierende Schwierigkeiten hab ich eigentlich nie erlebt.
I: Ja. Aha. Und ... O.k., dann brauch ich auch gar nicht weiterzufragen (Interview Nr. 4, S. 3-4).

Hier werden die Schwierigkeiten der Interviewerin deutlich, der Befragten spezifische Äußerungen zum Thema zugewanderte Patienten zu entlocken. Nach Angaben der Befragten gibt es mit dieser Gruppe von Patienten „keine Probleme“, erst recht keine gravierenden: „Irgendwie funktioniert das schon.“ Obwohl sie nach anderen als sprachlichen Schwierigkeiten befragt wird, kommt sie immer wieder auf das Thema Sprache zurück. Da die Befragte bei anderen Themen sehr wohl gesprächig wird, ist dies möglicherweise als Hinweis darauf zu verstehen, dass sie sich weigert, zugewanderte Patienten bestimmten Kategorien zuzuordnen bzw. eine diesbezügliche ‚Problemsicht‘ zu entwickeln.

Aber auch mehrere Mitarbeiter deutscher Herkunft weigern sich, kulturelle Stereotype von sich zu geben, beispielsweise KSr P.:

Ich frage nach kulturellen Unterschieden und Barrieren. Als dazu nichts kommt, schlage ich vor: z.B. Nacktheit, Essen ... KSr P. meint, das könne man so nicht verallgemeinern, es gebe bei Deutschen und bei Ausländern so'ne und solche: Manche würden sich ihrer Nacktheit eher schämen, andere nicht (FfP S. 20).

Eine Ärztin deutscher Herkunft versucht ebenfalls, kulturelle Zuschreibungen nicht allzu stark zu verallgemeinern. Befragt, ob es Missverständnisse gebe, die ihrer Auffassung nach auf kulturellen Unterschieden beruhen, meint sie:

B: *(Pause)* Ich bin halt grad am Überlegen, ob mir irgendwas einfällt, vielleicht [...], dass jetzt 'n männlicher Arzt kommt ... [...]. Ich mein', wenn ich jetzt sagen würde, dass man bei türkischen Männern als Frau eher 'n Problem hat, anerkannt zu werden – also das ist auch bei deutschen Patienten schlechter. *(lacht)* Wirklich, wenn man 'nen Kittel anhat, egal ob's 'n Arztkittel ist, na klar ist man als Frau Schwester, und der Mann ist der Arzt, also da würd' ich jetzt den türkischen Patienten Unrecht tun. *(lacht)* Das ist bei deutschen Patienten nicht anders. [...] Also ich weiß jetzt nicht. Ich mein', es gibt auch deutsche Männer, die sich von 'ner Frau nichts sagen lassen. Ob das prozentual häufiger türkische Männer sind, die sich nichts sagen lassen, da fehlt mir der Vergleich *(lacht)*.
I: Ja. Also hast du's auf jeden Fall jetzt nicht [...] über die Gebühr [...] erlebt, dass du jetzt denken würdest, als Frau ...
B: Also ich hab's schon mal erlebt. Da hab ich's so bei zwei, drei türkischen männlichen Patienten erlebt, dass die mit der Stationsärztin aneinander geraten sind und sich das vom Arzt dann aber haben sagen lassen. Aber ich habe auch mit männlichen, also mit deutschen Männern das erlebt, dass sie sich von 'ner Frau nichts haben sagen lassen. Von daher kann ich jetzt nicht sagen, dass das voll typisch ist (Interview Nr. 15, S. 11).

Die befragte Ärztin erörtert in diesem Ausschnitt die Frage, ob türkischen Männern tatsächlich grundsätzlich chauvinistische Eigenschaften zuzuschreiben seien. Dabei kommt sie zu dem Schluss, dass es zumindest auf der Basis ihrer eigenen Erfahrungen ungerecht wäre, dies zu tun, da sie sowohl deutsche als auch türkische Männer erlebt habe, die Ärztinnen weniger respektierten als Ärzte. „Von daher kann ich jetzt nicht sagen, dass das voll typisch ist."

Dagegen neigen vier weitere Befragte deutscher Herkunft mehr oder weniger stark zu Stereotypisierungen. Ein Arzt beispielsweise übernimmt relativ unhinterfragt gängige Stereotype. Befragt nach kommunikativen Schwierigkeiten, die über die rein sprachliche Verständigung hinausgingen, meint er:

B: Also ich hab auch schon gehört, dass das Verhältnis zwischen Arzt und Patient ... Zum Beispiel bei den Türken [...], dass da ganz anders umgegangen wird, und da ist das Verhältnis glaub' ich viel autoritärer, ja? Als es hier ist. [...] Oder bei den osteuropäischen Patienten ist das häufig auch so, dass das ganz anders abgelaufen ist. Also kann ich mir vorstellen, ist mir aber so noch nicht richtig aufgefallen (Interview Nr. 10, S. 8).

In dieser Passage ist sehr gut zu beobachten, wie Erfahrenes und Gehörtes stark vermengt werden und die subjektive ‚Wahrheit' sich schlussendlich aus beidem zusammensetzt. Anfangs beruft sich der Arzt auf Informationen von außen („hab ich auch schon gehört"), stellt diese Informationen dann im nächsten Satz als Eigenes bzw. als Tatsache hin („ist das Verhältnis glaub' ich viel autoritärer" – „ist das häufig auch so"), um im letzten Satz wiederum zu dem Schluss zu kommen: „Also kann ich mir vorstellen, ist mir aber so noch nicht richtig aufgefallen", womit er zwischen eigenen Erfahrungen und den Bildern, die er hat, wieder unterscheidet. Diese Vermengung zwischen Gehörtem und Erfahrenem macht ihn anfällig für unüberprüfte Zuschreibungen und Konstruktion von Bildern. Neben der nebulösen Ausdrucksweise ist hier ein wenig bewusster Umgang mit Bildern, Annahmen und Vorurteilen spürbar.

Die Ausführungen eines anderen Arztes deutscher Herkunft zum Thema kulturelle Unterschiede wirken fundiert, weisen aber einen leichten Hang zur Schematisierung auf:

B: Es ist hier bei uns aufgrund der Gastarbeitersituation und der Fremdarbeitersituation ein hoher türkischer Anteil, und das sind eigentlich die problematischsten. Also das Hauptproblem bei denen ist nicht unbedingt die Sprache, sondern dass die ein anderes Krankheitserleben haben und die Krankheiten anders provozieren, ja? Also, ich will Ihnen das an einem Beispiel mal klarmachen, wenn ein Türke über Beschwerden klagt, ja, dann ist immer der gesamte Körper einbezogen. Ja? Das heißt also, die klagen sehr häufig über Schmerz, der, wenn man konkreter fragen will: „Ja, wo sitzt der?", nicht lokalisierbar ist. Das ist immer ein Gesamteindruck, den so ein Patient vermittelt, ja, so dass Sie immer große Schwierigkeiten haben, beispielsweise ein Symptom, das beispielsweise ein deutscher Patient ziemlich genau beschreiben kann, [...] in einer Form wiedergibt, dass man dann ziemlich lehrbuchhaft sagen kann: „Aha, das ist ein Krankheitsbild, das in diese Richtung geht." Also da weiß man dann, dass er ein Magengeschwür hat und die typischen Beschwerden schildert. Das ist nie so, dass der nur über Magenprobleme klagt, sondern – allein auch schon durch Gestik – noch mal klarmacht, dass irgendwas mit seinem Körper nicht in Ordnung ist.
I: Haben Sie da noch ein Beispiel im Kopf, ein spezielles Beispiel, einen Patienten, den Sie da erlebt haben?
B: Na ja, das ist jetzt schwer zu sagen, das kann ich so ad hoc nicht wiedergeben (Interview Nr. 9, S. 2).
B: [...] Beispielsweise kommt nie ein türkischer Patient auf die Idee und sagt: „Ich hab' [...] Schmerzen im rechten Unterbauch", und das ist dann der Blinddarm. Sondern er sagt irgend etwas Allgemeines, ihm ist übel oder er hat Schmerzen, die mehr oder weniger lokalisierbar sind, und man kann [....?] nicht vordringen, was den Nachteil hat, dass man häufiger auch nach Untersuchungen im Dunkeln tappt. [...]
I: Sie hatten *[vorhin]* noch von anderen Patienten gesprochen, von türkischen einerseits, und auch von asiatischen Patienten. Fällt Ihnen da noch irgendwas ein?
B: Ja. Man muss fast sagen, dass asiatische Patienten uns näher sind noch als türkische Patienten. [...] Ganz allgemein kann man sagen, dass Patienten aus dem asiatischen Raum sehr viel ruhiger so ein Krankheitsgefühl vermitteln. Das heißt also, sie sind – wenn man das negativ ausdrückt, das soll aber gar nicht negativ sein – [...] nicht so klagsam. Ein türkischer Patient sehr häufig, oder Patientin, das ist jetzt gleich – hat man häufig den Eindruck, mein Gott, was geht's dem so schlecht! Und wenn man alles abgeschlossen hat mit vielen Untersuchungen, stellt man fest, das ist eigentlich gar nichts [...] Dramatisches gewesen, das ist bei den asiatischen, bei den – sagen wir mal, Patienten aus Korea, Vietnam oder so in der Ecke. Selbst bei schweren Krankheitsbildern hat man da den Eindruck, die leiden darunter kaum. Entweder sind sie leidensfähiger, oder sie halten Schmerzen besser aus oder was auch immer das sein mag, ja? Während hingegen bei einem türkischen Patienten – im Übrigen auch bei Sinti und Roma: Das ist hochdramatisch (Interview Nr. 9., S. 3-4).

Die hier ausgeführten Überlegungen wirken auf den ersten Blick sehr durchdacht und plausibel, jedoch lässt sich auch eine leichte Tendenz, stereotype Zuschreibungen zu entwickeln, nicht leugnen. Der Befragte neigt zu absoluten Aussagen, wie z.B.: „Wenn ein Türke über Beschwerden klagt, [...] dann ist *immer* der gesamte Körper einbezogen." Oder: „Das ist *nie* so, dass der nur über Magenprobleme klagt", oder: „Beispielsweise kommt *nie* ein türkischer

Patient auf die Idee und sagt: ‚Ich hab' […] Schmerzen im rechten Unterbauch' […]. Sondern *er sagt irgend etwas Allgemeines*." [Hervorhebungen: V.D.] Hinzu kommt, dass der Befragte auf Nachfrage kein Beispiel aus seinem beruflichen Erfahrungsschatz beisteuern kann, um seine These, türkische Patienten würden Schmerzen recht diffus schildern, zu untermauern: „Das kann ich so ad hoc nicht wiedergeben.". Daher ist denkbar, dass der befragte Arzt seine Argumentation eher auf angelesenes, ‚theoretisches' Wissen stützt als auf eigene Beobachtungen und Erfahrungen. Dies macht in anfällig für unhinterfragte Kategorisierungen und Stereotypisierungen.

Ein starker Hang zur Zuschreibung bestimmter Merkmale zeigt sich im Interview mit einer Ärztin deutscher Herkunft. Befragt nach ihren Erfahrungen mit ausländischen Patienten meint sie:

B: Also bei ausländischen Patienten muss man differenzieren […]: die islamischen Patienten oder die korangläubigen Patienten, wobei da die Unterscheidung, finde ich, von der Generation sind. Die ganz Jungen und natürlich auch die sozial höher Gestellten, Gebildeteren, fallen insofern auf, dass die sich sehr integriert, europäisch verhalten, normale Benimmregeln und Höflichkeit, und es fällt bei anderen Patienten – das hört sich jetzt nach Vorurteil, vourteilsträchtig an, aber diese Erfahrungen sind halt einfach – diese Leute, die halt älter sind, sprich: größer 60, der deutschen Sprache nicht mächtig sind, das sind halt die türkischen Patienten oft, das sind auch häufig die, die einen schlechteren Bildungsstand haben, das liegt ja sicher an der Politik, dass die ja zu niedrigeren Arbeiten hereingeholt wurden, und so – so seh' ich das auch. Diese Patienten sind vom Verhalten zum Arzt her, zum weiblichen Arzt, oftmals kritisch insofern, dass sie die Frau halt nicht akzeptieren im Arztberuf, das fällt halt auf.[…]
Ansonsten fällt schon auf, die älteren Leute, die sind halt höflich zu dir, das schon. Was bei jungen, ausländischen Patienten oft zu wünschen übrig bleibt, also jetzt gerade halt auch bei türkischen Patienten, wobei, […] das kommt ganz drauf an, genau wie hier, aus welchen Schicht sie stammen. Also, vor allen Dingen ist auffällig, je nachdem, bei Schichtunterschieden halt, dass die – jetzt auch gerade türkische oder islamische Patienten, die jung sind – dich als Frau halt angraben, richtig, halt auch derbe Sprüche.
I: Auch als Ärztin?
B: Ja, klar. Die halt dann auch z.T. dir hinterher pfeifen oder dann auch so 'nen dummen Spruch halt bringen. Das fällt da häufiger auf, das stößt auch sehr auf. Weil sicher, das ist vielleicht auch persönlich bei mir, weil ich mich schon eh als Frau auch nicht akzeptiert fühle, das merkst du auch ganz genau, du bist die Schwester und weniger wert, das wird auch ganz genau rübergebracht – durch Gestik, durch dummes Lachen oder irgendwas. Da hat man dann schon selbst so 'ne Front […]. Und dann braucht halt nur ein degradierender Spruch zu kommen … Und was halt auch auffällig ist, grad wenn du da […..?] in der Ambulanz, da steht so 'n Trupp von fünf Jungen, die dich dann angrabsch-, nicht angrabschen – anglotzen, muss man wirklich sagen, und dann auf Türkisch sich so – hähähä – so die Bemerkungen zuwerfen, weißt halt nicht was es ist, aber du kannst es dir von der Gestik und Mimik her schon irgendwo denken. Das passiert sicherlich auch bei deutschen jungen Patienten, aber – nicht so häufig. Das ist einfach so 'n Erfahrungsschatz, wobei ich hier natürlich extrem viel mit ausländischen Patienten zu tun habe. Das ist […] für mich ganz exakt lokalisierbar auf den islamisch sprechenden Raum. Muss man sagen einfach: schlechtes Benehmen gegenüber der Frau – was sie gegenüber den eigenen Frauen sicher nicht brächten, und es sind gerade die Jungen, die jungen Leute, die natürlich auch 'ne gewisse Sache in dir sehen, als junge Frau. Die älteren

Türken sind sehr höflich, die sind halt leider oft der Sprache nicht mächtig, aber – so was erlebste da halt eigentlich nicht, ne? [...]
I: Kann ich noch mal ganz kurz ... Also [...] mit diesen Anpöbeleien und so was, [...] hab ich das richtig verstanden, dass das eher jetzt von jüngeren Leuten kommt?
B: Ja. Ja, von jüngeren Leuten. Aber da auch – da muss man ganz klar sagen, dass manche – [...] wenn halt schon ein bisschen Grips in der Birne ist, ist das halt nicht mehr so. [...] Sobald die hier auch aus diesem Kulturkreis einfach auch niveauvoller sind – das gibt's nicht, ich kenn' das auch nicht aus der Türkei. Der gut erzogene Türke benimmt sich nicht so, also das sind sicherlich Patienten, die sicherlich auch aus wirklich so ... so ... was weiß ich, wie halt auch [...] eher asoziale Jugendliche halt sind, die halt sicherlich von der Bildung, vom Job und vom Vermögen und von der Kultur in der Familie – sicherlich sehr vernachlässigt sind, ne? Das haste ja bei Deutschen genauso, bei allen Kulturen ja eigentlich, ne? Aber grad die sind dann halt auch hier. Und da fällt's echt auf. Dasselbe gilt aber grad auch für Russen und für Polen und Tschechen, da hatt' ich vorher viel mit zu tun, [...] das ist auch sehr frauenverächtlich. Da ist ja auch die Frau halt sehr kleingestellt, das siehst du ja auch, viele Frauen aus diesen Ländern sind im Krankenpflegeberuf, die sind sehr, sehr devot, dem Arzt gegenüber, die Krankenschwestern sind top, aber sehr devot. Und das merkste dann halt auch, wenn du halt auch oft so Russen oder Polen begegnest, die dich auch sehr degradieren, als [...?] halt auch schon. Aber es ist immer 'ne Frage – halt wie im Deutschen auch – der Bildung. Der sozialen Schichtung, meine ich. So was haste sonst nicht (Interview Nr. 12, S. 1-3).

In dieser Passage kommt die Tendenz der Befragten stark zum Tragen, Menschen anhand bestimmter Merkmale – Alter, kultureller Herkunft, Schichtzugehörigkeit – zu kategorisieren und einzuordnen. Als hauptsächliches Kriterium für ihre Einordnung dient der Befragten das Frauenbild bzw. der Grad an „Frauenverächtlichkeit" bei Männern. Nach dem Weltbild der befragten Ärztin achten Muslime, Russen, Polen, Tschechen sowie Angehörige niedrigerer Schichten Frauen wenig. Ältere türkische Patienten verhalten sich in ihren Augen höflich, sprechen aber in der Regel kein Deutsch, jüngere Türken dagegen nähern sich nach ihren Erfahrungen in respektloser Weise Frauen, auch jungen Ärztinnen. Die Erfahrungen dieser Ärztin sollen hier nicht inhaltlich diskutiert, sondern lediglich der Aspekt des Stereotypisierens herausgestrichen werden. Die Befragte macht in den seltensten Fällen den Versuch, ihre Kategorien zu relativieren, obwohl sie immer wieder die Worte „oft" und „häufig" verwendet. Sie stellt einfach fest, wie die verschiedenen Gruppen ‚sind'. Zur Untermauerung verwendet sie oft die Redewendungen „das fällt halt auf", „auffällig ist" oder „Das ist einfach so 'n Erfahrungsschatz", womit sie darauf verweist, dass ihre Einschätzungen sich aus eigener Anschauung speisen. Ihr Weltbild wirkt dabei fest, fast unumstößlich. Für unvoreingenommene menschliche Begegnungen bleibt entsprechend wenig Raum. An einer Stelle versucht sie sich quasi vorausschauend gegen den Vorwurf der Stereotypisierung zu wappnen: „Das hört sich jetzt nach Vorurteil, vorteilsträchtig an, aber diese Erfahrungen sind halt einfach."

Wenn man die Haltung dieser Ärztin mit den starken Relativierungsversuchen ihrer in diesem Abschnitt zuerst genannten bikulturellen Kollegin vergleicht, sind doch große Unterschiede zu erkennen hinsichtlich der Art, wie Zuschreibungen vorgenommen werden: Während diese sich geradezu davor scheut, überhaupt Aussagen zu machen oder kulturelle Eigenschaften direkt zuzuschreiben („Aber das ist so ... auch nicht typisch. [...] Also das wär' falsch zu sagen, alle sind so. Aber das ist ein Charakteristikum, sag ich so, von manchen, ne?"), verfügt die zuletzt zitierte, deutsche Ärztin offenbar über eine ganze Liste von Zuschreibungen nach unterschiedlichen Kriterien, die sie ohne allzu große Vorsicht anwendet: Da gibt es „die ganz Jungen und [...] die Gebildeteren", die sich auf bestimmte Art und Weise benehmen, auf der einen Seite; es gibt die älteren türkischen Patienten mit meist „schlechterem Bildungsstand" auf der anderen Seite, sowie junge „türkische oder islamische Patienten", welche die Ärztin als Frau nicht akzeptieren und sie respektlos behandeln. Sie macht im Vergleich mit ihrer bikulturellen Kollegin äußerst selten den Versuch einer Relativierung. Der Grund dafür liegt möglicherweise darin, dass sie für diese Thematik weniger sensibilisiert ist als diese.

Nähe- und Fremdheitsgefühle zu zugewanderten Patienten

Da bikulturelle Mitarbeiter schon allein aufgrund ihrer Herkunft eine größere Nähe zu zugewanderten Patienten aufweisen, ist der Gedanke, dass sie zugewanderten Patienten näher stünden, nicht überraschend. Bei der Auswertung fiel mir jedoch nicht in erster Linie deren besondere Nähe, sondern vielmehr das bei mehreren deutschen Mitarbeitern mehr oder weniger stark ausgeprägte Fremdheitsgefühl und die soziale Distanz zu diesen Patienten auf. Die Aussagen dieser Mitarbeiter sollen nachfolgend kontrastiert werden mit typischen Äußerungen solcher Mitarbeiter, welche sich zugewanderten Patienten gegenüber eher nicht fremd fühlen.

Bei einer Krankenschwester deutscher Herkunft ist zu spüren, wie sie sich in bestimmten Situationen mit ausländischen Patienten unbehaglich und fremd fühlt:

B: Und da gibt's vielleicht noch 'n Problem, das was mich sehr, sehr ärgert [...], wenn da zwei türkische Patienten liegen und drei deutsche, dass die zwei türkischen Patienten sich auf Türkisch unterhalten und die anderen, deutschen Patienten dann sitzen und sich nicht wohlfühlen dabei.
I: Dass die sich nicht wohlfühlen, weil dann so viel Türkisch gesprochen wird?
B: Ja, weil die ja dann überhaupt nicht verstehen: Was erzählen die sich denn? Das kann ja alles Mögliche sein, man kann ja Diskussionen auch haben über alles Mögliche und.... Weiß ich nicht, was ihnen durch den Kopf geht, was sie sich dann für 'nen Plan aushecken. Die verstehen's halt nicht! Aber es ist denk ich mal angenehmer für die Patienten. Die unterhalten sich zwar. Wenn sich der türkische Patient mit dem deutschen unterhält, dann unterhalten die sich auf Deutsch. Aber wenn sich die türkischen Patienten untereinander unterhalten und nur auf ihrer Sprache, dann ist das für mich unangenehm, muss ich sagen, wenn ich reinkomme, und ich höre das und versteh' keinen Ton und denke: Was werden die denn erzählen? Machen die sich gerade lustig über mich? Oder: Was denken die sich denn gerade aus? Also wenn sie auch ganz lieb und nett sind, aber man versteht's nicht, und das ist halt blöd (Interview Nr. 8, S. 9-10).

In dieser Situation, die die Krankenschwester mangels guter Türkischkenntnisse nicht kontrollieren kann, kommen in ihr starke Fremdheitsgefühle und Ängste auf. Sie fühlt sich von den Patienten, die sich in einer fremden Sprache miteinander unterhalten, bedroht, kann die Situation nicht einschätzen, weiß nicht, was diese „für 'nen Plan aushecken“: „Das kann ja alles Mögliche sein.“ Im übrigen Interview äußert sie sich weitgehend positiv über türkische Patienten; aber in dieser Situation entwickelt sie offensichtlich Ängste und das Gefühl, bedroht zu werden.

Typisch für die Gruppe derjenigen Interviewten, denen Zuwanderer eher fremd sind, ist auch eine Pflegerin deutscher Herkunft, die über ihre erste Zeit in diesem Krankenhaus berichtet. Im Gegensatz zu ihrem letzten, kleinstädtisch geprägten Arbeitsplatz kam sie hier erstmalig mit zugewanderten Patienten in Kontakt. Ihre Reaktion darauf schildert sie folgendermaßen:

B: Das erste Mal, als ich ins Zimmer *[mit ausländischen Patienten]* gekommen bin, da saßen tausend Angehörige drum rum – erst mal Schock, so wieder raus, ja? Und mittlerweile geh ich da einfach gelassener mit um, ja? (Interview Nr. 7, S. 13)
So sieht man, dass es auch viele Unterschiedliche gibt. Das kannte ich vorher ja nicht. Vorher gab's vielleicht mal einen Türken im ganzen Haus, ja? Bei mir, wo ich gelernt hab. Aber so mittlerweile kenn' ich ... [...] dass die auch alle unterschiedlich sind. Man sieht ja viel mehr, ne? Die sind ja auch alle ... Es gibt ja auch Nette (Interview Nr. 7, S. 14).

Für diese Krankenschwester war der Kontakt mit zugewanderten Patienten aufgrund ihrer bisherigen Erfahrungen neu und ungewohnt, teilweise ein „Schock“. Sie berichtet aber, dass sie sich mittlerweile an die ‚Fremdheit‘ dieser Patienten gewöhnt habe und damit besser umgehen könne. Auch habe sie gelernt, zwischen ausländischen Patienten zu differenzieren: „Man [sieht], dass es auch viele Unterschiedliche gibt.“ Dennoch ist ihr noch immer eine gewisse Distanz anzumerken – zugewanderte Patienten sind für sie noch immer nicht vertraut und ‚normal‘.

Ähnlich äußert sich ein deutscher Arzt. Auch er bezeichnet es als „Schock“, mit gewissen Verhaltensweisen südeuropäischer Patienten konfrontiert zu werden – in diesem Fall mit deren starker emotionaler Reaktion (Interview Nr. 10, S. 8).

Bemerkenswert ist die Reaktion eines anderen deutschen Arztes auf die Frage, ob sich sein Verhältnis zu Leuten aus anderen Kulturen verändert habe. In dem Dialog, der sich entspinnt, antwortet er wiederholt ausweichend oder flüchtet in Abstraktionen und verweigert damit eine klare Antwort:

I: Wie ist das denn, hat sich denn insgesamt durch Ihre Arbeit im Krankenhaus Ihr Verhältnis zu Leuten aus anderen Kulturen geändert?
B: Naja, man lernt ja. Das gilt insbesondere für jüngere Kollegen, die das erste Mal auf ausländische Patienten treffen und mit diesem – was ich gerade eben geschildert habe, diese Probleme, damit plötzlich konfrontiert sind, und die sind dann völlig überfordert, machen auch ziemlich Unsinniges. Das ist schon so, das kommt mit der Erfahrung, ich kann sagen, ich bin jetzt jemand mit Erfahrung, der anders mit diesem Problem umgeht, ja? Zielgerichteter, wo einfach schon so 'n Gefühl da ist,

was bei dem Patienten vorgeht, auch bei diffuseren Aussagen. Also ich denke schon, dass ich unterscheiden kann, ob ein Patient demonstrativ etwas produziert, was rein internistisch jetzt nicht dem Krankheitsbild entspricht. Oder ob der wirklich was hat, das mein' ich unterscheiden zu können, und das ist auch von Bedeutung, so was unterscheiden zu können.
I: Und das ist am Anfang für die jüngeren Ärzte sehr schwer?
B: Ja.
I: Und – um jetzt noch mal darauf zurückzukommen: Das Verhältnis insgesamt zu Leuten aus anderen Kulturen, hat sich das verändert?
B: Ich weiß nicht, was Sie damit genau fragen wollen, ob sich das Verhältnis ... Das ist die Frage, ob man ...
I: *(Pause)* Die Frage zielt einfach darauf ab, dass man eigentlich – nach meiner Beobachtung im Krankenhaus – halt auch sehr viel zu tun hat mit Personen aus verschiedenen Kulturkreisen [...], und ob das überhaupt so 'ne Auswirkung auf Ihre Einstellungen, auf Ihre Erfahrungen und so weiter gehabt hat?
B: [...?]
I: Hm. Ja kein Beispiel, aber – inwiefern ist das so? Also wenn Sie mit der Frage nichts anfangen können, dann ...
B: Ja, ja schon, aber die Frage ist ja, [...?] zunächst mal ausländische Patienten, die ich untersuche, genauso gut und genauso vollständig zu behandeln wie deutsche Patienten auch. Die Frage ist nur, ob man ihnen gerecht wird, ja? Da kommt man natürlich immer an seine Grenzen [...], man wird ihnen unter Umständen nicht ganz gerecht, ja? Und [er?] ist dann natürlich auch etwas überfordert, und deswegen, was ich bei türkischen Patienten eben gesagt habe, dass es gerade bei denen so wichtig ist, die gesamte Familie hereinzulassen (Interview Nr. 9, S. 7-8).

Zu bemerken ist, dass der Befragte die gestellte Frage ausweichend und wohl auch ungern beantwortet. Über die Gründe hierfür kann nur spekuliert werden. Vielleicht sieht er sich durch die Frage mit einem impliziten Rassismus-Vorwurf konfrontiert, wie der Halbsatz „Ich weiß nicht, was Sie damit genau – fragen wollen, ob sich das Verhältnis ...“ vermuten lässt. Er überträgt die gestellte Frage dann auf jüngere Kollegen und beschreibt schließlich sich selbst als einen Arzt, der insgesamt gelernt habe, mit diesen Patienten umzugehen: „Naja, man lernt ja.“ – „Ich kann sagen, ich bin jetzt jemand mit Erfahrung, der anders mit diesem Problem umgeht.“ Damit deutet er die Frage nach seinem persönlichen Verhältnis zu Einwanderern in eine Frage nach dem Umgang mit ‚Problemen‘ um. Über sein eigenes wie auch immer geartetes Verhältnis sagt diese Passage nichts aus, und es darf daraus geschlossen werden, dass er möglicherweise gar kein konkretes ‚Verhältnis‘ zu Einwanderern hat. Eine andere Interpretation dieser Passage wäre, dass sich der Befragte weniger auf eigene Beobachtungen und Eindrücke verlässt, sondern dazu neigt, sein Urteil über diese Patientengruppe nicht auf Basis von eigenen Erfahrungen, sondern auf der Grundlage von Gehörtem oder Gelesenem zu bilden. In jedem Fall verweist der Textausschnitt auf eine gewisse Distanz, ein Fremdheitsgefühl gegenüber diesen Patienten und ihren Lebenswelten.

Dagegen ist bei vielen anderen Mitarbeitern diese Fremdheit und Distanz nicht zu spüren – unter deutschen Mitarbeitern insbesondere bei denen, die nach eigener Angabe seit Jahren mit ausländischen Patienten arbeiten und/oder viele persönliche Kontakte zu Immigranten pflegen. Leider reicht das Material nicht aus, um den Ursachen für den Abbau von Fremdheit und

Berührungsängsten auf den Grund zu gehen. Da keine biographischen Interviews geführt wurden, muss es bei der Hypothese bleiben, dass der langjährige persönliche und/oder berufliche Kontakt mit zugewanderten Patienten dabei hilft, Fremdheit und Distanz zu dieser Gruppe abzubauen. Dazu exemplarisch die Aussage einer Krankenschwester, die auf eine lange Berufserfahrung in diesem Krankenhaus zurückblickt:

B: Ich bin immer gerne mit Leuten zusammen gewesen aus dem Ausland. [...] Diese Affinition, ich hab irgendwie immer solche Leute gehabt. Deswegen, meine Einstellung zu Ausländern, die hat sich nicht irgendwie grundlegend geändert, ich [...] kann sie nur besser verstehen. [...] Ich kenn' die Türken ganz gut mittlerweile. Ja? Ich mag die. Und – es gibt bei den Türken Idioten, es gibt bei den Deutschen Idioten, die gibt's überall (Interview Nr. 3, S. 18).

Verglichen mit den zuvor zitierten Aussagen zeugt diese Passage von einer gewissen Nähe und Vertrautheit mit der Lebenswelt zugewanderter Patienten – nicht nur, aber mit bedingt durch die Erfahrungen der Befragten: „Ich kenn' die Türken ganz gut mittlerweile." Gefühle der Unbehaglichkeit, der Fremdheit und der Distanz, die andere Befragte weiter oben äußern („Erst mal Schock" oder: „Weiß ich nicht, [...] was sie sich [...] für 'nen Plan aushecken") kommen hier bedeutend weniger zum Tragen.

Wertung kultureller Differenz

Typisch für das Bemühen, kulturelle Unterschiede nicht zu bewerten, sondern als gleichwertig zu akzeptieren, ist die Aussage einer bikulturellen Krankenschwester. Im Interview berichtet sie mit großem Gleichmut von unterschiedlichen Kulturen und deren Eigenheiten. Im Kern wiederholt sie immer wieder, dass alles „kein Problem" sei, und schildert entsprechend auch die kulturellen Differenzen mit wenig Hang zu Problematisierung oder negativer Bewertung. Typisch dafür ist folgende Textstelle:

B: Man kennt [...] die Kultur, [...] man sieht ja, wie die Menschen leben und wie das Soziale auch aufgebaut ist, z.B. gibt's halt bestimmte Kulturen, wo die wirklich sehr viel Besuch haben z.B., dann sieht man, [...] da legt man viel Wert auf das Soziale, dass man halt sich besucht und halt bei Erkrankungen, dass man viel Wert darauf legt. Und dass man sich intensiv kümmert. Oder halt von dem Essen oder halt von der Kleidung her, da sieht man ja auch persönliche Sachen bzw. auch mehr von den Patienten, von der anderen Kultur (Interview Nr. 4, S. 5-6).

Ihre Darstellung wirkt, ähnlich wie das restliche Interview, wenig emotional, auch wenig wertend. Kulturelle Unterschiede scheinen von ihr wahrgenommen und gleichzeitig grundsätzlich akzeptiert zu werden.Ähnlich mehrere deutsche Klinikmitarbeiter. Eine Pflegerin meint im Interview über türkische Patientinnen:

B: Die haben auch ganz andere Gewohnheiten.
I: Welche Gewohnheiten?

B: Die ziehn sich 'n Kopftuch an, wenn Leute reinkommen, andere Pfleger zum Beispiel oder Ärzte. Dann haben sie – was weiß ich. Die haben dann Flaschen, in der Toilette zum Beispiel, wenn die – 'n Stuhlgang oder irgendwas anderes, dann waschen die sich, das ist einfach so. Und wenn dann 'n Deutscher – sieht so 'ne Flasche dann – das steht da rum. Oder solche Sachen [...]. Die haben dann so lange [...] Unterhosen und keine Ahnung, haben halt tausend Sachen an. Das sieht 'n bisschen komisch aus, aber das ist deren – Mentalität einfach (Interview Nr. 1, S. 16).

Die Pflegerin zählt hier verschiedene ‚Gewohnheiten' türkischer Patientinnen auf, von denen sie annimmt, dass sie auf Deutsche irritierend bzw. störend wirken könnten. Bemerkenswert dabei erscheint mir, dass sie, obwohl selbst deutscher Herkunft, versucht, diese Gewohnheiten zu erklären und sich in die Rolle einer Kulturmittlerin begibt. Sich selbst zählt sie offensichtlich nicht als eine typische Deutsche, die diesbezüglich Berührungsängste oder Schwierigkeiten hat.

Ebenfalls typisch für eine neutrale bis positive Sicht auf Kulturunterschiede ist die Aussage einer Ärztin deutscher Herkunft. Befragt zum Thema Wehleidigkeit bei zugewanderten Patienten versucht sie, hier sowohl die positiven als auch negativen Seiten dieses Verhaltens gegeneinander abzuwägen:

B: Was ich so gehört habe von Geburten, von türkischen, also [...] nicht nur die türkischen, auch die italienischen, dass die sehr jammern und sehr schreien. 'Ne Hebamme hat das glaub ich erzählt. Und dass unter der Geburt [...] es wirklich ganz fürchterlich ist, aber dafür, wenn die Kinder dann da sind, ist es auch unheimlich herzlich dann. [...] Wo die deutschen Frauen dann zum Beispiel unter Geburt nicht so rumstöhnen, aber es trotzdem dann auch nach der Geburt nicht so gefühlvoll ist *(lacht)* – im positiven wie im negativen Sinne, kann man sagen (Interview Nr. 15, S. 13-14).

Die Befragte stellt die angesprochene ‚Wehleidigkeit' südeuropäischer Patentinnen in einen weiteren Kontext, indem sie ihnen einen insgesamt stärkeren Gefühlsausdruck zuschreibt, und kann ihr dadurch auch positive Aspekte abgewinnen.

Eine andere deutsche Ärztin hingegen kommt im Interview zu einer deutlich negativen Wertung des kulturell Anderen – sowohl im Hinblick auf die teilweise andere Kleiderordnung türkischer Patientinnen, als auch auf die stärkere ‚Wehleidigkeit' türkischer Patienten. Zu diesem Thema äußert sie Folgendes:

B: Ja, das so genannte „Mediterrane Syndrom". [...] Wenn ein Patient aus einem mediterranen Bereich etwas hat, krank ist [...] – die Erfahrungsdichte ist halt einfach am größten [...] bei Türken. Dann hat jemand Schmerzen, und du siehst schon, da stehen diese fünf Leute, so „Ahauahuahuah" *[heult leicht]*, dann kommt dieses Große, ne: „Ah, mein Vater ist in Tränen!" oder: „Meine Mutter ist so krank!" Ne? Völlig überstilisiert, und du hast Schwierigkeiten oft, einzuordnen, wie schlimm es wirklich ist. Diejenige liegt dann oder derjenige liegt dann mit geschlossenen Augen. „Allahallah!" *[wehklagend]* [...] Und alle sitzen nur noch rum dann ganz hektisch, Telefonate werden geführt [...]. Du siehst dann, wie sein anderes Auge so aufgeht, ob der Effekt auch erzielt wird, ne? Die Leute sind schwer krank. Aber es

ist oft nicht erkennbar, wie viel primärer Krankheitsgewinn ist, und der ist oft beträchtlich. [...] Und dieses Überziehen der Symptomatik macht es z.T. schwer einzuordnen, ob jemand wirklich was hat.[...]
Und was halt ganz schwierig ist, die kommen in Horden und verlangen von dir, auch für kleine Krankheiten, dass derjenige ja so schwer krank sein *muss*, weil das hatte er noch *nie*. Das ist ja ein toller Familienzusammenhalt und ein tolles Kümmern, aber es werden Dinge super überzogen oft. Und das macht dir die Diagnostik – das macht's dir echt schwer, das muss man sagen. Ne, weil du kannst dich nicht verständigen, du hast einfach jemanden, der wirklich schreit, jammert, weint, brüllt, du hast da Extremsituationen – und kannst dich nicht fassen, weil du kannst nicht sprechen. Ja? Dann kommen so Überlistungssituationen, dass man halt eben sagt: „Wo tut's jetzt weh?" und drückt irgendwo, und das kann alles nicht, passt nicht zusammen. Aber da ist es halt auch so, von der Tendenz her: Du unterstellst, dass es nicht so schlimm sein kann, weil es wirklich so ein Theater z.T. halt ist, ne? Da gibt es natürlich auch Leute, die sind ganz anders, aber da ist schon eher diese Tendenz, dass es echt überzogen wird. Das muss man sagen. [...]
Da sind Kinder, die dann wie gesagt heulen, und dann: „Mein *Gott*, es geht ihm so schlecht!", und du denkst wirklich: Der wird gleich sterben, von der Äußerung her. Und das korreliert nur *äußerst* selten mit dem wirklichen Befund. Ja? [...] Und es wird halt sehr viel überzogen. Also das ist echt extrem. Das hast du in unserem Kulturkreis nicht (Interview Nr. 12, S. 5-7).

Diese Ärztin scheint mit dem Verhalten der Patienten starke Schwierigkeiten zu haben: Sie äußert sich in kritischer und sehr abwertender Weise über sie, spricht von „Effekt"hascherei, von „Theater", von Geheul und Wehklagen, welches „nur *äußerst* selten mit dem wirklichen Befund" korreliere. Die mutmaßlichen kulturellen Eigenheiten dieser Patienten schildert sie überspitzt und fast bedrohlich. Die Abwehr gegen das kulturell als fremd Empfundene wird in dieser Passage sehr stark spürbar.

Auch die züchtigere Kleidung mancher türkischer Patientinnen wird von dieser Mitarbeiterin äußerst negativ bewertet. Während dieselbe Kleidung von einer anderen, weiter oben zitierten Befragten mit einem lapidaren „Das sieht 'n bisschen komisch aus, aber das ist deren – Mentalität einfach" (Interview Nr. 1, S. 16) beschrieben und damit neutral gesehen und bewertet wird, stellt die genannte Ärztin die Kleidung der Patientinnen in einen negativen Kontext:

B: Und die sind ja so gênant [...], ne? Zwar blöde Sprüche, aber sind doch gênant, ne? Möchten die Hose nicht runterziehen und ... [...] Und diese Doppelmoral, die ja häufig in diesen Kreisen ist, ne? Was da so alles hinter [...] der Kutte halt abgeht, ne, ob das Frauen sind, die extreme Reizwäsche anhaben [...] ... Ich mein', das fällt dir auch einfach auf. Oder wenn du den islamischen *[TV-]*Kanal siehst [...], grad auch diese Porno-Sender, die sind da so extrem verbreitet halt, ne? (Interview Nr. 12, S. 4)
Wenn du 'ne türkische Patientin ... Die vermummen sich dreifach, ja? [.....?], und da wird schamhaft irgendwas hochgezogen, obwohl dahinter irgend 'n roter Spitzen-BH ist, ne? So schamhaft kann's ja nun eigentlich nicht sein. Und dann wird alles zugehalten, alles zu, und das vor dem Mann, und der Mann [...] schaut auch noch weg. Ich mein' gut, das ist deren Kultur halt, ne? Du kommst nicht an die Lunge ran und kannst nicht untersuchen (Interview Nr. 12, S. 5).

Die Befragte kommt schnell vom Thema Kleidung auf das der scheinbaren Schamhaftigkeit muslimischer Patienten zu sprechen und sieht – ähnlich wie im letzten Zitat – im Agieren der Akteure eine Art doppeltes Spiel, das ihr falsch, bedrohlich und lächerlich zugleich vorkommt: „So schamhaft kann's ja nun eigentlich nicht sein."

Das Beispiel der letztgenannten Ärztin ist eines der wenigen, in denen Krankenhausmitarbeiter (in Interviews oder informellen Befragungen) kulturelle Andersartigkeit stark negativ bewerten. Insgesamt erstaunte mich das vielfach erkennbare Bemühen, kultureller Differenz positive Seiten abzugewinnen sowie die verbreitete Neigung, kulturelle Andersartigkeit nicht als Problem zu behandeln. Die meisten Befragten werteten kulturelle Unterschiede nicht negativ und versuchten, entsprechende Themen differenziert zu behandeln. Daraus kann geschlossen werden, dass nicht nur bikulturelle Mitarbeiter, sondern in der Regel auch deutsche Mitarbeiter kulturelle Unterschiede wenn nicht positiv, so doch zumindest relativ neutral und pragmatisch handhabten.

Bewertung der Multikulturalität des Krankenhauses

Die Frage, wie sie die Multikulturalität des Krankenhauses bewerten, beantworteten die meisten Mitarbeiter positiv. Eine bikulturelle Krankenschwester äußert sich rückhaltlos positiv zur Multikulturalität des Krankenhauses. Diese bringt sie in Zusammenhang mit der allgemeinen Toleranz und Offenheit der Stadt gegenüber anderen Lebensweisen und Kulturen und kontrastiert sie mit der eher geringen Aufgeschlossenheit in dem Ort, in dem sie vordem ihre Ausbildung absolvierte:

I: Gefällt dir denn das Multikulturelle im Krankenhaus?
B: Ja, ja. Mhm. Ich find es interessant, sehr schön, doch. In *[Stadt z, in der das untersuchte Krankenhaus steht]* ist das besonders ausgeprägt, finde ich. Ich mein', ich hab ja nicht hier die Ausbildung gemacht, sondern in *[Region in Deutschland]*, [...] also so multikulturell war's nicht. [...] Und auch vom Personal her war das nicht so viel vertreten, aber hier ist es sehr interessant, vor allem in *[Stadt z]*, da sieht man ja auch, dass *[Stadt z]* sehr multikulturell ist. Das ist ja das Interessante daran, daher find' ich es schön und bin hier gern (Interview Nr. 4, S. 6).

Als sie im Verlauf des Interviews gefragt wird, ob sie manchmal im Kontakt mit deutschen Patienten Schwierigkeiten habe, antwortet sie:

B: Eigentlich nicht, also im Krankenhaus in Deutschland ist es so, dass man multikulturell gelebt hat und hier so lebt, man kennt ja die Kultur mittlerweile, auch vom Aussehen her, von der Kleidung her, und man merkt halt, dass ich z.B. eine türkische Schwester bin, ich Deutsch kann, und in *[Stadt z]* oder [...] in dem Haus hab ich nie Probleme gehabt, also man kennt das. Ich hab halt nie Negatives erfahren, muss ich sagen, wo man [...] mich als fremde Person betrachtet hat oder [...] separat irgendwie behandelt hat oder anders behandelt hat, hab ich eigentlich nicht erlebt, weil: Die *[Bewohner von Stadt z]*, die kennen das eigentlich, dass das halt multikulturell ist und im Krankenhaus halt auch sehr viele Nationalitäten vertreten sind. [...]
I: Meinst du das jetzt auch im Gegensatz zu *[Region in Deutschland]*, wo du aufgewachsen bist? [...]

B: Es gibt ja in *[Region in Deutschland]* so kleine Dörfer. Und da sind ja nicht so viele Ausländer [...] vertreten. Da ist diese Kultur z.B. fremd, da muss man halt erklären, das ist [...] die türkische Kultur, oder das ist halt eine andere Religion oder eine andere Richtung, da muss man halt sanft antasten und halt versuchen zu erklären, und da kommen [...] mehrere Fragen über die Praxis, weil man das nicht kennt. Aber hier in *[Stadt z]* fragt man weniger, weil man das auch kennt. [...] Das fällt schon auf, dass die Menschen das kennen und überhaupt keine Probleme haben damit. Also mir ist das nie aufgefallen bzw. ich hab persönlich auch nie Probleme damit gehabt. Auch die Kollegen glaub' ich nicht (ebd., S. 13).

Deutlich wahrnehmbar ist hier, dass diese Krankenschwester die Multikulturalität des Krankenhauses bzw. der Stadt positiv bewertet. Dies hat z.T. persönliche Gründe: Sie gibt an, eben wegen der Offenheit der Bewohner und deren Gewöhntsein an verschiedene Kulturen selbst weniger Probleme zu haben, akzeptiert zu werden. Außerdem bezeichnet sie die Multikulturalität als „interessant".

Dass die Multikulturalität interessant sei, meint auch eine andere bikulturelle Mitarbeiterin auf die Frage hin, ob es ihr gefalle, dass es so viele Nationalitäten im Krankenhaus gebe:

B: Ich hätt' es viel lieber noch mehr, sag ich mal. Ja, also es ist ... Also ganz viele *[Nationalitäten]* gibt's ja jetzt hier auch nicht, muss man sagen. Also es sind überwiegend wirklich ... also Prozent jetzt, keine Ahnung, schätzen kann ich, also so 60 Prozent mindestens sind Deutsche, die restlichen 30 Prozent sind Türken, also die restlichen 10 Prozent verteilt sich dann auf 'n paar andere. Also so gemischt ist es auch nicht. Aber ich würd' sogar lieber haben, wenn es 'n bisschen mehr gäbe, weil ich das viel interessanter finde. Weil so 'ne Grundmentalität oder so, das strahlt immer raus (Interview Nr. 11, S. 10-11).

Einer Mitarbeiterin deutscher Herkunft gefällt ebenfalls die Atmosphäre der Multikulturalität:

KSr T. meint, im Gegensatz zu früher gebe es heute mehr „Multikulti" hier im Krankenhaus, das gebe auch mehr Probleme, aber andererseits fielen in so einer Atmosphäre auch bestimmte negative Sachen weg. Auf meine Nachfrage, welche dies seien, sagt sie: „Naja, Neid und Missgunst fallen eher weg, und andere Eigenschaften wie Offenheit, Hilfsbereitschaft und Interesse aneinander treten stärker hervor." Das hätte man in einer rein deutschen Kultur nicht, und das würde ihr gut gefallen (FfP S. 4).

Eine andere Pflegerin deutscher Herkunft findet die Multikulturalität des Krankenhauses eher anstrengend:

I: Wie gefällt euch das insgesamt, das Multikulturelle?
B1: Wie gefällt mir das? Also einerseits ist es [...] sehr interessant, andererseits ist es auch unheimlich anstrengend, ne? Man muss sich immer wieder auf was Neues einstellen, auf ganz andere Richtungen. Mittlerweile geht es natürlich so fließend eigentlich, grade wenn es türkische Patienten sind. Wenn es jetzt zum Beispiel russische Patienten sind oder wir haben eine aus Afrika, dann ist es schon wieder noch ein bisschen schwieriger. Aber ansonsten... Ich muss sagen, der Unterschied zu meinem Kleinstadtkrankenhaus, sag ich jetzt mal, das Arbeitsklima da war wesentlich [...] ruhiger, ja? Die Patienten waren unheimlich anspruchslos in dem

Sinne, also die Pflege [...] nicht fordernd [...], und das war insgesamt einfach [...] nicht so anstrengend, ja? Und hier ist es schon teilweise extrem, ja? Schon hart.
I: Dass man halt immer wieder Stress hat?
B1: Ja, weil die Kultur ist einfach doch ganz anders. Es ist immer unheimlich viel los. Und auch die Deutschen, die hier wohnen, sind teilweise auch sehr anstrengend, ja? Die sind auch sehr fordernd. Und – es kommt irgendwie alles zusammen. Der Intelligenzquotient ist vielleicht nicht immer der höchste – also bei den Deutschen jetzt auch, ne? [...] Also das geht unheimlich an die Nerven, ja? (Interview Nr. 7, S. 16-17)

Die Befragte wertet das Miteinander unterschiedlicher Kulturen im Krankenhaus als zwar interessant, aber auch sehr anstrengend, da man sich immer wieder neu auf die Patienten einstellen müsse. Jedoch schränkt sie ein, dass auch die deutsche Klientel in diesem Bezirk „anstrengender" sei als die kleinstädtisch geprägte Klientel in dem Krankenhaus, in dem sie vorher arbeitete. Das Multikulturelle sieht die Befragte als eine Art Zusatzbelastung, die das Arbeiten noch weiter erschwere.

Insgesamt wurde die Multikulturalität des Krankenhauses besonders deswegen positiv beurteilt, weil sie „interessant" sei. Bikulturelle Mitarbeiter werteten die Multikulturalität besonders positiv, was möglicherweise auf eigene Erfahrungen der besonderen Offenheit und Durchlässigkeit einer multikulturellen Umgebung ihnen selbst gegenüber zurückzuführen ist. Insofern spielt der eigene Status, der sich in Auseinandersetzung mit diesem Umfeld ergibt, für ihre Einschätzung eine große Rolle. Deutsche Mitarbeiter hatten eher Vorbehalte gegen die Multikulturalität. Sie machten eher Einschränkungen, indem sie die aus unterschiedlichen Kulturen stammende Klientel z.B. als „anstrengend" bezeichneten. Ein deutscher Mitarbeiter äußert sich zwar lobend über die mühelose Kooperation des multikulturellen Teams, in dem er arbeitet, aber er schränkt in Hinblick auf die Patienten ein, dass die Interaktion mit zugewanderten Patienten doch auch sehr anstrengend sei, da sie über schlechtere Deutschkenntnisse verfügten als seine Kollegen.

Vier Gruppen von Klinikmitarbeitern

Vier verschiedene Gruppen konnten aufgrund der Äußerungen zu diesen vier Themen unter den Befragten gebildet werden.

(1) Die Gruppe der bikulturellen Mitarbeiter, zu denen drei Krankenschwestern und eine Ärztin gehörte, neigte wenig zu kulturellen Stereotypisierungen, bewertete kulturelle Differenzen wie auch ihr multikulturelles Umfeld positiv oder wertneutral und wies eine geringe Distanz zu Menschen aus anderen Kulturen auf.
(2) Eine weitere Gruppe deutscher Mitarbeiter, die ebenfalls aus drei Krankenschwestern und einer Ärztin bestand, bot ein ähnliches Bild.
(3) Vier Mitarbeiter, bestehend aus einer Krankenschwester, einer Ärztin und zwei Ärzten zeigten eine Tendenz zu mehr oder weniger starken Stereotypisierungen in Zusammenhang mit zugewanderten Patienten. Sie bewerteten kulturelle Andersartigkeit und das multikulturelle Umfeld des

Krankenhauses eher negativ. Aus ihren Äußerungen konnte auf größere Fremdheitsgefühle und Distanz gegenüber Einwanderern geschlossen werden.

(4) Die vierte Gruppe, bestehend aus einer Krankenschwester und einem Krankenpfleger, neigte zwar zu geringer kultureller Stereotypisierung und einer recht positiven Bewertung von kultureller Differenz und der multikulturellen Atmosphäre des Krankenhauses; jedoch war deutlich eine gewisse Distanz zu Einwanderern zu bemerken.

Was lässt sich daraus schließen? Offensichtlich fällt es Menschen mit wenigen vorgefertigten Bildern über Menschen anderer kultureller Herkunft leichter, deren Andersartigkeit, kulturelle Unterschiede sowie die Multikulturalität des Krankenhauses positiv oder neutral zu bewerten, als Menschen, die zu kulturellen Stereotypen neigen.

Auch der Kontakt und die Nähe zu Menschen aus anderen Kulturen scheinen dahingehend einen Effekt zu haben, dass diese eher akzeptiert und mit weniger kulturellen Stereotypen belegt werden als von Mitarbeitern, die zu Menschen aus anderen Kulturen eine größere Distanz pflegen. Die Existenz der letzten Gruppe zeigt jedoch, dass es durchaus möglich ist, der Multikulturalität des Krankenhauses wie auch kulturellen Differenzen positiv gegenüberzustehen und auch zu wenig Kulturalisierungen zu neigen, ohne tatsächlich über eine große soziale Nähe (durch Kontakte persönlicher oder beruflicher Art) zu Menschen aus anderen Kulturen zu verfügen.

Resümee

Im letzten Abschnitt ging es um die Frage, wie sich Krankenhausmitarbeiter zu Menschen aus anderen Kulturen in Beziehung setzen, wie sie sie beurteilen und wie entsprechende kulturelle Unterschiede von ihnen bewertet und eingeordnet werden. Dabei wurden folgende Themen behandelt:

- Kulturalisierung und Stereotypisierung,
- Nähe- und Fremdheitsgefühle zu zugewanderten Patienten,
- Wertung kultureller Differenz, sowie
- Bewertung der Multikulturalität des Krankenhauses.

Es wurde festgestellt, dass es in den Interviews hinsichtlich dieser Themen große Unterschiede gab. So wurde unterschiedlich stark kulturalisiert, d.h. bestimmte kulturelle Eigenschaften generalisierend zugeschrieben; die Beziehungen zu zugewanderten Patienten waren von einem unterschiedlichen Grad an Vertrautheit bestimmt; kulturelle Andersartigkeit wurde in ihrer Wertigkeit unterschiedlich eingeordnet; und die Multikulturalität des Krankenhauses wurde je nachdem eher neutral, positiv oder negativ bewertet.

Entsprechend dieser Unterschiede wurden verschiedene Typen gebildet. Dabei zeigte sich, dass der Migrationshintergrund befragter Mitarbeiter die wichtigste Kategorie der Differenzierung darstellte: Bikulturelle Mitarbeiter neigten insgesamt weniger zu Fremdheitsgefühlen gegenüber zugewanderten Patienten; sie hatten eine geringere Tendenz zu kulturalisieren, und sie bewerteten sowohl kulturelle Differenz als auch die Krankenhaus-Multikulturalität eher positiv als deutsche Mitarbeiter. Dies heißt nicht, dass umgekehrt deutsche Mitarbeiter generell stereotypisierten, sich zugewanderten Patienten gegenüber immer fremd fühlten und (Multi-) Kulturelles allgemein negativ bewerteten; diese Gruppe weist nur eine größere Tendenz dazu auf. Insbesondere muss betont werden, dass es kaum Befragte gab, die kulturelle Differenzen negativ bewerteten, und dass das Klinikpersonal damit überwiegend eine recht ausgewogene Sichtweise pflegte.

Vier verschiedene Gruppen konnten gebildet werden:
(1) bikulturelle Mitarbeiter, die kulturelle Differenz und Multikulturalität neutral oder positiv bewerten, zu geringer Stereotypisierung und Kulturalisierung neigen und sich zugewanderten Patienten gegenüber nicht fremd fühlen,
(2) deutsche Mitarbeiter, die kulturelle Differenz und Multikulturalität neutral oder positiv bewerten, zu geringer Stereotypisierung und Kulturalisierung neigen und sich zugewanderten Patienten gegenüber nicht fremd fühlen,
(3) deutsche Mitarbeiter, die sich zugewanderten Patienten gegenüber zwar fremd fühlen, aber kulturelle Differenz und Multikulturalität neutral oder positiv bewerten und wenig stereotypisieren/kulturalisieren, sowie
(4) deutsche Mitarbeiter, denen zugewanderte Patienten fremd erscheinen, die kulturelle Differenz und Multikulturalität des Krankenhauses eher negativ bewerten und die zu Kulturalisierung und Stereotypisierung neigen.

Vermutet wird, dass bei bikulturellen Mitarbeitern die eigene Betroffenheit und Erfahrungen dazu beitragen, dass sie für diese Themen besonders sensibilisiert werden und folglich vorsichtiger sind, was die Zuschreibung bestimmter ‚kultureller' Eigenschaften angeht. Doch auch viele deutsche Mitarbeiter weisen, wie gezeigt, wenig Neigung zu Kulturalisierung und negativer Bewertung kultureller Andersartigkeit oder des multikulturellen Umfelds auf – wahrscheinlich insbesondere solche, die über langjährige Berufserfahrungen und/oder persönliche Kontakte zu Immigranten verfügen. Diese Vermutung muss jedoch als These stehengelassen werden, da keine biographischen Interviews geführt wurden, und infolgedessen über die persönlichen Hintergründe der Befragten nicht genug bekannt ist, um diesbezüglich Aussagen machen zu können.

4 Zusammenfassende Diskussion der Ergebnisse

Anhand der Methoden der teilnehmenden Beobachtung und qualitativer Interviews wurde untersucht, welche Faktoren die Interaktion zwischen zugewanderten Patienten und Krankenhauspersonal beeinflussen. Es zeigte sich, dass für eine umfassende Analyse nur multikausale Ansätze in Frage kommen. Daher wurden in dieser Arbeit nicht nur „interkulturelle" Erklärungsmodelle verwendet, sondern auch der institutionelle und gesellschaftliche Kontext berücksichtigt (siehe Abschnitte 3.3 bzw. 3.5). Ich folge damit Kotthoff (1994), die fordert, in die Analyse interkultureller Kommunikation den institutionellen, situativen und/oder soziokulturellen Kontext mit einzubeziehen. Zu Ähnlichem raten auch Vertreter der Cultural Studies, an deren Kulturbegriff meine Arbeit angelehnt ist (siehe Abschnitt 1.1).

Insgesamt zeigte sich, dass kulturellen Differenzen zwischen zugewanderten Patienten und Klinikmitarbeitern keineswegs eine so große Bedeutung für deren Interaktion zukommt wie beispielsweise bei Graebe (2001), Voigt (1999) und Menzel (1997) (siehe Abschnitt 1.4) angegeben. Auch der These, dass durch die Beschäftigung mit den kulturellen Hintergründen und den ‚anderen' Krankheitsvorstellungen zugewanderter Patienten eine entscheidende Verbesserung der Verständigung im Krankenhaus erzielt werden könne (vgl. z.B. Eberding/von Schlippe 2001: 271, Becker et al. 1998),[1] muss widersprochen werden. Es mag zwar sein, dass eine entsprechende Auseinandersetzung zu einem besseren Verständnis der anderen Hintergründe beiträgt und damit die Interaktion verbessert; dennoch gebe ich zu bedenken, dass das medizinische System, so wie es sich in der Institution Krankenhaus von heute darstellt, denkbar wenig Raum bietet für die Rücksichtnahme auf systemfremde Einflüsse, wie z.B. kulturell andere Krankheitsvorstellungen. Auch Modelle aus der Alternativmedizin, präventivmedizinische Ansätze oder persönliche Vorstellungen einzelner Patienten über ihre Erkrankung und mögliche Heilungsmethoden finden ja gewöhnlich keinen oder nur sehr geringen Niederschlag in der Behandlung der Patienten. Der Grund besteht meines Erachtens darin, dass das System der Krankenhausmedizin sich so stark verfestigt hat, dass andere Vorstellungen nur sehr mühsam Eingang finden. Mit anderen Worten: Das ‚System Krankenhaus' übt einen so starken Einfluss auf die Behandlung der Patienten aus, dass kulturelle (und auch persönliche) Hinter-

1 Siehe auch den Abschnitt über das Forschungsgebiet ‚Migration und Gesundheit' (1.4).

gründe nicht oder nur wenig zum Tragen kommen. Von daher ist es müßig, beispielsweise über ‚türkische Krankheitsvorstellungen‘ aufzuklären, wenn diese in der Krankenhausbehandlung ohnehin nicht berücksichtigt werden bzw. werden können.[2]

Für das interkulturelle kommunikative Handeln ist daher der *Klinik*kontext, in dem sich die Interaktion abspielt, von herausragender Bedeutung. In diesem Zusammenhang spielen, wie gezeigt werden konnte, auch die (ungleichen) Machtverhältnisse – einerseits zwischen Mehrheits- und Minderheitsangehörigen (‚Deutschen‘ und ‚Einwanderern‘), andererseits zwischen Klinikpersonal und Patienten – eine große Rolle. Daneben wurden mehrere andere Faktoren ausgemacht, die die Interaktion beider Parteien stark beeinflussen und so für das Gelingen interkultureller Kommunikation entscheidende Bedeutung haben: Schwierigkeiten (fremd-)sprachlicher Verständigung, ‚kulturelle‘ Selbst- und Fremdbilder sowie Neigung zur Stereotypisierung bzw. Kulturalisierung, die Arbeitsbedingungen des Klinikpersonals sowie soziale Probleme, aber auch Ressourcen, die von Patienten ins Krankenhaus hineingetragen werden. All diese Faktoren wurden in die Analyse interkultureller Kommunikation im Krankenhaus einbezogen und im Hauptteil der Arbeit ausführlich dargelegt. Im Folgenden sollen die einzelnen Ergebnisse nochmals besprochen und miteinander in Beziehung gesetzt werden.

Ein besonders großes Problem in der Interaktion zwischen zugewanderten Patienten und Klinikpersonal besteht, wie die Untersuchung zeigte, in der häufig mangelhaften sprachlichen Verständigung zwischen zugewanderten Patienten und Klinikpersonal. Diese beeinträchtigt die umfassende ärztliche Information von Patienten, zu der im Krankenhaus eine juristische Verpflichtung besteht.

In Fällen, in denen die Sprachkenntnisse der Beteiligten nicht genügten, um sich verbal ausreichend zu verständigen, wurde auf Zeichensprache zurückgegriffen, angereichert durch einige einfache deutsche Wörter. Eine Verständigung auf diesem niedrigen Niveau gelang, wie gezeigt, unterschiedlich gut. Zu großen Teilen war sie abhängig davon, inwieweit Mitarbeiter sich bemühten, sich in ihrem Wortschatz an das sprachliche Niveau der Patienten anzupassen, und wie viel Zeit und Mühe sie investierten.[3] Eine Alternative, sprachliche Verständigungsschwierigkeiten zu handhaben, bot der Einsatz von

---

2 Vgl. dazu den Bericht von Fadiman (2000). Darin stellt sie detailliert den Fall eines an Epilepsie erkrankten Hmong-Kindes und seiner Angehörigen aus Laos dar, sowie den ‚Zusammenprall‘ von deren Krankheitsvorstellungen mit dem ‚westlichen‘ medizinischen System in den USA. Aufgrund der Dominanz des amerikanischen Krankenhaus- und Gesundheitssystems müssen sich schließlich die Eltern des Kindes den Krankheits- und Heilungsvorstellungen der Ärzte beugen.

3 Vgl. dazu die konversationsanalytische Arbeit Hinnenkamps (1989), in der er zeigt, welche Strategien Muttersprachlern zu Gebote stehen, um sich an das sprachliche Niveau eines radebrechenden Gegenübers anzupassen (1989: 57-95, siehe auch 1.2).

(Laien-)‚Dolmetschern', d.h. übersetzenden Angehörigen, Mitpatienten, externen Dolmetschern und zweisprachigen Mitarbeitern. Wie festgestellt wurde, wurden insbesondere zweisprachige Mitarbeiter als Dolmetscher sehr positiv aufgenommen – sowohl von den zugewanderten Patienten als auch von Kollegen, die diese Möglichkeit der Übersetzung begrüßten. Von den dolmetschenden Mitarbeitern selbst wurde meist geäußert, dass sie gerne übersetzten, dies jedoch mit einem zeitlichen Mehraufwand verbunden und nicht immer mit ihrer regulären Arbeit zu vereinbaren sei. Tatsächlich waren dolmetschende Mitarbeiter in den untersuchten Krankenhäusern immer in die reguläre Stationsarbeit eingebunden und hatten dasselbe Arbeitspensum zu erfüllen wie andere Mitarbeiter auch; das Übersetzen erledigten sie neben der eigentlichen Arbeit her. Aus Angst, ihre zweisprachigen Kollegen über Gebühr zu belasten, scheuten sich Mitarbeiter daher häufig, von anderen Stationen zum Übersetzen zu rufen.

Schürft man etwas tiefer, so kommt schnell ein anderer Aspekt der sprachlichen Verständigung zum Tragen: der Machtaspekt. Denn nicht umsonst gilt das Sprichwort: *„Sprache ist Macht"*. Viele zugewanderte Patienten, die die Sprache ihrer Umgebung nicht beherrschten, schienen dieser Situation hilflos ausgeliefert zu sein, wie auch das unter 3.1 erwähnte Fallbeispiel von Frau G. illustriert. Einige Mitarbeiter (insbesondere ärztliche) reagierten auf diese Hilflosigkeit mit Distanzierung, Überheblichkeit oder Andeutungen über die ‚Dummheit' dieser Patienten; vielfach wurden diese Patienten und ihre Anliegen auch schlicht nicht ernst genommen oder ihr Fall delegiert (siehe auch „Diskriminierung und Nicht-Ernst-Nehmen von Patienten", Abschnitt 3.4.2).

Dies scheint wenig mit explizit rassistischen oder ausländerfeindlichen Stimmungen unter den Mitarbeitern zu tun zu haben, wie vielleicht unterstellt werden könnte und auch seitens einiger befragter zugewanderter Patienten und Angehöriger unterstellt wurde.[4] Vielmehr scheint dies auf generelle Verhaltenstendenzen von Klinikmitarbeitern gegenüber Patienten zurückzuführen zu sein: Speziell Patienten, mit denen die Verständigung eingeschränkt ist (und dazu zählen auch deutschsprachige Patienten, die durch einen Schlaganfall, Demenz, einen sehr geringen Bildungsstand, Schwerhörigkeit, Alter o.ä. behindert sind), werden, besonders von Ärzten, wenig ernst genommen und distanziert, zeitsparend und/oder wenig kooperativ, teils geringschätzig behandelt (siehe „Kritisch wahrgenommene Mitarbeiter" und „Strategien von Mitarbeitern im Umgang mit Patienten" unter 3.3.2 und 3.3.6). Auch werden Aufgaben vermehrt delegiert. Damit wird die Verantwortung für diese Patienten abgegeben, teilweise ohne dass gleichzeitig überprüft wird, ob andere Personen dies auffangen. Dies hat, wie in der entsprechenden Literatur

4 Vgl. auch die Befragungen von Borde (2002), in denen sowohl gezeigt wurde, dass sich zugewanderte Patienten einer verstärkten Diskriminierung aufgrund ihres Migrantenstatus' ausgesetzt sehen (2002: 301-302) als auch, dass Krankenhausmitarbeiter zugewanderten Patienten eine besondere diesbezügliche „Paranoia" zuschreiben (2002: 335).

zur allgemeinen Arzt-Patienten-Kommunikation schon früh festgestellt wurde, mit der typischen (Rollen-)Beziehung zwischen Ärzten und Patienten zu tun (siehe 1.5). Distanzierung, Abgrenzung und das Nicht-Ernst-Nehmen von Patienten sind dabei als Strategien von Mitarbeitern zu verstehen, die eigenen Interessen – Arbeitsersparnis, Distanz, Abwehr von Krankheit und Leid sowie die Aufrechterhaltung der institutionellen Ordnung (siehe 3.3.1) – durchzusetzen. Aufgrund des starken Machtgefälles zwischen Mitarbeitern und Patienten gelingt die Durchsetzung der spezifischen Interessen des Personals auch in der Regel recht gut.

Allerdings muss festgehalten werden, dass es trotz bestimmter Verhaltenstendenzen natürlich gewisse Spielräume für pflegerisches bzw. ärztliches Handeln gibt. Indem das Handeln verschiedener Mitarbeiter miteinander kontrastiert wurde, konnten Handlungsspielräume des Personals aufgedeckt und festgestellt werden, wie unterschiedlich die einzelnen Reaktionen ausfielen. Damit zusammenhängend soll nicht unerwähnt bleiben, dass auch häufig Verhaltensweisen von Mitarbeitern beobachtet wurden, in denen Mitarbeiter auf die Bedürfnisse der Patienten nach Schutz, Trost und Fürsorge stark eingingen. Mitgefühl, Empathie, Fürsorge, Aufmunterung, Kontaktaufnahme und ausführliche Information der Patienten waren in den beobachteten Krankenhäusern keine Seltenheit und wurden vom Personal zeitweise gegen das Diktat der Zeitersparnis – auch zugewanderten Patienten gegenüber – durchgesetzt (siehe „Positiv wahrgenommene Mitarbeiter" unter 3.3.3) .

Dennoch: Mitarbeiter sparen Zeit und Arbeit gerade an solchen Patienten, mit denen die Verständigung eingeschränkt ist, und zu dieser Gruppe gehören zugewanderte Patienten in besonderem Maße. Dazu wurden in manchen Fällen die fremde Kultur oder die andere Sprache zugewanderter Patienten entsprechend instrumentalisiert und als Vorwand benutzt, um sich nicht länger mit Patienten befassen zu müssen. („Sie versteht mich eben nicht.") Erleichtert werden solche Tendenzen durch den Umstand, dass zugewanderte Patienten im Vergleich zu deutschen Patienten oft besonders zurückhaltend, bescheiden, kooperativ und ‚dankbar' wirken (siehe „Zurückhaltende zugewanderte Patienten und ihre ‚Anwälte' unter 3.4.2) – Eigenschaften, die es dem Personal noch leichter machen, Zeit und Arbeit zu sparen. Dass dies den Patienten nicht immer zum Vorteil gereicht, liegt auf der Hand.

Die Patientenstrategie, sich gegen eine solche Behandlung verbal zu wehren und ihrerseits Forderungen zu stellen, wurde von zugewanderten Patienten eher selten ergriffen – vielleicht, weil sie sich dazu sprachlich zu wenig in der Lage fühlen. Das Problem wird daher häufig verlagert, indem so genannte ‚Anwälte' eingeschaltet werden, die die Interessen der Patienten stellvertretend wahren und sich auf Konflikte mit dem Personal einlassen. ‚Anwalts'-funktionen werden zumeist von den Angehörigen der zugewanderten Patienten übernommen, welche – und dies ist als kulturelle Differenz zu sehen (siehe „Familienbindung und Besuchsverhalten" unter 3.4.3 sowie „Unterstützung durch Angehörige" unter 3.5.2) – sich allgemein weit stärker um die Patienten kümmern als dies bei deutschen Angehörigen beobachtet werden konnte. Als ‚Anwälte' setzten sich auch Mitpatienten oder externe Dolmetscher gelegentlich für hilflos erscheinende zugewanderte Patienten ein.

Bikulturelle bzw. bilinguale Mitarbeiter dagegen sind häufig nicht davon angetan, sich exklusiv für zugewanderte Patienten einzusetzen. Hier wurde ein Intra-Rollen-Konflikt beobachtet, der diese Mitarbeiter in die Zwangslage versetzt, sich einerseits – „als Zugewanderte/r" – verstärkt um diese Patienten kümmern zu müssen (wie sie berichten, sind sie diesbezüglich hohen Erwartungen seitens der ausländischen Patienten ausgesetzt), andererseits – „als Krankenhausmitarbeiter/in" – die Interessen der Institution vertreten und alle Patienten gleich behandeln zu müssen bzw. auch zu wollen. Die meisten bikulturellen Mitarbeiter gaben in Befragungen an, eine bevorzugte Behandlung von und einen besonderen Einsatz für zugewanderte Patienten abzulehnen, was ihnen von diesen häufig übel genommen werde. Ähnliche Ergebnisse bzgl. bikultureller Mitarbeiter finden sich bei Borde (2002: 353ff.).

In Kapitel 3.5 wurde darauf eingegangen, welche krankenhausexternen, d.h. gesellschaftlichen Einflüsse auf die Interaktion zwischen zugewanderten Patienten und Klinikpersonal einwirken. Als ein externer Faktor wurden zunehmende Personaleinsparungen und damit zusammenhängende Verschlechterungen der Arbeitsbedingungen sowie der daraus resultierende allgegenwärtige Zeitmangel auf den Stationen gewertet, da sich diese Phänomene nicht nur bezogen auf das Krankenhaus- und Gesundheitswesen beobachten lassen, sondern einen gesellschaftlichen Trend beschreiben. Diesbezüglich war bei fast allen Mitarbeitern ein großer Unmut spürbar. Sicher wirken sich Stress, Zeitmangel und schlechte Arbeitsbedingungen insgesamt negativ auf die Interaktion mit den Patienten, nicht nur zugewanderten Patienten, aus – auch wenn diese sicherlich nicht allein verantwortlich gemacht werden können für barsche oder kurz angebundene Reaktionen und auch hier Handlungsspielräume bestehen (siehe 3.5.1).

Die Tatsache, dass das medizinische Personal im untersuchten internistischen Bereich wiederkehrend mit großen sozialen Problemen von Patienten konfrontiert ist, die es nicht lösen kann, und für deren Bearbeitung es nicht ausgebildet ist, muss ebenfalls als große berufliche Belastung gesehen werden, die die Interaktion mit den Patienten nicht unberührt lässt (siehe „Unterstützung durch Angehörige" unter 3.5.2).[5] Soziale Probleme scheinen, wie gezeigt wurde, eher deutsche als zugewanderte Patienten zu betreffen. Dabei habe ich in dieser Arbeit ausschließlich das soziale Problem fokussiert, dass ältere hilfs- oder pflegebedürftige deutsche Patienten von ihren Angehörigen nicht ausreichend unterstützt werden. Dies kann als Folge der zunehmenden

5 Damit zusammenhängend sei auf eine Studie von Brucks/Wahl (2003) hingewiesen, in der herausgefunden wurde, dass Ärzte aus Überforderung angesichts sozialer Problemlagen von Patienten häufig in erhöhte Medikation flüchten („Medikalisierung sozialer Problemlagen"). Daraus erkläre sich die teilweise medizinische Überversorgung im deutschen Gesundheitssystem, die auch auf zugewanderte Patienten bezogen werden kann (2003: 16-25; vgl. auch das „Gutachten des Sachverständigenrats" 2003).

Individualisierung der deutschen Gesellschaft gewertet werden, von der Einwanderer offensichtlich in geringerem Maße betroffen sind als die deutsche Mehrheitsbevölkerung. Die Hypothese, dass zugewanderte Patienten eher geringere soziale Probleme als deutsche haben, passt zu den Statistiken eines der untersuchten Krankenhäuser, die zeigen, dass diese den Sozialdienst des Krankenhauses weit häufiger aufsuchen als jene.[6] Die tendenziell stärkere Familieneinbindung zugewanderter Patienten wurde von mir demnach als *Ressource* aufgefasst, die es zugewanderten Patienten erlaubt, Schwierigkeiten besser zu bewältigen. Typisch für zugewanderte Patienten sind dagegen Probleme, die sich aus der Migrationssituation ergeben: soziale, familiäre oder politische Konflikte im Herkunftsland, welche die Patienten weiter belasten; Gefühle der sozialen Isolation und Orientierungslosigkeit, aufenthaltsrechtliche und wirtschaftliche Schwierigkeiten (siehe „Migrationsspezifische Probleme" unter 3.5.2) (vgl. dazu Brucks/Wahl 2002, Eberding/von Schlippe 2001: 267 sowie Bestmann 1999).

Kulturelle Differenzen, die in der Literatur zum Thema ‚Migration und Gesundheit' sehr häufig als eigentliche Ursachen fehlgeleiteter interkultureller Kommunikation betrachtet werden (siehe 1.4), wurden in dieser Arbeit nicht als zentrale Ursachen kommunikativer Missverständnisse ausgemacht. Zwar lösen sie bei Akteuren anderer kultureller Herkunft häufig Unsicherheit und Verwirrung aus, da sie an gewohnten Ordnungsprinzipien rütteln, jedoch werden sie vom Krankenhauspersonal in der Regel als nicht allzu gravierend angesehen. So gaben die meisten Klinikmitarbeiter an, sich an unterschiedliche religiöse Bräuche und Gebetsverhalten, an andere Ess- und Besuchsgewohnheiten weitgehend gewöhnt zu haben und diesbezüglich einen eher pragmatischen Umgang zu pflegen. Etwas schwerer fällt die Akzeptanz eines häufig emotionaleren Umgangs von Einwanderern mit den Themen Tod, Trauer und negativen Diagnosen, wie sie in dieser Arbeit erfragt wurden. Viele (zumeist deutsche) Mitarbeiter fühlten sich von solchen fremd anmutenden Verhaltensweisen überfordert, was möglicherweise auch mit der Sensibilität beider Themen selbst zusammenhängt.

Schwer zu trennen von kulturellen Unterschieden waren kulturelle Bilder der Akteure, in denen stark generalisiert und stereotypisiert wurde. Dazu gehören das Bild von Deutschen als „Nazis", in denen zugewanderte Patienten ihre Diskriminierungserfahrungen durch die Aufnahmegesellschaft zum Ausdruck bringen und sich zugleich gegen mögliche Vorurteile der anderen Seite wappnen (siehe „Zwei Fremdbilder" unter 3.4.4). Dem stand ein stark verallgemeinertes Bild von türkischen bzw. muslimischen Patienten als Repräsentanten einer Geschlechterordnung gegenüber, in denen die Männer prinzipiell die Frauen beherrschen und unterdrücken. Auch dieses überspitzte Bild von „türkischen Paschas versus unterdrückten Frauen" ist m.E. als

6 Es muss an dieser Stelle jedoch erneut darauf hingewiesen werden, dass die geringere Inanspruchnahme des Sozialdienstes durch Immigranten auch andere Gründe haben kann, z.B. Sprachprobleme und/oder größere Schwellenängste seitens zugewanderter Patienten.

Abwehr und Schutz gegen eine solche Geschlechterordnung zu interpretieren. Die Frage, wie solche Bilder und Stereotype die Interaktion beeinflussen, ist nicht leicht zu beantworten. Denkbar ist, dass eine solchermaßen verzerrte Wahrnehmung auf die Interaktion dahingehend einwirkt, dass sie eine unvoreingenommene, realistische Einschätzung von und Interaktion mit dem jeweiligen Gegenüber behindert. Der Blick wird verstellt, einer besonderen Selektivität der Wahrnehmung Vorschub geleistet.

Eine solche liegt möglicherweise unter Klinikmitarbeitern in Bezug auf das Thema Wehleidigkeit bei zugewanderten Patienten vor, mit beeinflusst durch Diskurse innerhalb des Gesundheitswesens, bei denen die Behauptung, Patienten aus dem Mittelmeerraum hätten einen insgesamt stärkeren Schmerzausdruck, mittlerweile offenbar zum Standard gehört (vgl. z.B. Becker et al. 1998). Obwohl in den für diese Arbeit geführten Interviews vom Personal vielfach auf die Existenz dieses Phänomens hingewiesen wurde, konnte die Existenz eines so genannten ‚Mediterranen Syndroms' von mir nicht durch entsprechende Beobachtungen bestätigt werden: Verglichen mit deutschen Patienten klagten zugewanderte Patienten nicht so stark, dass sie als besonders wehleidig bezeichnet werden könnten; zugewanderte Patienten wirkten im Gegenteil verglichen mit deutschen besonders zurückhaltend und bescheiden. Dabei liegt der Schluss nahe, dass das Vorurteil des „Mediterranen Syndroms" schon so tief im Bewusstsein des Personals verankert ist, dass es quasi als Tatbestand angenommen und als sich selbst erfüllende Prophezeiung immer wieder bestätigt und reproduziert wird, ohne dass dafür eine ausreichende Basis gegeben wäre.[7]

Unter dem Abschnitt „Bikulturelle Mitarbeiter als Repräsentanten der Einwanderungsgesellschaft" konnte gezeigt werden, dass die Tendenz zu Stereotypisierung und Kulturalisierung (d.h. die Neigung zu starken kulturellen Vorurteilen und Kategorisierungen) bei den befragten bikulturellen Mitarbeitern insgesamt schwächer ausgeprägt ist als bei deutschen Mitarbeitern. Es muss jedoch betont werden, dass umgekehrt nicht alle deutschen Mitarbeiter zu Stereotypisierung und Kulturalisierung neigen, sondern nur einige. Insgesamt passt dieser Befund zu den Ergebnissen Rommelspachers (1995) sowie Kortram/Van Onnas (1993). Kortram/Van Onna stellen fest, dass „die Verwendung von Stereotypen bei Minderheitenangehörigen – anders als bei Mehrheitsangehörigen – eher einen individuellen Charakter hat" (zitiert bei Auernheimer 2003: 112) und sie weniger als diese zur Stereotypisierung gegenüber Minderheiten neigen (Rommelspacher 1995, ebd.). Die von mir befragten bikulturellen Mitarbeiter zeigten zudem eine geringere Neigung, kulturelle Unterschiede negativ zu werten oder abzuqualifizieren; vielmehr nahmen sie ausländischen Patienten gegenüber eine neutrale oder positive

7 Es muss jedoch erneut darauf aufmerksam gemacht werden, dass es auch andere Möglichkeiten der Interpretation der Diskrepanz zwischen Beobachtetem und Erzähltem gibt (siehe die Diskussion unter 3.4.4).

Haltung ein, ganz genau wie in der Frage nach der Bewertung der Multikulturalität des Krankenhauses.

Diese Ergebnisse lassen sich verknüpfen mit dem Umstand, dass bikulturelle Mitarbeiter (wie auch einige deutsche Mitarbeiter) in den Interviews weniger Fremdheitsgefühle gegenüber zugewanderten Patienten äußerten. Die befragten Mitarbeiter wurden von mir in vier verschiedene Gruppen eingeteilt: (1) bikulturelle Mitarbeiter, die kulturelle Differenz und Multikulturalität neutral oder positiv bewerteten, zu geringer Stereotypisierung und Kulturalisierung neigten und sich zugewanderten Patienten gegenüber nicht fremd fühlten, (2) deutsche Mitarbeiter, dito, (3) deutsche Mitarbeiter, die sich zugewanderten Patienten gegenüber zwar fremd fühlten, aber kulturelle Differenz und Multikulturalität neutral oder positiv bewerteten und wenig stereotypisierten/kulturalisierten, (4) deutsche Mitarbeiter, denen zugewanderte Patienten fremd erschienen, die kulturelle Differenz und Multikulturalität des Krankenhauses eher negativ bewerteten und die zu Kulturalisierung und Stereotypisierung neigten. Daraus kann die Hypothese abgeleitet werden, dass Menschen, die sich anderen Personen gegenüber nicht mehr fremd fühlen, zumeist geringere Schwierigkeiten haben, diese individuell und realistisch, d.h. nicht von starken Vorurteilen überlagert, wahrzunehmen; dass sie *gleichzeitig* aber tatsächliche Differenzen eher akzeptieren und neutral bzw. positiv bewerten können.

Neben bikulturellen Mitarbeitern neigten besonders diejenigen deutschen Mitarbeiter zu einer positiven und vorurteilsfreien Perspektive, welche über besonders lange Berufserfahrung in einem multikulturellen Krankenhaus sowie eine besondere soziale Nähe (durch persönliche Kontakte) zu Einwanderern verfügten.[8] Dies erlaubt Aufschlüsse über den *Wandel* der deutschen Gesellschaft: Unsere Gesellschaft wandelt sich offenbar von einer monokulturell ausgerichteten in eine Einwanderungsgesellschaft. Dies geschieht einerseits durch Einwanderer selbst, welche als Mitarbeiter Institutionen verstärkt repräsentieren und mitgestalten; es scheinen aber auch z.T. langjährige Gewöhnung an- und Kontakte miteinander eine Rolle zu spielen.

Welche Schlüsse lassen sich aus diesen Erkenntnissen für eine Theorie interkultureller Kommunikation ableiten? Knapp-Potthoff (1997) schreibt in ihrem Aufsatz über interkulturelle Kommunikationsfähigkeit: „Kulturen selbst haben dynamischen Charakter, indem sie sich verändern und mit anderen Kulturen mischen; der Erwerb von fremdkulturbezogenem Wissen findet nicht ‚auf einen Schlag' statt, sondern vollzieht sich als dynamischer Prozess; für die Akzeptanz anderskultureller Kommunikationspartner spielt offenbar

8 Letztere Behauptung muss jedoch als These stehen gelassen werden, da die biographischen Hintergrundinformationen, die durch die Interviews erhoben wurden, nicht ausreichten, um diese These zu untermauern. (Es wurden keine biographischen Interviews geführt.) Allerdings konnten Wagner et al. (2002) zeigen, dass Kontakte zwischen Mehrheits- und Minderheitsangehörigen einen positiven Effekt auf den Abbau von Fremdenfeindlichkeit und Rassismus haben.

weniger ein perfektes Kopieren kulturspezifischer Verhaltensweisen eine Rolle als vielmehr der erkennbare Versuch einer Annäherung in Richtung auf die fremde Kultur; Kommunikationspartner verändern ihre kulturspezifischen Kommunikationsgewohnheiten in Interaktion mit einem fremdkulturellen Partner, und in interkultureller Kommunikation entwickeln sich neue, eigene Formen des Kommunizierens“ (1997: 193). Diesem Ansatz ist mit den Ergebnissen dieser Arbeit beizupflichten. Es scheint, als würden interkulturelle Öffnung und vermehrter interkultureller Kontakt Prozesse in Gang setzen, die die Akzeptanz unterschiedlicher Lebensweisen und kultureller Hintergründe befördern. Dabei verstehe ich unter ‚Kontakten‘ keine Begegnungen, wie sie im Krankenhausalltag zwischen Menschen tagtäglich und automatisch passieren (bei Pflegehandlungen, Visite etc.), sondern vielmehr solche Kontakte, bei denen tatsächlich ein Austausch (von Wahrnehmungen, Ideen, Wertvorstellungen usw.) stattfindet. Ich werde auf diese Thematik noch im nächsten Kapitel zurückkommen.

5 Empfehlungen für die Praxis

Auf der Grundlage dieser Arbeit sollen im folgenden Abschnitt Empfehlungen zur Verbesserung des Status Quo gegeben werden.

Vorschläge zur Lösung sprachlicher Schwierigkeiten

Ähnlich wie Brucks/Wahl (2002: 54) vertrete ich die Auffassung, dass sprachliche Schwierigkeiten kein prinzipielles Hindernis für die Verständigung sind und eine Verständigung auf niedrigem Niveau durchaus auch ohne Dolmetscher erreicht werden kann. Zumal für die Interaktion zwischen Pflegenden und Patienten, bei der es oft um Alltägliches geht, können zur täglichen Verständigung nicht beständig Dolmetscher angefordert werden. Das Kernproblem (fremd-)sprachlicher Kommunikation besteht, wie im Abschnitt über sprachliche Schwierigkeiten gezeigt, darin, dass Verständigungsversuche vom Personal teilweise sehr früh abgebrochen werden und das Personal auch nicht immer in ausreichendem Maße auf das Sprachniveau der Patienten eingeht. Stellenweise werden Sprachschwierigkeiten außerdem als Vorwand benutzt, um sich nicht weiter mit bestimmten Patienten abgeben zu müssen. Ganz pragmatisch formuliert, geht es bei einer Verbesserung solcher ‚face to face'-Interaktionssituationen für das Personal daher darum, soweit wie möglich zu kontrollieren, wie viel von den Patienten verstanden wurde, und entsprechend – mit etwas Geduld und Mühe – das eigene sprachliche Niveau dem des Gegenübers anzupassen (vgl. auch Hinnenkamps (1989) „Reparaturstrategien", siehe Abschnitt 1.2).

Zu den Möglichkeiten des Einsatzes von Dolmetschern in Fällen, in denen es um schwierigere medizinische Sachverhalte geht, sind bereits viele Empfehlungen ausgesprochen worden (z.B. Meyer 2003, Salman 2000). Dabei gelten Angehörige, Mitpatienten und andere Laiendolmetscher zu Recht als wenig verlässlich. Zum einen sind sie in der Regel nicht medizinisch geschult und verfügen nicht über das nötige Fachvokabular, zum anderen sind sie teilweise persönlich involviert, was sich in manchen Fällen vorteilhaft, teilweise aber auch nachteilig auswirken kann.[1] Externe, professionelle

---

1 Zu den Nachteilen, siehe den ‚Fall' Frau G. in Abschnitt 3.1. In einem von mir geführten ‚Experteninterview' wurde zudem vom Fall eines türkischstämmigen Patienten berichtet, der sich wegen Potenzstörungen in ärztliche Behandlung begab. Zum Dolmetschen wurden von den Ärzten seine beiden Töchter aufge-

Dolmetscher werden bislang in Deutschland, meist aus finanziellen Erwägungen heraus, eher selten eingesetzt; in anderen Ländern gibt es Telefon- und Kontaktdolmetscherdienste. Ein Überblick über Erfahrungen in anderen Ländern – Australien, Großbritannien, USA, Schweden, Norwegen – wird von Csitkovics (1997) gegeben (1997: 187ff.); zu Dolmetscherzentralen in den Niederlanden, vgl. Drenthen (2000). In Deutschland wurde Anfang der 90er Jahre in Zusammenarbeit mit dem Ethnomedizinischen Zentrum Hannover ein „Gemeindedolmetscher"-Projekt ins Leben gerufen. Dies besteht aus einem Verbund von Dolmetschern, die von Krankenhäusern und anderen öffentlichen Institutionen angefordert werden können. Gemeinde- und andere qualifizierte, krankenhausexterne Dolmetscher sind jedoch sehr kostenintensiv, so dass mir eine flächendeckende Versorgung mit professionellen Dolmetschern in Deutschland im Augenblick wenig realistisch erscheint.

Eine andere Möglichkeit stellt die verstärkte Einstellung zweisprachiger Mitarbeiter (Pflegende, Ärzte) dar, wie sie in vielen Kliniken – auch in den beiden hier untersuchten Häusern – bereits seit Jahren praktiziert wird. Zweisprachige Mitarbeiter werden neben ihrer regulären Arbeit, wie beschrieben, häufig zu Übersetzungen für Patienten herangezogen. Da von mir befragte zweisprachige Mitarbeiter berichteten, gerne zu übersetzen, allerdings zeitweise Schwierigkeiten mit dem Fachvokabular zu haben, wären hier entsprechende Fortbildungen anzuraten, wie sie z.B. von Meyer (2003) und Zielke-Nadkarni/Doll (1997) beschrieben werden. Wie im Abschnitt über die ‚Anwälte' zugewanderter Patienten dargelegt, besteht in diesem Zusammenhang jedoch ein anderes entscheidendes Problem: Zweisprachige bzw. bikulturelle Mitarbeiter sind neben ihrer (‚inoffiziellen') Übersetzertätigkeit mit der regulären Stationsarbeit betraut, wodurch sie zeitlich teilweise in Bedrängnis geraten. Zudem berichten einige dieser Mitarbeiter von einer besonderen Zwangslage, die sich ergibt, wenn sie sich einerseits verstärkt und auf das Drängen zugewanderter Patienten hin für diese einsetzen, andererseits aber als Mitarbeiter alle Patienten gleich behandeln sollen. Dieser Konflikt ist m.E. am besten dadurch zu lösen, dass beide Funktionen, die des Mitarbeiters und die des Dolmetschers, so weit wie möglich voneinander getrennt werden. So könnten Mitarbeiter für die Dauer ihrer Dolmetschertätigkeit (für das ganze Haus) von ihrer regulären Arbeit auf der Station befreit werden und damit eine andere Stellung als die einer gewöhnlichen Pflegenden oder eines Arztes einnehmen. Dies würde es ihnen ermöglichen, sich für zugewanderte Patienten einzusetzen, ohne gleichzeitig befürchten zu müssen, damit die Gleichbehandlung aller Patienten zu gefährden. Kollegen müssten wiederum keine Bedenken haben, zweisprachige Mitarbeiter in ihrer täglichen Stationsarbeit zu stören, wenn sie sie um Übersetzung bitten. Zumindest für die beiden wichtigsten Sprachen – Türkisch und Russisch – wäre es also durchaus

fordert. Dass dies wohl nicht die günstigste Konstellation war, wurde deutlich, als der Patient daraufhin die Behandlung abbrach (Interview Nr. 13, S. 12).

sinnvoll, über eine zeitweise Freistellung von regulären Aufgaben nachzudenken.

Ich halte allerdings weder den Ausbau von Dolmetscherdiensten noch die Perfektionierung von einfacher Verbal- und Zeichensprache für eine günstige *nachhaltige* Lösung. Gerade vor dem Hintergrund, dass Menschen, die die Sprache der Mehrheitsgesellschaft nicht beherrschen, häufig herablassend behandelt oder zumindest nicht ernst genommen werden (siehe den Abschnitt „Diskriminierung und Nicht-Ernst-Nehmen von Patienten" unter 3.4.2), ist das Erlernen der Sprache der Mehrheitsgesellschaft dringend notwendig. M.E. führt kein Weg daran vorbei, dass Einwanderer zumindest langfristig die Sprache der Aufnahmegesellschaft lernen – auch und vor allem, um sich verbal verteidigen und für die eigenen Belange selbst eintreten zu können. Mit dem neuen Zuwanderungsgesetz (2004) und der damit verbundenen Einführung von Sprachkursen (so genannten „Integrationskursen") für neu Immigrierte wurde ein Schritt in die richtige Richtung gegangen. Es ist zu wünschen, dass diese Sprachkurse faktisch ausgebaut und flächendeckend eingeführt werden und jede Person, die nach Deutschland einwandert oder bereits dauerhaft hier lebt, das Recht erhält, an einem solchen Kurs teilnehmen zu können. Im Sinne einer vorausschauenden und nachhaltigen Integrationspolitik halte ich es entsprechend für das Sinnvollste, wenn Sprachkurse weiter ausgebaut werden, statt Gemeindedolmetscherdienste zu etablieren.

Vorschläge zur Lösung struktureller Probleme

Einwanderer fühlen sich, wie bereits mehrfach dargelegt, häufig durch Vertreter der deutschen Mehrheitsgesellschaft diskriminiert. Mit der Zeit entwickeln Immigranten oft sensible Antennen für Situationen, in denen sie abgelehnt oder abgewertet werden; darüber hinaus können sie sich als Nicht-Muttersprachler verbal oft schlecht zur Wehr setzen. Um dies zu verhindern bzw. zu vermindern ist es wichtig, seitens der Aufnahmegesellschaft ein Gefühl der generellen Akzeptanz herzustellen. Dies ist insbesondere in öffentlichen Institutionen notwendig, da diese mit der deutschen Gesellschaft stark in Verbindung gebracht werden. Dieser Gedanke wird seit einiger Zeit unter dem Schlagwort „interkulturelle Öffnung von Institutionen" diskutiert, seit Neuestem auch unter dem Stichwort „Diversity Management" (vgl. auch den Bundesweiten „Arbeitskreis Migration und öffentliche Gesundheit" [z.B. Grieger/Gardemann 2003, Hehl 2000: 33]). Ein von mir interviewter ‚Experte' drückt es so aus: Es gehe darum,

> die Definition *[von Gesundheitseinrichtungen]* zu ändern, zu sagen: „[...] Ich definiere mich [als] eine interkulturelle Institution, die sowohl die Deutschen als auch die Migranten versorgt und therapiert." Das ist sehr wichtig, dass von [...] oberen Etagen einfach diese Sichtweise weitergegeben wird. [...] So eine interkulturelle Einrichtung [...] muss gegenüber den Patienten auch sichtbar machen, dass die Patienten willkommen sind. Zum Beispiel in zwei, drei Sprachen bestimmte

Schilder, ja? Das ist symbolische Sachen, aber die Patienten sehen: „Aha, meine Sprache wird hier ernst genommen, ich bin ernst genommen. Ich bin hier willkommen." Fühlen sich heimisch, fühlen sich noch wohler. Sie sind nicht in einer fremden Institution, ja? (Interview Nr. 13, S. 15)

Wichtig sind also neben der bereits erwähnten Einstellung von Einwanderern im Krankenhaus Symbole der Akzeptanz, wie erwähnt beispielsweise in Form von zwei- oder dreisprachigen Schildern. Auch die Einrichtung interkonfessioneller Gebetsräume erscheint mir ein positives Symbol der Akzeptanz religiöser Vielfalt in Deutschland zu sein. Bis dato gibt es in den meisten Krankenhäusern nur christliche Andachtsräume. Mit der Schaffung von interkonfessionellen Andachts- und Gebetsräumen würde gezeigt werden, dass die Institution auch anderskonfessionelle Menschen im Krankenhaus willkommen heißt und ihnen Räume zur Verfügung stellt, um ihre religiösen Rituale und Gebete zu vollziehen.

Eine weitere sehr wichtige strukturelle Maßnahme zur Verbesserung der Kommunikation liegt in der generellen Verbesserung der Arbeitsbedingungen des Krankenhauspersonals. Dies ist sicherlich kein sonderlich neuer Vorschlag: Seit Jahren wird von Politikern, Wissenschaftlern und anderen Gruppen angemahnt, dass zugunsten einer Qualitätsanhebung des Gesundheitswesens das Krankenhauspersonal erheblich entlastet werden müsste. Es ist hier nicht der Ort, um die Auswirkungen der letzten Gesundheitsreformen auf die allgemeine Entwicklung des deutschen Gesundheitssystems und die damit zusammenhängenden Sparmaßnahmen im Personalbereich eingehend zu diskutieren. Auf die von befragten Mitarbeitern geäußerten erheblichen Frustrationen, die sich in den letzten Jahren verstärkt zu haben scheinen, wurde in Abschnitt 3.5.1 eingegangen. Qualitätszirkel oder Fortbildungen zur Verbesserung der sozialen oder interkulturellen Kompetenz des Personals müssen ins Leere laufen, wenn gleichzeitig die Adressaten solcher Veranstaltungen (also Pflegende und Ärzte) unter sich zusehends verschlechternden Arbeitsbedingungen, Stress und ausufernden Nachtdiensten leiden. Dies be-deutet natürlich im Umkehrschluss nicht, dass alle Probleme gelöst sind, sobald sich die Arbeitsbedingungen entscheidend verbessert haben; aber Neueinstellungen und, damit einhergehend, nachlassender Stress dürften sicherlich die Interaktion mit Patienten und damit auch die Qualität der medizinischen Behandlung stark verbessern. Das Argument, dass für eine Verbesserung der Arbeitsbedingungen nicht die finanziellen Mittel vorhanden seien, greift inhaltlich dann nicht, wenn an anderer Stelle in Fortbildungs- und sonstige Qualitätsanhebungsprogramme investiert wird, die den Druck auf das Personal eher noch verschärfen, als es zu entlasten.

Vorschläge zur Verbesserung der allgemeinen Interaktion zwischen Patienten und medizinischem Personal

Festgestellt wurde ferner, dass die *interkulturelle* Kommunikation wesentlich von der *allgemein* üblichen Kommunikation zwischen Patienten und Krankenhauspersonal beeinflusst wird. Daher sollen zuerst einige Empfehlungen für Mitarbeiter gegeben werden, die den Umgang mit Patienten allgemein verbessern könnten.

Der Arbeitsalltag im Krankenhaus stellt sich, insbesondere für Ärzte, als System hoch komplexer Prozesse dar. Es besteht ständig ein erheblicher Entscheidungsdruck, zudem müssen vielfältige widersprüchliche Anweisungen balanciert werden (vgl. Vogd 2003a). Besonders junge Stationsärzte mit geringer Berufserfahrung sind diesen Anforderungen nicht immer in ausreichendem Maße gewachsen. Zusätzlich ist das Klinikpersonal beständig mit existentiellen Situationen konfrontiert, in denen es um schwierige Themen wie Sterben, Tod, Verlust und Krankheit geht; und es spielen soziale Probleme der Patienten in den Krankenhausalltag hinein, an denen das Klinikpersonal wenig verändern kann und für deren Bearbeitung es nicht ausgebildet ist. Zudem ist besonders in der Inneren Medizin eine vollständige Heilung der Patienten eher nicht zu erwarten. Dies macht die Arbeit als Ärztin/Arzt und als Krankenschwester/-pfleger neben ihren unzweifelhaft bereichernden Aspekten zu einer teilweise sehr belastenden Tätigkeit. Diese Belastung muss im Trubel des Stationsalltags täglich neu geschultert werden.

In der vorliegenden Arbeit wurde gezeigt, dass eine besonders bei Ärzten beliebte Strategie, belastenden, ‚schwierigen' Situationen auszuweichen, in der Distanzierung und dem Nicht-Ernst-Nehmen von Patienten und ihren Leiden liegt. Vor allem trifft es dabei diejenigen Patienten, die sich aufgrund ihrer ungünstigen Machtposition schlecht wehren können, z.B. Patienten, die sich verbal nur schlecht durchsetzen können (siehe „Kritisch wahrgenommene Patienten" unter 3.3.2). Zu einer günstigeren Kommunikation tragen aus meiner Sicht neben der bereits erwähnten Verbesserung der Arbeitsbedingungen Fortbildungsveranstaltungen bei, in denen der Umgang mit schwierigen Themen wie Tod und Sterben im Krankenhaus behandelt wird, sowie die Frage, wie negative Diagnosen am besten vermittelt werden können; darüber hinaus sollten die Möglichkeiten und Grenzen der Medizin und des eigenen Berufs sowie Rollenbeziehungen und Machtverhältnisse zwischen Personal und Patienten thematisiert werden. Für besonders wichtig halte ich die Suche nach alternativen Handlungsmöglichkeiten in schwierigen Situationen und mit ‚schwierigen' Patienten. In Fortbildungsveranstaltungen könnten Handlungsalternativen aufgezeigt und diskutiert werden, die jenseits des alltäglichen Erfahrungsaustauschs der Art liegen, wie er oft unter Kollegen zur temporären Entlastung gepflegt wird (siehe die „Entlastungsstrategien" in Abschnitt 3.3.6, wie das routinisierte Klagen über Patienten). Über entsprechende Supervisionen und Fortbildungsveranstaltungen informiert z.B. Scobel (2002) in seinem Bericht „Supervision im Krankenhaus".

Vorschläge zur Verbesserung der Interaktion zwischen zugewanderten Patienten und medizinischem Personal

In der Debatte um den bestmöglichen Umgang mit interkulturellen Kommunikationssituationen ist immer wieder das Wissen über andere Kulturen als Schlüssel bezeichnet worden (siehe dazu Abschnitt 1.2). So schildert Menzel (1997) eine Situation, in der er als Forscher und Ethnopsychoanalytiker von einem Chefarzt dazu aufgefordert wurde, ihn über die (kulturellen) Hintergründe für die Non-compliance eines türkischen Patienten aufzuklären. Er, Menzel, habe ihn daraufhin gefragt, ob dieser Patient Larse, Binnenmigrant, vom Land oder aus der Stadt, Alevit, Sunnit oder Schiite sei, um die Non-compliance des Patienten besser zuordnen zu können. Antwort: „Weiß ich doch nicht!" (1997: 2)

Meiner Auffassung nach befindet sich Menzel auf dem Holzweg, wenn er meint, über ethnisch-soziale Eckdaten (Larse, Binnenmigrant etc.) und entsprechendes ‚kulturelles' Wissen das Verhalten des Patienten erklären zu können. Vielleicht hat der Patient persönliche oder sonstige Gründe für sein Handeln, die zunächst einmal im Verborgenen liegen. Darüber hinaus kann weder von einem Arzt noch von anderen Menschen ernsthaft erwartet werden, dass sie über detaillierte Kenntnisse von den Herkunftskulturen *aller* Einwanderer in Deutschland verfügen. Schließlich haben es Klinikmitarbeiter mit allen möglichen Nationalitäten, ethnischen und kulturellen Gruppen zu tun. Was ist also zu tun, um mit Verhaltensweisen von Einwanderern umzugehen, welche vielleicht zunächst einmal irritierend oder unverständlich erscheinen?

Ein für diese Arbeit befragter ‚Experte' türkischer Herkunft, der interkulturelle Fortbildungen für Ärzte anbietet, meint dazu Folgendes:

B: Bei diesen Ärztefortbildungen, [...] da kamen diese Fragen, wie ich *[der Arzt]* zum Beispiel mit dieser Dame mit Kopfbedeckung umgehen soll: „Ich bin ja ein Mann. Und, ich weiß nicht." Und dann sage ich: „Dann fragen Sie, wenn Sie nicht wissen. Sie können ja nicht alles wissen." Ich *[der ‚Experte']* kann auch [...] nicht über alle Kulturen alles wissen. Wenn ich aber hier *[in der Beratungsstelle, in der der ‚Experte' arbeitet]* irgendeinen Patienten habe, dann sage ich: „Wie ist das eigentlich in Ihrer Kultur? Wenn ich jetzt zum Beispiel über Ihre Sexualität reden möchte, können Sie das dann?" Dann sagen sie mir entweder ja oder nein. Dann muss ich eben akzeptieren, dann versuchen damit umzugehen, eine andere Strategie zu entwickeln. [...] Sie *[die Ärzte]* wollen genau wissen zum Beispiel, was für eine Rollenverteilung oder [...] Geschlechterverhältnis in einer türkischen Familie [es gibt]. Es gibt keine Schablone dafür, dass man alle türkischen Familien danach behandeln kann. Es gibt genauso keine deutsche Familienstruktur. Jede Familie hat wieder eigene Strukturen. Das muss ich aber neugierig nachfragen und bei jeder Familie neu ordnen. Und ich sage immer, besonders die Türkei ist ja auch eine multiethnische, multireligiöse Gesellschaft, es gibt keine ‚türkischen Familienstrukturen', es gibt die kurdische ethnische Gruppe, dann sind [da] Tscherkessen, Araber,

Assyrer, Katholiken, Moslems, Aleviten, Schiiten und so weiter und so fort, ja? Dann muss ich jedes Mal nachfragen, wie [das] bei denen ist, wie man damit umgeht und so weiter und so fort. Ja? (Interview Nr. 13, S. 16)

Dieser vom ‚Experten' vorgeschlagene Weg des „neugierigen Nachfragens" erscheint mir weit praktikabler zu sein als der, sich theoretisches Wissen über alle möglichen ‚Kulturen' anzueignen, um vor diesem Hintergrund die Verhaltensweisen von Patienten zu beurteilen, zumal sich jede Kultur beständig weiterentwickelt und verändert (siehe 1.1). Die Methode, neugierig nachzufragen, ist gerade vor dem Hintergrund, dass aus der Sicht türkischer Patientinnen die ideale Ärztin/der ideale Arzt sich dadurch auszeichnet, dass sie/er viel fragt und spricht (Borde 2002: 415), besonders positiv zu bewerten. Hegemann (2001) rät entsprechend Institutionenvertretern, ihre Position des ‚alles wissenden Experten' aufzugeben und stattdessen zu einer neuen Rolle, nämlich der des „dialogisierenden Beraters" zu finden (2001: 119). Für ihn sind „Anteil nehmende oder wohlwollende Neugier" (2001: 120) der Schlüssel zu einem besseren Verständnis kulturell ‚fremder' Klienten. In einem Fallbeispiel beschreibt Hegemann, wie das anfängliche Unverständnis einer Beraterin gegenüber den kulturellen Praxen ihres türkischen Klienten im Gespräch zusehends einer schrittweisen Annäherung und Verständigung weicht.

Dabei betont Hegemann, dass die Neugier, mehr über die Hintergründe des Anderen zu erfahren und diese einordnen zu können, nicht mit falsch verstandener, absoluter Toleranz gleichzusetzen sei: „Damit ist nicht gemeint, dass all diese Verhaltensweisen Zustimmung finden müssen. Berater[2] haben eigene Meinungen zu den verschiedenen Fragen des Lebens, wie alle anderen Menschen auch. Die konsequente Beachtung der Relativität von Werten und die Haltung der Neutralität zu unterschiedlichen kulturell bedingten Haltungen ist jedoch eine Grundvoraussetzung, ohne die transkulturelle Kommunikation nicht gelingen kann" (2001: 120). Er rät daher dazu, die Klienten mit der eigenen Meinung, teilweise auch Unverständnis über bestimmte Praxen zu konfrontieren, ohne dabei jedoch die Haltung wohlwollender und Anteil nehmender Neugier aufzugeben (vgl. auch Hoffmann 2002).

Um es mit den Worten einer von mir befragten Ärztin auszudrücken: Ziel interkultureller Verständigung kann es nicht sein, dass wir „einander an den Händen fassen und uns alle lieb haben" (Interview Nr. 12, S. 9). Ähnlich ist Dollase (1996) zuzustimmen, wenn er meint, dass der vollständige Abbau von (z.B. kulturellen) Stereotypen unmöglich, da idealistisch und normativ gedacht ist. Er bezeichnet einen völlig vorurteilsfreien Blick als der „fragwürdigen Illusion der grenzenlosen Machbarkeit" entsprungen (1996: 122). Gerade das unter dem Abschnitt „Zwei Fremdbilder" beschriebene Vorurteil,

2 Dieser Artikel beschäftigt sich mit beraterischer und therapeutischer Praxis. Das Setting kann jedoch m.E. auch auf andere berufliche Praxen, z.B. die Interaktion zwischen Klinikpersonal und Patienten, übertragen werden. „Berater" wären in diesem Fall mit „Pflegenden" bzw. „Ärzten" gleichzusetzen.

in türkischen Familien stünden Frauen prinzipiell unter dem Pantoffel des Patriarchen, offenbaren ja auch die Schutz- und Abwehrfunktionen, die solche Vorurteile bergen. Denn es geht in der Frage, ob dieses Vorurteil tatsächlich zutrifft oder nicht, auch um die tiefer liegende Frage: Wie wollen wir in dieser Gesellschaft eigentlich leben? Wie sollten sich die Geschlechter zueinander verhalten, wer ordnet sich wem unter? Wie können Zusammenhalt und Bindung bestehen bleiben, wie viel Freiheit ist dem/der Einzelnen andererseits zuzugestehen? Welche Normen und Werte sind bindend? Diese Debatten müssen in unserer hybriden und heterogenen Gesellschaft stets neu diskutiert und verhandelt werden. Dass dabei beständig Widersprüche auftauchen, liegt in der Natur der Sache und stellt uns vor immer neue Herausforderungen. Ganz besonders in der modernen Einwanderungsgesellschaft geht es darum, auch Konsense herzustellen, was mitunter nicht ganz einfach ist. Eine interessante Erfahrung war für mich die Tatsache, dass ich mit vielen Menschen, denen ich von meinem Dissertationsprojekt erzählte, sehr schnell in Auseinandersetzung darüber geriet, ob das deutsche Gesundheitssystem sich auf die durch Immigration veränderte Situation einstellen und z.B. Dolmetscherdienste stellen müsste, oder ob Immigranten sich ‚deutschen' Gegebenheiten und Gebräuchen anzupassen hätten. D.h., vielfach wurde die Frage, wie eine bessere Verständigung im Krankenhaus zu ermöglichen sei, politisiert und auf einer abstrakteren Ebene („Integration versus Assimilation") diskutiert, wer sich wem anpassen solle. Dies zeigt, dass weiterhin der Bedarf und m.E. auch die Notwendigkeit dazu besteht, Diskussionen über Einwanderung, Kultur und Integration zu führen.

Im Abschnitt über bikulturelle Mitarbeiter wurde gezeigt, wie die langjährige Gewöhnung des Personals an das kulturell Fremde zu einer positiveren Bewertung kultureller Differenz und Multikulturalität sowie einer insgesamt geringeren Neigung zu bestimmten kulturellen Zuschreibungen und Vorurteilen führen. Dass der Kontakt der verschiedenen Kulturen miteinander demnach das Potential bereithält, das gegenseitige Verständnis und die Toleranz füreinander positiv zu beeinflussen, stimmt optimistisch. Es ist m.E. jedoch dringend notwendig, ‚Kontakt' umfassend zu begreifen und nicht als etwas, was automatisch hergestellt wird, wenn zwei Menschen einander begegnen. Für einen echten Kontakt ist es, wie bereits erwähnt, nötig, Neugierde für das Gegenüber als Individuum aufzubringen. Dabei geht es auch um die Bereitschaft, etwas von der anderen Person zu lernen – sei es über die andere Kultur oder andere Wahrnehmungen, Denk- und Sichtweisen. Auch wenn es auf den ersten Blick widersprüchlich erscheint, zur Verbesserung interkultureller Kommunikation mehr Dialog zu verordnen, so ist meines Erachtens das neugierige Fragen und Sprechen der beste Weg, um auch interkulturell erfolgreich miteinander zu kommunizieren.

LITERATUR

- ALBRECHT, NIELS-JENS (1999): Implementierung von Sprach- und Kulturmittlung am Universitätskrankenhaus Eppendorf (UKE) als Beitrag zur Qualitätssicherung in der Kommunikation mit fremdsprachigen Patienten, in: *Migration und Gesundheit*, hg. v. Matthias David, Theda Borde, Herbert Kentenich, Frankfurt/Main, S. 185-187
- ALBRECHT, NIELS-JENS (2002): Zur Interkulturellen Kompetenz in der Kommunikation mit Migranten: Praxis und Anspruch, Frankfurt/Main
- ALSCHER, STEFAN/MÜNZ, RAINER/ÖZCAN, VEYSEL (2001): Illegal anwesende und illegal beschäftigte Ausländerinnen und Ausländer in Berlin, in: *Demographie aktuell*, Nr. 17
- AUERNHEIMER, GEORG, (1994): Struktur und Kultur, in: *Zeitschrift für Pädagogik*, 40. Jg., S. 29-42
- AUERNHEIMER, GEORG (2000): Interkulturelle Kompetenz – ein modisches Schlagwort oder ein neues Element päd. Professionalität?, www.uni-koeln.de/ew-fak/Allg_paeda/int/pub/ik_kompetenz.htm, 08.12.2000
- AUERNHEIMER, GEORG (2002a): Interkulturelle Kommunikation, vierdimensional betrachtet, www.uni-koeln.de/ew-fak/Allg_paeda/int/pub/ik_kompetenz.htm, 18.06.2002
- AUERNHEIMER, GEORG (2002b): Kultur, Lebenswelt, Diskurs – drei konkurrierende Konzepte, in: *Tertium Comparationis – Journal für International und Interkulturell Vergleichende Erziehungswissenschaft*, Nr. 2, S. 93-103
- AUERNHEIMER, GEORG (2003): Einführung in die Interkulturelle Pädagogik, Darmstadt
- BADURA, BERNHARD/FEUERSTEIN, GÜNTER/SCHOTT, THOMAS (HG.) (1993): System Krankenhaus. Arbeit, Technik und Patientenorientierung, Weinheim und München
- BEAUFTRAGTE DER BUNDESREGIERUNG FÜR AUSLÄNDERFRAGEN (2000): Bericht über die Lage der Ausländer in der Bundesrepublik Deutschland, Berlin und Bonn
- BEAUFTRAGTE DER BUNDESREGIERUNG FÜR AUSLÄNDERFRAGEN (2002): Bericht über die Lage der Ausländer in der Bundesrepublik Deutschland, Berlin und Bonn
- BEAUFTRAGTE DER BUNDESREGIERUNG FÜR MIGRATION, FLÜCHTLINGE UND INTEGRATION (2004): Migrationsbericht, Berlin und Bonn

- BECKER, SILKE/WUNDERER, EVA/SCHULTZ-GAMBARD, JÜRGEN (1998): Muslimische Patienten, München u.a.
- BESTMANN, ANJA (1999): Lateinamerikanische Migrantinnen und die Berliner Gesundheitsversorgung, in: *Curare* Nr. 22, S. 77-85
- BLIESENER, THOMAS (1982): Die Visite – ein verhinderter Dialog, Tübingen
- BÖHM, ANDREAS (2003): Theoretisches Codieren: Textanalyse in der Grounded Theory, in: *Qualitative Forschung. Ein Handbuch*, hg. v. Uwe Flick, Ernst von Kardoff, Ines Steinke, Reinbek bei Hamburg
- BOLZ, NORBERT (2001): Jenseits der großen Theorien: das Happy End der Geschichte, in: *Kulturtheorien der Gegenwart. Ansätze und Positionen*, hg. v. Gerhart Schröder, Helga Breuninger, Frankfurt/Main, S. 203-215
- BORDE, THEDA (1999): Die Versorgung von Immigranten/innen aus der Perspektive von Fachkräften der Gesundheitsversorgung, in: *Migration und Gesundheit*, hg. v. Matthias David, Theda Borde, Heribert Kentenich, Frankfurt/Main
- BORDE, THEDA (2002): Patientinnenorientierung im Kontext der soziokulturellen Vielfalt im Krankenhaus, Berlin (Diss.)
- BORDE, THEDA/DAVID, MATTHIAS (HG.) (2003): Gut versorgt?, Frankfurt/Main
- BREIDENBACH, JOANA/ZUKRIGL, INA (2000): Tanz der Kulturen. Kulturelle Identität in einer globalisierten Welt, Reinbek bei Hamburg
- BRUCKS, URSULA/SALISCH, ERDMANN VON/WAHL, WULF-BODO (1987): Soziale Lage und ärztliche Sprechstunde. Deutsche und ausländische Patienten in der ambulanten Versorgung, Hamburg
- BRUCKS, URSULA/WAHL, WULF-BODO (2002): Gesundheitsversorgung für Zuwanderinnen und Zuwanderer (Schleswig-Holstein), Hamburg
- BRUCKS, URSULA/WAHL, WULF-BODO (2003): Über-, Unter-, Fehlversorgung? Bedarfslücken und Strukturprobleme in der ambulanten Gesundheitsversorgung von Migrantinnen und Migranten, in: *Gut versorgt?*, hg. v. Theda Borde, Matthias David, Frankfurt/Main, S. 15-33
- BUKOW, WOLF-DIETRICH/LLARYORA, ROBERTO (1988): Mitbürger aus der Fremde. Soziogenese ethnischer Minoritäten, Opladen
- ÇAĞLAR, AYSE (1990): The Prison House of Culture in the Studies of Turks in Germany, Berlin
- COLLATZ, JÜRGEN (1999): Kernprobleme des Krankseins in der Migration, in: Matthias David, Theda Borde, Heribert Kentenich, Frankfurt/Main, S. 33-58
- CSITKOVICS, MONIKA/EDER, ANSELM/PÖCHHACKER, FRANZ (1997): Die gesundheitliche Situation von MigrantInnen in Wien; Kommunikation mit Nichtdeutschsprachigen in Wiener Gesundheits- und Sozialeinrichtungen, Wien
- DARMANN, INGRID (2000): Kommunikative Kompetenz in der Pflege, Stuttgart

- DAVID, MATTHIAS/BORDE, THEDA/KENTENICH, HERIBERT (HG.) (1999): Migration und Gesundheit, Frankfurt/Main
- DAVID, MATTHIAS/BORDE, THEDA/KENTENICH, HERIBERT (HG.) (2000): Migration – Frauen – Gesundheit, Frankfurt/Main
- DAVID, MATTHIAS/BORDE, THEDA (2001): Kranksein in der Fremde? Türkische Migrantinnen im Krankenhaus, Frankfurt/Main
- DETTMAR, ERIKA (1996): Die interkulturelle Zusammenarbeit im Kontext wirtschaftlicher Intergruppenbeziehungen, in: Christian Giordano, Münster u.a., S. 101-114
- DOLLASE, RAINER (1996): Die Asozialität der Gefühle. Intrapsychische Dilemmata im Umgang mit dem Fremden, in: *Die bedrängte Toleranz*, hg. v. Wilhelm Heitmeyer, Rainer Dollase, Frankfurt/Main, S. 120-141
- DOMENIG, DAGMAR, (1999): Die Vermittlung der transkulturellen Pflege im klinischen Kontext: Eine Gratwanderung, in: *Pflege* Nr. 12, S. 362-366
- DONEC, PAVEL (2002): Grundzüge einer allgemeinen Theorie der interkulturellen Kommunikation, Aachen
- DREIßIG, VERENA, (2003): Offene und verdeckte Beobachtung im Krankenhaus: Bedingungen, Schwierigkeiten, Lösungsmöglichkeiten, in: *Zeitschrift für qualitative Bildungs-, Beratungs- und Sozialforschung (ZBBS)*, Nr. 2, S. 301-307
- DRENTHEN, GEERT (2000): Die niederländischen Dolmetscherzentralen: eine wichtige Basiseinrichtung der Gesundheitsversorgung, in: *Migration – Frauen – Gesundheit*, hg. v. Matthias David, Theda Borde, Heribert Kentenich, Frankfurt/Main, S. 177-184
- DRESSEL, GERT/LANGREITNER, NIKOLA (2003): Immerhin Programm. Reflexivität in den Cultural Studies, in: *Kulturstudien in Österreich*, hg. v. Christina Lutter, Lutz Musner, Wien, S. 151-168
- DREUT, MONIKA/ECKERT, STEFAN/HUNSTEIN, DIRK ET AL. (1997): Kopf draußen – Füße drin? Wie erleben Patienten aus anderen Kulturen ein deutsches Krankenhaus?, in: *Transkulturelle Pflege*, hg. v. Charlotte Uzarewicz, Gudrun Piechotta, S. 155-169
- EBERDING, ANGELA/SCHLIPPE, ARIST VON (2001): Konzepte der multikulturellen Beratung und Behandlung von Migranten, in: *Migration und Krankheit*, hg. v. Peter Marschalk, Karl Heinz Wiedl, Osnabrück, S. 261-282
- ENDRUWEIT, GÜNTER (HG.) (1993): Moderne Theorien der Soziologie, Stuttgart
- ENGELHARDT, KARLHEINZ/WIRTH, ALFRED (1973): Kranke im Krankenhaus. Grenzen und Ergänzungsbedürftigkeit naturwissenschaftlich-technischer Medizin, Stuttgart
- FADIMAN, ANNE (2000): Der Geist packt dich und du stürzt zu Boden. Ein Hmong-Kind, seine westlichen Ärzte und der Zusammenprall zweier Kulturen, Berlin
- FENGLER, CHRISTA/FENGLER, THOMAS (1980): Alltag in der Anstalt, Rehburg-Loccum

- FIEHLER, REINHARD (HG.) (1998): Verständigungsprobleme und gestörte Kommunikation, Opladen
- FLICK, UWE (1995a): Qualitative Forschung, Reinbek bei Hamburg
- FLICK, UWE (1995b): Stationen des qualitativen Forschungsprozesses, in: *Handbuch Qualitative Sozialforschung*, hg. v. Uwe Flick, Ernst von Kardoff et al., Weinheim, S. 147-173
- FLICK, UWE/KARDORFF, ERNST VON/STEINKE, INES (HG.) (2003): Qualitative Forschung. Ein Handbuch, Reinbek bei Hamburg
- FOUCAULT, MICHEL (1999): Die Geburt der Klinik. Eine Archäologie des ärztlichen Blicks, Frankfurt/Main
- FRINDTE, WOLFGANG (2001): Einführung in die Kommunikationspsychologie, Weinheim u.a.
- FUCHS, W./KLIMA, R. ET AL. (HG.) (1978): Lexikon zur Soziologie, Opladen
- GEERTZ, CLIFFORD (1999): Dichte Beschreibung, Frankfurt/Main
- GIRTLER, ROLAND (1992): Methoden der qualitativen Sozialforschung, Wien u.a.
- GLASER, BARNEY/STRAUSS, ANSELM (1995, engl. Erstausgabe 1965): Betreuung von Sterbenden, Göttingen
- GLASER, BARNEY/STRAUSS, ANSELM (1998, engl. Erstausgabe 1967): Grounded Theory. Strategien qualitativer Forschung, Bern
- GOFFMAN, ERVING (1971a): Interaktionsrituale. Über Verhalten in direkter Kommunikation, Frankfurt
- GOFFMAN, ERVING (1971b): Verhalten in sozialen Situationen. Strukturen und Regeln der Interaktion im öffentlichen Raum, Gütersloh
- GOFFMAN, ERVING (1973, engl. Erstausgabe 1961): Asyle. Über die soziale Situation psychiatrischer Patienten und anderer Insassen, Frankfurt/Main
- GRAEBE, HORST (2001): Was man im Krankenhaus vom Islam wissen muss, http://home.t-online.de/home/chrislages/muslhosp2.htm, 02.10.2001
- GRIEGER, DOROTHEA/GARDEMANN, JOACHIM (2003): Ziele und Aktivitäten des bundesweiten Arbeitskreises "Migration und öffentliche Gesundheit", in: *Das Gesundheitswesen* Nr. S. 704-708
- HABERMANN, MONIKA (1997): Vom Umgang mit dem Fremden – Der Beitrag der Ethnologie zur Pflege, in: Charlotte Uzarewicz, Gudrun Piechotta, S. 53-62
- HABERMANN, MONIKA (1999a): Pflegebedürftig in der Fremde? Zur Theorie und Praxis der interkulturellen Pflege, in: Matthias David, Theda Borde, Heribert Kentenich, S. 153-165
- HABERMANN, MONIKA (1999b): Vom Fremden zum Eigenen: Zum Diskurs der Interkulturellen Pflege und seinen Impulsen für die Pflegewissenschaft, in: *Pflege*, Nr. 12, S. 278-282
- HABERMAS, JÜRGEN (1981): Theorie des kommunikativen Handelns (2 Bde.), Frankfurt/Main
- HALL, EDWARD T. (1973): The Silent Language, New York

- HAUSER-SCHÄUBLIN, BRIGITTA (1991): "Verwandtschaft" und ihre "Reproduktion". Vaterschaft, die Entleiblichung der Frau und die Entseelung des Menschen, in: *Ethnologische Frauenforschung*, hg. v. ders., Berlin, S. 306-331
- HECKMANN, FRIEDRICH (1992): Ethnische Minderheiten, Volk und Nation. Soziologie inter-ethnischer Beziehungen, Stuttgart
- HEGEMANN, THOMAS (2001): Transkulturelle Kommunikation und Beratung, in: Thomas Hegemann, Ramazan Salman, Bonn, S. 116-129
- HEHL, KLAUS (2000): Neuorientierung des Öffentlichen Gesundheitsdienstes. Leitbilder, Leitlinien und Ziele, in: *Bundesweiter Arbeitskreis Migration und öffentliche Gesundheit*, hg. v. Beauftragte der Bundesregierung für Ausländerfragen, Berlin und Bonn, S. 33-35
- HERMANN, ANJA (2005): Das Arrangement der Hoffnung. Eine qualitative Untersuchung des kommunikativen und interaktiven Umgangs mit der Knochen- und Weichgewebssarkomen inhärenten Todesdrohung während der stationären chirurgischen Behandlung, Frankfurt/Main
- HERSELMANN, STEPHNÉ (1995): Fieldwork and adaptation of procedures in a hospital setting, in: *South African Journal of Ethnology*, S. 22-29
- HINNENKAMP, VOLKER (1985): Zwangskommunikative Interaktion zwischen Gastarbeitern und deutscher Behörde, in: Jochen Rehbein, Tübingen, S. 276-298
- HINNENKAMP, VOLKER (1989): Interaktionale Soziolinguistik und Interkulturelle Kommunikation. Gesprächsmanagement zwischen Deutschen und Türken, Tübingen
- HINZ-ROMMEL, WOLFGANG (1994): Interkulturelle Kompetenz, Münster u.a.
- HÖFLICH, JOACHIM (1984): Kommunikation im Krankenhaus. Aspekte zwischenmenschlicher Beziehungen im pflegerischen Bereich, Augsburg
- HÖMKE, SABINE (2002): Kommunikation in Institutionen am Beispiel der Arzt-Patient-Kommunikation im Krankenhaus, Stuttgart
- HÖRBST, VIOLA (1997): Kulturgebundene Syndrome – ein überholtes Modell der Medizinethnologie?, in: *Curare* Nr. 20, S. 29-41
- HOFFMAN, EDWIN (2002): Das TOPOI-Modell – eine Heuristik zur Analyse interkultureller Gesprächssituationen und ihre Implikationen für die pädagogische Arbeit, in: *Interkulturelle Kompetenz und pädagogische Professionalität*, hg. v. Georg Auernheimer, Opladen
- HOFFMANN-RICHTER, ULRIKE (1985): Der Knoten im roten Faden. Eine Untersuchung zur Verständigung von Arzt und Patient in der Visite, Bern
- HOFSTEDE, GEERT (1980): Culture's Consequences (Titel dt. Übersetzung: Interkulturelle Zusammenarbeit), Wiesbaden
- HOPF, CHRISTEL (2003): Qualitative Interviews – ein Überblick, in: *Qualitative Forschung. Ein Handbuch*, hg. v. Uwe Flick, Ernst von Kardorff, Ines Steinke, Reinbek bei Hamburg, S. 349-360
- JÄGER, MARGARETE (2005): Ethnisierung von Sexismus im Einwanderungsdiskurs. Analyse einer Diskursverschränkung, www.uni-duisburg.de/

DISS/Internetbibliothek/Artikel/Ethnisierung_von_Sexismus.htm, 15.07. 2005
- KARTARI , ASKER (1997): Deutsch-türkische Kommunikation am Arbeitsplatz, Münster u.a.
- KASCHUBA, WOLFGANG (1999): Einführung in die Europäische Ethnologie, München
- KIRCHERMEIER, SONJA/UZAREWICZ, CHARLOTTE ET AL. (2003): Kollektivistische und individualistische Dimensionen in den Grundlagen kultursensibler Pflege und Gesundheitsförderung, in: *Pflege & Gesellschaft* Nr. 1, S. 3-10
- KNAPP-POTTHOFF, ANNELIE (1997): Interkulturelle Kommunikationsfähigkeit als Lernziel, in: *Aspekte interkultureller Kommunikationsfähigkeit*, hg. v. Annelie Knapp-Potthoff, Martina Liedke, München, S. 181-204
- KOCH-STRAUBE, URSULA (1997): Fremde Welt Pflegeheim, Bern u.a.
- KÖHLE, KARL/RASPE, HANS-HEINRICH (HG.) (1982): Das Gespräch während der ärztlichen Visite, München u.a.
- KOLLAK, INGRID/KÜPPER, HANS (1997): Multikulturalität am Beispiel des Neuköllner Krankenhauses in Berlin, in: Charlotte Uzarewicz, Gudrun Piechotta, S. 115-131
- KORPORAL, JOHANNES/DANGEL-VOGELSANG, BÄRBEL (2001): Interkulturelle Ansätze in der gesundheitlich-sozialen Versorgung von Migranten, in: *Migration und Gesundheit*, hg. v, Peter Marschalk, Karl-Heinz Wiedl, Osnabrück, S. 313-334
- KOTTHOFF, HELGA (1994): Zur Rolle der Konversationsanalyse in der interkulturellen Kommunikationsforschung, in: *Zeitschrift für Literaturwissenschaft und Linguistik* Nr. 93, S. 75-96
- KRÄMER, WALTER (1991): So lügt man mit Statistik, Frankfurt/Main
- KUTSCHKE, THOMAS (2001): "Aber eben sind wir verschieden". Untersuchung von Pflegeerfahrungen bei Migranten vor dem Hintergrund eines dynamischen Kulturbegriffs, in: *Pflege* Nr. 14, S. 92-97
- LALOUSCHEK, JOHANNA/MENZ, FLORIAN/WODAK, RUTH (1990): Alltag in der Ambulanz: Gespräche zwischen Ärzten, Schwestern und Patienten, Tübingen
- LALOUSCHEK, JOHANNA (1995): Ärztliche Gesprächsausbildung. Eine diskursanalytische Studie zu Formen des ärztlichen Gesprächs, Opladen
- LAMEYER, ANGELIKA (2000): Machtverhältnisse im Krankenhaus, in: *Pflege* Nr. 13, S. 227-233
- LAMNEK, SIEGFRIED (1995): Qualitative Sozialforschung (2 Bde.), Weinheim
- LIEBOLD, RENATE/TRINCZEK, RAINER (2003): Experteninterview, www. qualitative-research.net/organizations.net/organisations/or-exp-d.htm, 28.08.03
- LIEDKE, MARTINA (1997): Institution und Interkulturalität, in: *Aspekte interkultureller Kommunikationsfähigkeit*, hg. v. Annelie Knapp-Potthoff, Martina Liedke, München, S. 155-179

- LINDNER, ROLF (1981): Die Angst des Forschers vor dem Feld, in: *Zeitschrift für Volkskunde* Nr. 1, S. 51-66
- LOENHOFF, JENS (1992): Interkulturelle Verständigung. Zum Problem grenzüberschreitender Kommunikation, Opladen
- LÖNING, PETRA (1985): Das Arzt-Patienten-Gespräch. Gesprächsanalyse eines Fachkommunikationstyps, Bern
- LUCHTENBERG, SIGRID (1999): Interkulturelle kommunikative Kompetenz, Opladen und Wiesbaden
- LÜDERS, CHRISTIAN (2003): Beobachten im Feld und Ethnographie, in: *Qualitative Forschung. Ein Handbuch*, hg. v. Uwe Flick, Ernst von Kardoff, Ines Steinke, Reinbek bei Hamburg, S. 384-401
- LUTTER, CHRISTINA/REISENLEITNER, MARKUS (1998): Cultural Studies. Eine Einführung, Wien
- MALETZKE, GERHARD (1996): Interkulturelle Kommunikation. Zur Interaktion zwischen Menschen verschiedener Kulturen, Opladen
- MEINEFELD, WERNER (2003): Hypothesen und Vorwissen in der qualitativen Sozialforschung, in: *Qualitative Forschung. Ein Handbuch*, hg. v. Uwe Flick, Ernst von Kardorff, Ines Steinke, Reinbek bei Hamburg, S. 265-275
- MENZEL, PETER (1997): Versorgung ausländischer Patienten im deutschen Gesundheitswesen, Münster u.a.
- MEUSER, MICHAEL/NAGEL, ULRIKE (1991): ExpertInneninterviews – vielfach erprobt, wenig bedacht, in: Detlef Garz, Klaus Kraimer, Opladen, S. 441-471
- MEUSER, MICHAEL/NAGEL, ULRIKE (1994): Expertenwissen und Experteninterview, Opladen
- MEYER, BERND (2003): Dolmetschertraining aus diskursanalytischer Sicht: Überlegungen zu einer Fortbildung für zweisprachige Pflegekräfte, in: *Gesprächsforschung – Online-Zeitschrift zur verbalen Interaktion (www.gesprächsforschung-ozs.de)* Nr. 4, S. 160-185
- MEYER, BERND (2004): Dolmetschen im medizinischen Aufklärungsgespräch. Eine diskursanalytische Untersuchung zur Wissensvermittlung im mehrsprachigen Krankenhaus, Münster
- MOOSMÜLLER, ALOIS (1997): Kulturen in Interaktion. Deutsche und US-amerikanische Firmenentsandte in Japan, Münster u.a.
- NESTVOGEL, RENATE (1996): Zum Umgang mit Bildern von "Fremden", in: *Beiträge zur feministischen Theorie und Praxis* Nr. 42, S. 53-63
- NOTHDURFT, WERNER (1982): Zur Undurchlässigkeit von Krankenhaus-Visiten, in: Karl Köhle, Hans-Heinrich Raspe, S. 23-35
- ORYWAL, ERWIN/HACKSTEIN, KATHARINA (1993): Ethnizität: Die Konstruktion ethnischer Wirklichkeiten, in: Thomas Schweizer, Margarete Schweizer, Waltraud Kokot, Berlin, S. 593-609
- ORYWAL, ERWIN (2002): Krieg oder Frieden, Berlin
- PEUCKERT, RÜDIGER (2001): Interaktion, Opladen

- PFEFFER, CHRISTINE (1998): Brücken zwischen Leben und Tod. Eine empirische Untersuchung in einem Hospiz, Köln
- PILLEN, ANGELIKA (1997): Macht im Krankenhaus. Reflexionen zu einem strukturellen Problem, in: *Pflege* Nr. 10, S. 113-117
- PÖCHHACKER, FRANZ (1997): Kommunikation mit Nichtdeutschsprachigen in Wiener Gesundheits- und Sozialeinrichtungen, Wien
- PÖCHHACKER, FRANZ (2000): Kulturelle und sprachliche Verständigung mit Nichtdeutschsprachigen in Gesundheitseinrichtungen, in: Matthias David, Theda Borde, Heribert Kentenich, S. 155-176
- QUASEBARTH, ALEXANDER (1997): Arzt-Patienten-Kommunikation in der medizinischen Ausbildung, Münster
- QUASTHOFF-HARTMANN (1982): Frageaktivitäten von Patienten in Visitengesprächen: Konversationstechnische und diskursstrukturelle Bedingungen, in: Karl Köhle, Hans-Heinrich Raspe, S. 70-101
- RASPE, HANS-HEINRICH (1983): Aufklärung und Information im Krankenhaus, Göttingen
- RAZUM, OLIVER/GEIGER, INGRID ET AL. (2004): Gesundheitsversorgung von Migranten, in: *Deutsches Ärzteblatt* Nr. 43, S. A2882-A2887
- RECKWITZ, ANDREAS (2004): Die Kontingenzperspektive der ‚Kultur'. Kulturbegriffe, Kulturtheorien und das kulturwissenschaftliche Forschungsprogramm, in: *Handbuch der Kulturwissenschaften*, hg. v. Friedrich Jaeger, Jörn Rüsen, Stuttgart, S. 1-20
- REHBEIN, JOCHEN (1994): Widerstreit. Semiprofessionelle Rede in der interkulturellen Arzt-Patienten-Kommunikation, in: *Zeitschrift für Literaturwissenschaft und Linguistik* Nr. 93, S. 123-151
- RICHARDS, AUDREY (1954): Some Types of Family Structure Amongst The Central Bantu, in: *African Systems of Kinship And Marriage*, hg. v. A.R. Radcliffe-Brown, London
- ROHDE, JOHANN (1974): Soziologie des Krankenhauses, Stuttgart
- ROST-ROTH, MARTINA (1994): Verständigungsprobleme in der interkulturellen Kommunikation, in: *Zeitschrift für Literaturwissenschaft und Linguistik* Nr. 93, S. 9-45
- ROTH, HANS-JOACHIM (2002): Kultur und Kommunikation. Systematische und theoriegeschichtliche Umrisse Interkultureller Pädagogik, Opladen
- SACHVERSTÄNDIGENRAT FÜR DIE KONZERTIERTE AKTION IM GESUNDHEITSWESEN (2003): Finanzierung, Nutzerorientierung und Qualität (Kurzfassung Gutachten),
- SACHWEH, SVENJA (2000): "Schätzle hinsitze!" Kommunikation in der Altenpflege, Frankfurt/Main u.a.
- SALMAN, RAMAZAN (2000): Der Einsatz von (Gemeinde-)Dolmetschern im Gesundheitswesen als Beitrag zur Integration, in: *Migration und Gesundheit*, Tagungsdokumentation, hg. v. Joachim Gardemann, Wolfgang Müller, Angelika Remmers, Düsseldorf, S. 91-105
- SARDAR, ZIAUDDIN ET AL. (1998): Cultural Studies, London

- SCHEIBLER, PETRA (1998): Interkulturelle Kommunikation und Interaktion in der Krankenpflege als Thema psychologischer Gesundheitsförderung, in: *Pflege & Gesellschaft* Nr. 3
- SCHIFFAUER, WERNER (1986): Kulturelle Charakteristika als Bedingungen interkultureller Kommunikation, Weinheim u.a.
- SCHIFFAUER, WERNER (1987): Die Bauern von Subay, Stuttgart
- SCHIFFAUER, WERNER (1991): Die Migranten aus Subay, Stuttgart
- SCHILDER, MICHAEL (1998): Türkische Patienten pflegen, Stuttgart u.a.
- SCHMIDT, CHRISTIANE (2003): Analyse von Leitfadeninterviews, in: *Qualitative Forschung. Ein Handbuch,* hg. v. Uwe Flick, Ernst von Kardoff, Ines Steinke, Reinbek bei Hamburg
- SCHRÖDER, GERHART/BREUNINGER, HELGA (2001): Vorwort, in: *Kulturtheorien der Gegenwart*, hg. v. dens., Frankfurt/Main, New York, S. 1-10
- SCHULZ VON THUN, FRIEDEMANN (2000): Miteinander reden (3 Bde.), Reinbek bei Hamburg
- SCHWEIZER, THOMAS (1996): Muster sozialer Ordnung, Berlin
- SCOBEL, WALTER (2002): Supervision im Krankenhaus, Bern u.a.
- SIEGRIST, JOHANNES (1978): Arbeit und Interaktion im Krankenhaus, Stuttgart
- SIMON, MICHAEL (2001): Die Ökonomisierung des Krankenhauses, Berlin
- SPITTLER, GERD (2001): Teilnehmende Beobachtung als Dichte Teilnahme, in: *Zeitschrift für Ethnologie* Nr. 126, S. 1-25
- SPOHN, MARGRET (2002): Türkische Männer in Deutschland, Bielefeld
- STACKS, DON/HOCKING, JOHN (1992): Essentials of Communication Research, New York
- STATISTISCHES BUNDESAMT (2003): Fläche und Bevölkerung der Großstädte über 400.000 Einwohner, www.destatis.de/basis/d/bevoe/bevoetab8.php, 06.12.2004
- STATISTISCHES BUNDESAMT DEUTSCHLAND (2004): Ausländische Bevölkerung in Deutschland nach Aufenthaltsdauer am 31.12.2003, www.baw.uni-bremen.de/statistik/flächebev/GrosseGrossstaedte.html, 06.12.2004
- STREECK, JÜRGEN (1985): Kulturelle Kodes und ethnische Grenzen. Drei Theorien über Fehlschläge in der interethnischen Kommunikation, in: *Interkulturelle Kommunikation*, hg. v. Jochen Rehbein, Konrad Ehlich, Tübingen, S. 103-120
- SZABO, ERNA (1998): Organisationskultur und Ethnographie. Fallstudie in einem österreichischen Krankenhaus, Wiesbaden
- TAN, DURSUN (1998): Das fremde Sterben. Sterben, Tod und Trauer unter Migrationsbedingungen, Frankfurt
- TERTILT, HERMANN (1996): Turkish Power Boys. Ethnographie einer Jugendbande, Frankfurt/Main
- THOMAS, ALEXANDER (1996): Psychologie interkulturellen Handelns, Göttingen

- UZAREWICZ, CHARLOTTE/PIECHOTTA, GUDRUN (HG.) (1997): Transkulturelle Pflege, Berlin
- VOGD, WERNER (2003a): Ärztliche Entscheidungsprozesse des Krankenhauses im Spannungsfeld von System- und Zweckrationalität, Berlin
- VOGD, WERNER (2003b): Ärztliche Entscheidungsfindung im Krankenhaus bei komplexer Fallproblematik im Spannungsfeld von Patienteninteressen und administrativ-organisatorischen Bedingungen, in: *Zeitschrift für Soziologie* Nr. 2, S. 35-52
- VOIGT, GABY (1999): Was heißt hier "fremd"?, in: *Pflegezeitschrift* Nr. 9, S. 661-665
- VOIGT, GABY/PRAEZ-JOHNSEN, HANNELORE (2001): Interkulturelle Kommunikation im Krankenhaus – Zur Verständigung zwischen Pflegenden und MigrantenpatientInnen am Beispiel von Angehörigen, in: *Pflege & Gesellschaft* Nr. 2, S. 45-50
- VOIGT, GABY (2002): Mehr als Verständigung mit Händen und Füßen, in: *Pflegezeitschrift* Nr. 6,
- WAGNER, ULRICH/DICK, ROLF VAN/ENDRIKAT, KIRSTEN (2002): Interkulturelle Kontakte. Die Ergebnisse lassen hoffen, in: *Deutsche Zustände, Folge 1,* hg. v. Wilhelm Heitmeyer, Frankfurt/Main, S. 96-109
- WEIDMANN, REINER (1996): Rituale im Krankenhaus. Eine ethnopsychoanalytische Studie zum Leben in einer Institution, Berlin
- WEILANDT, CAREN/HUISMANN, ADRIENNE ET AL. (2000): Gesundheit von Zuwanderern in Nordrhein-Westfalen, Düsseldorf
- WEINHOLD, CHRISTINE (1997): Kommunikation zwischen Patienten und Pflegepersonal: eine gesprächsanalytische Untersuchung des sprachlichen Verhaltens in einem Krankenhaus, Bern u.a.
- WIECHENS, PETER (1997): Nicht-Orte. Kulturtheorie im Hinblick auf Slavoj Zizek, Ernst Bloch und Marc Augé, in: *Postmoderne Kultur?,* hg. v. Claudia Rademacher, Gerhard Schweppenhäuser, Opladen, S. 113-140
- WINTER, RAINER (2003): Cultural Studies, in: *Qualitative Forschung. Ein Handbuch*, hg. v. Uwe Flick, Ernst von Kardoff, Ines Steinke, Reinbek bei Hamburg
- ZIELKE-NADKARNI, ANDREA/DOLL, MARTINA, (1997): Vorqualifizierung von Migrantinnen für einen Pflegeberuf, in: *Pflege & Gesellschaft* Nr. 1, S. 15-17

Anhang I

Leitfaden für Interviews mit Pflegenden und Ärzten (1)

0 Vorbemerkungen:

- Das Interview ist anonym
- Bei unangenehmen Fragen: Bescheid sagen/Gerät ausschalten!
- 5 Themen: 1) Allgemeine Fragen, 2) Fragen zu Ihrem Beruf/der Arbeit im Krankenhaus, 3) Fragen zu Patienten allgemein, 4) Fragen zu ausländischen Patienten, evtl. 5) Fragen zu Ihrer Vermittlertätigkeit für ‚Landsleute'

1 Allgemeine Fragen vorab

- Wie lange arbeiten Sie schon in diesem Krankenhaus/auf dieser Station?
- Haben Sie Ihre Ausbildung abgeschlossen? Wenn ja: wann? Jahre Berufserfahrung?
- (Leitende Position?)
- Jahrgang/Alter?
- Herkunft/Herkunft der Eltern. Sind Sie in Deutschland geboren? Muttersprache?

2 Fragen zu Ihrem Beruf/der Arbeit im Krankenhaus

- Was waren Ihre Erwartungen, als Sie sich für diesen Beruf entschieden haben?
- Entsprachen Ihre Erwartungen der Realität? Warum (nicht)?
- Was mögen Sie an Ihrem Beruf? Was mögen Sie eher nicht? Womit sind Sie zufrieden, womit eher unzufrieden?
- Welche Aufgaben und Tätigkeiten machen Sie gerne, welche eher nicht?
- Was kritisieren Sie an der Institution Krankenhaus/euren Arbeitsbedingungen/dem deutschen Gesundheitssystem?

3 Fragen zu Patienten allgemein

- Wenn Sie an die Patienten auf der Station denken: Was sind das für Patienten? Welche „schwierigen" Patienten fallen Ihnen ein (auf der Station)? Was für ein Patientenverhalten nervt Sie oder regt Sie auf? (Beispiele! Welche Patienten genau?)
- Wie gehen Sie mit solchen Patienten um?

- Ich habe auf der Station beobachtet, dass viele Patienten emotional sehr bedürftig sind und Aufmerksamkeit erheischen. Können Sie das bestätigen? Wie ist das für Sie, können Sie damit gut umgehen oder nervt Sie das eher?

4 Fragen zu ausländischen Patienten

- Erzählen Sie doch einfach erstmal von Ihren Erfahrungen mit ausländischen Patienten! (Beispiele!)
- Genaue Beschreibung der Situation (Denken – Handeln; Reaktion – Gegenreaktion)!

  Falls die Situation als problematisch geschildert wird:
  Wo lagen die möglichen *Ursachen* für das Problem?
  Was waren die *Folgen* für die Beteiligten?
  Wie sind die Beteiligten mit der Situation *umgegangen*?
  Wie wird die Situation *bewertet*?
  Inwiefern ist die Situation *typisch*?
  Wo liegen eventuelle *Auswege und Lösungen*?

  Falls keine Beispiele kommen: Erinnern Sie sich an einen Konflikt, den nicht Sie, sondern ein(e) KollegIn mit einer ausländischen Patientin oder einem Patienten hatte?

  Falls nur sprachliche Schwierigkeiten erwähnt werden: Gibt es Ihrer Meinung nach Schwierigkeiten, die über die sprachliche Verständigung hinausgehen? (z.B. kulturelle Barrieren)

- Gibt es irgendwelche Nationalitäten oder ethnischen Gruppen, die Sie besonders schwierig finden?
- In welchen Situationen wird ein Muttersprachler (a) von Ihrer, (b) von einer anderen Station geholt, um zu dolmetschen? (Beispiel?)
- An wen wendet ihr euch, wenn es ein wirklich gravierendes Problem gibt? (Beispiel?)
- Was wird Ihrer Ansicht nach von der Krankenhausleitung getan, um die Verständigung zu erleichtern bzw. Verständigungsproblemen vorzubeugen?
- Hat sich Ihr Verhältnis zu Leuten aus anderen Kulturen durch Ihre Arbeit im Krankenhaus geändert? Inwiefern?
- Wie kommen Ihrer Meinung nach Menschen aus unterschiedlichen Kulturen hier im Krankenhaus miteinander zurecht? Gefällt Ihnen das Multikulturelle hier im Krankenhaus?

5 (evtl.) Fragen zu Ihrer Vermittlertätigkeit für ‚Landsleute'

- In welchen Situationen werden Sie gebeten, für ‚Landsleute' zu dolmetschen oder zu vermitteln?

- Wie gefällt Ihnen das? Halten Sie das für eine sinnvolle Lösung? Warum (nicht)?
- Um was für Schwierigkeiten geht es in diesen Situationen?
- Kümmern Sie sich besonders um Ihre Landsleute? Wie sieht das aus? (Beispiel!)
- Haben Sie im Kontakt mit deutschen Patienten manchmal Schwierigkeiten? Wie sehen diese Schwierigkeiten aus?

Leitfaden für ‚Experten'-Interviews (2)

0 Vorbemerkungen
- Das Interview ist anonym
- Bei unangenehmen Fragen: Bescheid sagen/Gerät ausschalten!
- Erstmal einige allgemeine Fragen, dann themenspezifische Fragen

1 Allgemeine Fragen vorab
- Wann und aus welchem Anlass wurde diese Einrichtung gegründet?
- Wie viele Klienten (ca.) suchen diese Einrichtung pro Jahr auf?
- Wie viele Mitarbeiter sind in dieser Einrichtung tätig?
- Wie lange arbeiten Sie schon in dieser Einrichtung? Aus welcher Fachrichtung kommen Sie? Welche Position bekleiden Sie?
- Was beinhaltet Ihre Arbeit, welche Tätigkeitsbereiche umfasst sie? Welcher Bereich der Medizin wird abgedeckt? *(z.B. Internistik, Psychosomatik, ...)*
- Eigene Herkunft, Herkunft der Eltern, Muttersprache. In Deutschland geboren?

2 Fragen zum Thema
- Wenn Sie mal an die Klientel denken, die diese Einrichtung aufsucht: Was sind das für Leute?
- Erzählen Sie doch mal, mit welchen Problemen die Leute zu Ihnen kommen!

  Beispiele!
  Genaue Beschreibung der Situation (Denken – Handeln; Reaktion – Gegenreaktion)
  Warum?
  Wozu?
  Umgang mit der Situation?
  Bewertung der Situation?
  Lösungen?
  Falls nur sprachliche Schwierigkeiten erwähnt werden: Gibt es manchmal Schwierigkeiten, die über die sprachliche Verständigung hinausgehen? Welche sind das?

- Erinnern Sie sich an ein wirklich gravierendes Problem, wegen dem Ihre Einrichtung eingeschaltet wurde? Was war das für ein Problem? – Was passierte da? (Wie wurde es gelöst?)
- Gibt es Probleme, die für bestimmte Patientengruppen, z.B. bestimmte Nationalitäten oder ethnischen Gruppen, typisch sind?
- Was kritisieren Sie am Status Quo im Krankenhaus? Was würden Sie verbessern? *(ansprechen: muttersprachliches Personal, Dolmetscher)*
- Was meinen Sie, wie kommen die Menschen aus unterschiedlichen Kulturen im Krankenhaus miteinander zurecht? *(persönliche Einschätzung)*

Anhang II

Hinweise zur Transkription der Interviews

B:	Abkürzung für Befragte/Befragten
I:	Abkürzung für Interviewerin
FfP	Abkürzung für Feldforschungsprotokolle
[...]	Auslassung zum Glätten des Textes
[es gibt]	Hinzufügung zum Glätten des Textes
[dort]	Hinweis zur besseren Verständlichkeit des Textes
[...?]	unverständliches Wort oder Satzteil (wegen Hintergrundgeräuschen bei der Aufnahme o.ä.)
[Beispieltext?]	unsicher verstandenes Wort oder Satzteil
(lacht)	non- oder paraverbale Äußerungen
...	kürzere Satzpause oder nicht zu Ende geführter Satz

Äußerungen wie „ähm", Stottern und dialektgefärbte Ausdrücke wurden nicht transkribiert.

Anhang III

Abkürzungen

Patienten:
Patientin = Frau *(x)*, Patient = Herr *(y)*

Falls nach Herkunft spezifiziert:
Deutschland = Dt, Türkei = Tr, Polen = Pol, Somalia = Som, Ex-Jugoslawien = Ju, Ukraine = Uk, Russland = Russ

Pflegende:
Krankenschwester in leitender Funktion = KSrL, Krankenpfleger in leitender Funktion = KPfL
Krankenschwester = KSr, Krankenpfleger = KPf
(mit Anerkennungpraktikantinnen/-praktikanten, Stationssekretärinnen)
Krankenschwesternhelferin = KSrH
Krankenschwesternschülerin = KSrS, Krankenpflegeschüler = KPfS
(mit FSJ, Aushilfen)

Ärzte:
Oberärztin = OÄ, Oberarzt = OA (mit Chefärzten)
Stationsärztin = StÄ, Stationsarzt = StA
Gastärztin = GÄ, Gastarzt = GA
Ärztin im Praktikum = ÄiP, Arzt im Praktikum = AiP
Studentin im Praktischen Jahr = PJw, Student im Praktischen Jahr = PJm (mit Famulanten)

Sonstige Krankenhausmitarbeiter:
Physiotherapeutin/Krankengymnastin = Kgymw,
Physiotherapeut/Krankengymnast = Kgymm
Sozialarbeiterin = SozAw
Rettungssanitäter = RettS
Dolmetscherin (extern) = Dolm

Die Neuerscheinungen dieser Reihe:

Klaus E. Müller,
Ute Ritz-Müller
Des Widerspenstigen Zähmung
Sinnwelten prämoderner Gesellschaften
2004, 214 Seiten,
kart., 23,80 €,
ISBN: 3-89942-134-5

Susanne Schwalgin
»Wir werden niemals vergessen!«
Trauma, Erinnerung und Identität in der armenischen Diaspora Griechenlands
2004, 276 Seiten,
kart., 26,80 €,
ISBN: 3-89942-228-7

Robert Pütz
Transkulturalität als Praxis
Unternehmer türkischer Herkunft in Berlin
2004, 294 Seiten,
kart., 27,80 €,
ISBN: 3-89942-221-X

Martin Sökefeld (Hg.)
Jenseits des Paradigmas kultureller Differenz
Neue Perspektiven auf Einwanderer aus der Türkei
2004, 184 Seiten,
kart., 23,80 €,
ISBN: 3-89942-229-5

Robert Frank
Globalisierung »alternativer« Medizin
Homöopathie und Ayurveda in Deutschland und Indien
2004, 310 Seiten,
kart., 28,80 €,
ISBN: 3-89942-222-8

Andrea Lauser
»Ein guter Mann ist harte Arbeit«
Eine ethnographische Studie zu philippinischen Heiratsmigrantinnen
2004, 340 Seiten,
kart., 28,80 €,
ISBN: 3-89942-218-X

Irina Yurkova
Der Alltag der Transformation
Kleinunternehmerinnen in Usbekistan
2004, 212 Seiten,
kart., 25,80 €,
ISBN: 3-89942-219-8

Helmut König,
Manfred Sicking (Hg.)
Der Irak-Krieg und die Zukunft Europas
2004, 194 Seiten,
kart., 21,80 €,
ISBN: 3-89942-209-0

Leseproben und weitere Informationen finden Sie unter:
www.transcript-verlag.de